Cancer Epidemiology Textbook

암역학 교과서

유근영 외 32인 지음

한나래 아카데미

암 역학 교과서

2022년 8월 12일 1판 1쇄 박음
2022년 8월 20일 1판 1쇄 펴냄

지은이 | 유근영 외 32인
펴낸이 | 한기철, 조광재

펴낸곳 | (주) 한나래플러스
등록 | 1991. 2. 25. 제22–80호
주소 | 서울시 마포구 토정로 222, 한국출판콘텐츠센터 309호
전화 | 02) 738–5637 · 팩스 | 02) 363–5637 · e–mail | hannarae91@naver.com
www.hannarae.net

ISBN 978–89–5566–298–6 93510

추천의 글 01

강남차병원장, 서울대명예교수 노동영

《암 역학 교과서》의 목차를 살펴보면서 유근영 교수의 인생 여정이 고스란히 담겨 있다는 느낌을 받았다. 그와의 첫 조우는 유근영 선배가 1989년 예일대학교에서 유학 생활을 하고 있을 때 미국 여행 중이던 내가 잠시 예일대학 구경을 청하면서 이루어졌다. 이끼가 전통을 보여주듯 유서 깊은 예일대학을 산책하며 이런저런 학문에 대한 이야기를 나누었는데, 이후 30여 년이 지난 지금까지도 함께 술자리를 하며 이야기를 이어오고 있다. 그를 만나면 누구나 예외 없이 친분 관계를 넘어 한 인간을 만난다는 느낌이 들 것이다. 만남을 소중하게 생각하는 그는 상대방과 함께 한 시간을 꼼꼼히 기록하고 각인해놓는데, 말하자면 그가 나와 함께 한 기록을 정작 나 자신보다 더 잘 간직하고 있는 것이다. 그래서 내가 행사할 때나 정년할 때 자료를 구하기도 했다.

그와 함께 한 시간 중 가장 의미 깊었던 일은 (서로가 항시 인용하듯이) 유방암 공동연구를 진행하고 무려 100여 편에 이르는 SCI급 논문을 저술했던 것이다. 그는 이러한 경험을 바탕으로 후학, 특히 자아가 강한 우리 서울대학교 교수들에게 공동연구, 혹은 전공과가 다른 연구자들과의 학문적·인간적 조우가 얼마나 가치 있는가 하는 점을 기회가 닿을 때마다 전하려 애쓰기도 하였다. 유근영 교수와 나는 특히 암 예방을 공동 주제로 하여 함께 학회 활동을 하고 해외 석학들과 교류하며 깊이 있게 논의해왔다. 그리하여 1990년도 이후 한국에서 유방암이 급증하는 시점에 유근영 교수는 유방암의 역학에, 나는 유방암의 진료·수술에 매진하면서 한국과 동양 국가에서 왜 유방암이 급증하게 되었는지를 연구하고 데이터로 보여줄 수 있게 되었다. 아울러 강대희, 박수경 교수의 합류로 분자역학 및 통계적 분석을 보다 고도화하고 유방암의 원인, 기전, 예후 등에 대한 주요 사실들을 함께 찾아내 세계 톱저널에 보고할 수 있었다. 그들은 내가 기꺼이 시료를 제공해서 이러한 작업이 가능했다고 하지만, 단순히 진료만 하던 내게 그들은 돌멩이 같은 원석을 갈아 빛나는 보석으로 만들어준 분들이기도 하다.

최근 10여 년간은 유근영 교수도 국립암센터원장 등 주요 보직을 이어가고, 나도 병원과 대학의 크고 작은 보직을 맡으면서 학문적인 관심보다는 자연스레 외부의 일, 인간사에 대한 얘기를 더 나누게 되었다. 아예 작은 모임을 만들어 (소위 유근영 교수의 추종자들과) 격 없이 술자리에서 세상사를 논하게 되었는데, 그런 자리에서도 항시 대한민국의 보건정책, 역학, 코로나 감염 등의 이야기는 빠지지 않았다. 실제로 국가 주요 공공병원인 국립암센터, 국군수도병원, 최근의 중앙보훈병원까지 연이어 가는 행보를 보면 그의 소명감을 알 수 있고, 그가 그러한 자리의 적임자임을 증명하는 것이기도 하다.

이번에 출간하는 《암 역학 교과서》는 암 역학 연구에 힘써온 유근영 교수와 그의 제자들, 선후배 연구자들이 함께 이루어낸 소중한 결과물이다. 모쪼록 《암 역학 교과서》가 의학 보건학 분야의 전문인들뿐 아니라 자라나는 후학들에게 두루 읽혀 세상을 건강하게 하는 길라잡이가 되기를 기원한다.

2022년 6월

강남차병원장, 서울대명예교수 노동영

추천의 글 02

국립암센터 원장 서홍관

암은 대한민국 사망원인 1위인 질병입니다. 그것도 사망원인 2위인 심혈관질환, 3위인 폐염, 4위인 뇌혈관질환을 모두 합해야 1위에 도달할 정도로 압도적인 1위입니다. 한마디로 말해서 암을 극복하지 않고는 국민건강 문제를 해결할 수 없다는 뜻입니다. 한국의 암 5년 생존율 자료를 국제적으로 비교한다면, 우리는 이미 세계 최고의 성적을 거두고 있습니다. 하지만 암 역학 분야에서 제대로 된 교과서는 아무도 쓸 엄두를 내지 못하고 있었습니다. 그런데 이번에 존경하는 유근영 원장님께서 암 역학 교과서를 발간하신다는 이야기를 듣고 경탄을 금하지 못했습니다. 유원장님은 이미 오랫동안 서울의대 교수로 역학 분야에서 국제적인 학문적 성과를 내셨을 뿐 아니라, 국립암센터 3대 원장으로 일하시면서 '국민을 암으로부터 보호'하는 것을 임무로 삼는 국립암센터 경영을 통해서 암의 국가적 관리에 대해서도 많은 성찰과 기여를 하셨습니다. 그렇기에 암 역학의 교과서를 쓴다면 유원장님보다 더 적임자를 찾기는 어려울 것이라 생각합니다.

제가 기억하는 유근영 원장님은 암 분자역학 분야의 선구자로서 국내 최초의 유전체 코호트를 구축하셨고, 이 분야에서 이룬 연구업적을 유수의 국제의학저널에 발표하셨습니다. 또한 아시아 각국에서 암이 주요 사망원인으로 부각되기 시작하면서 암 예방과 연구의 정보와 국가 암 관리의 경험을 아시아 각국이 공유하여야 한다는 필요성에 따라 2000년 아시아-태평양 암예방기구(APOCP)를 설립할 때 한국 대표로 창립에 주도적 역할을 하셨고 2006년 초대 사무총장에 선출되셨습니다. 이 기구는 현재 아시아 20여 개국 암 예방 전문가가 참여하는 국제적인 학술단체로 성장하였습니다. 아시아-태평양 지역 코호트 책임 연구자들이 아시아 지역의 인종 및 국가 특성에 따른 질병원인을 규명하고자 2005년 아시아 코호트 컨소시엄을 결성할 때도 유근영 원장님은 한국유전체역학회장 및 대한민국 최초 국제공인의 한국인 다기관 암코호트(KMCC)의 연구책임자로서 참여하여 공동의장으로 선출되셨습니다. 이 컨소시엄에서 100만명 이상의 아시아인을 대상으로 체질량지수에 따른 사망 위험을 분석하여 아시아인에 적합한 비만 기준을 제시하여 권위 있는 NEJM에 게재되었는데, 제가 한국 비만 기준이 잘못되었다는 기고문을 신문에 실을 때도 이 연구 결과는 가장 중요한 근거가 되어주었습니다.

암 역학 교과서인 이 책에는 암 역학의 기본 개념, 암의 현황, 암의 원인, 역학적 특성, 예방과 관리가 망라되어 있습니다. 의학, 간호학, 보건학 연구자들이나 학생들, 정책 입안자들이 암에 관해서 알고자 할 때 참고한다면 큰 도움이 될 것입니다. 모쪼록 이 책의 발간을 기화(奇貨)로 암 역학 분야의 새로운 발전이 일어났으면 합니다.

유근영 원장님, 암 역학에 관한 귀한 책을 펴내주셔서 국립암센터 원장으로서도 감사드리지만, 후학으로서 더 깊은 감사를 드립니다.

2022년 6월

국립암센터 원장 서홍관

추천의 글 03

서울대학교 의과대학 학장 신찬수

'역학을 아는 것은 의학을 아는 것의 첫걸음이다'라는 얘기는 누구나 알 것이다. 의학, 간호학, 보건학을 공부하는 학생들에게 역학은 전공필수 과목으로 드디어 《암 역학 교과서》가 발간되는 것은 의사로서, 학자로서, 교육자로서 반가운 일일 수밖에 없다.

2019년 기준 한국의 암 발생자는 한 해 25만명을 넘는다. 이 발생자 수는 20년 전에 비해 2.5배나 증가한 수치이다. 더군다나 한국 사망원인 1위인 질환 역시 암이며 35년 넘게 계속 1위를 차지하고 있다. 1980년대 한국 사망자 중 암으로 사망하는 사람은 10% 정도였으나 현재는 전체 사망자의 27.5%가 암으로 사망한다. 지금까지 암의 진단과 치료에 획기적인 발전을 이루고 있으나 여전히 암은 한국 국민건강에 가장 큰 영향을 주는 질환 중 하나다.

국가적으로 암으로 인한 사회경제적 부담이 상당한 현실임에도 불구하고 세계보건기구(WHO)에서는 암은 정복할 수 있는 질병이라고 천명하고 있다. 1/3은 예방을 통해 암 발생을 줄일 수 있고, 1/3은 조기진단과 치료를 통해 완치할 수 있으며, 나머지 1/3은 완화의료를 통해 삶의 질을 유지할 수 있다고 보고 있다. 이러한 암 정복의 핵심은 1차 예방, 2차 예방, 3차 예방이며 암 역학, 즉 한국의 암 발생, 사망, 유병 등의 빈도와 분포를 알고 암의 원인을 찾아 보건정책에 적용하는 일일 것이다. 하지만 그동안 한국의 암 역학을 이해하기 쉽게 우리말로 담아낸 책이 없어 아쉬움이 많았다. 그러던 중 마침 존경하는 유근영 교수님을 필두로 그의 제자들과 선후배 연구자들이 함께 저술한 《암 역학 교과서》가 드디어 발간되어 이루 말할 수 없이 기쁜 마음이다.

《암 역학 교과서》의 대표저자이신 유근영 교수님은 서울의대의 명예교수이자 암 역학 분야의 세계적인 권위자로서 역학연구와 교육에 평생을 바쳐온 분이다. 후학들의 존경을 받으실 뿐만 아니라 국립암센터 원장으로서 한국의 암 관리 정책 발전에 크게 기여하셨다.

또한 이 책의 공동저자들은 한국의 암 역학, 암 관리 및 암 정책 분야 최고의 전문가들로 현재 왕성하게 활동하고 있는 연구자들이다. 이러한 저자들이 함께 저술한 이 책에는 암 역학의 개념과 접근 방향, 암 현황, 암의 주요 원인, 한국인 주요 암의 역학적 특성, 암 예방과 관리에 관한 내용이 체계적으로 구성되어 있다. 이에 암 역학을 이해하고자 하는 독자들에게 충분한 전문 내용을 전달할 수 있을 것으로 보인다. 의학, 보건학, 약학, 간호학 등 관련 분야의 학생과 연구자들의 필독서로서 이 책을 권한다.

2022년 6월

서울대학교 의과대학 학장 신찬수

머리말

지난 40년 가까이 교수로서 암 역학 분야에서 연구와 교육에 열정을 쏟았고, 국립암센터 원장으로서 국가암정복 사업에 매진하는 등 한국의 암 예방과 관리에 최선을 다해오면서 마지막 염원 중 하나가 국문으로 되어 있는 암 역학 교과서를 만드는 일이었다. 2019년 정년퇴임 즈음에 시작한 암 역학 교과서 만들기 작업이 드디어 마무리되면서《암 역학 교과서》가 빛을 보게 되어 감회가 새롭다.

수십 년 동안 암 역학 강의를 하고 주위 연구자들과 토론하면서 가장 아쉬웠던 점 중 하나가 한국에서 발간된 암 역학 교과서가 없다는 점이었다. 단순히 해외 암 역학 교과서의 번역본이 아닌 한국 국민의 암 현황과 원인, 암 관리를 우리말로 기술해놓은 책이 없었다. 역학은 인구집단에 따라 질병양상, 원인, 관리방안이 다르기 때문에 한국 국민을 대상으로 하는 암 역학 교과서가 필요하다는 것은 누구나 공감하는 부분이었다. 물론 통계청 자료, 암등록자료, 논문, 정책 보고서 등을 검색하여 자료들을 수집할 수는 있으나 체계적으로 내용을 정리하기 쉽지 않고, 더군다나 역학을 배우고 있는 많은 연구자와 학생들에게는 꽤 버거운 일일 수밖에 없다. 교육 현장에서 오랫동안 암 역학 교과서의 필요성을 느끼고, 계획을 잡아오다가 많은 교수들의 도움을 받아 마침내 한국의 암 역학 교과서를 발간하게 되었다.

이 책은 역학의 정의에 맞추어 암 역학의 전 분야를 포함하려고 하였다. 1장에서는 암 역학의 개념과 기술적 암 역학 지표에 대해 설명하였고, 이를 바탕으로 2장에서는 한국인의 암 통계와 암 부담 현황을 중심으로 전세계의 현황과 비교·기술하였다. 3장에서는 암의 주요 원인인 생활습관, 감염, 직업요인, 환경노출, 유전적 요인에 대해 발암기전, 한국 노출 현황, 관련 있는 암에 대해 설명하였다. 4장에서는 한국 호발암 위주로 암의 빈도와 분포, 암의 원인 등 역학적 특성에 대해 설명하였다. 마지막으로 5장에서는 암 예방 및 관리 정책, 국제적 협력, 조기검진, 암 생존자 관리, 완화의료 등 암의 2차 예방 및 3차 예방에 대해 기술하였다.

역학연구에는 끝이 없다. 인구집단에서의 생활습관과 건강행태는 시대에 따라 바뀔 수밖에 없고 이에 따라 해당 인구집단에서의 암 발생과 사망에 대한 기술적 지표가 변화하고, 새로운 암 발생의 원인이나 예방요인들이 나타날 것이며, 이에 대한 암 관리 정책도 시대와 환경에 따라 바뀔 것이기 때문이다. 이번에 발간하는《암 역학 교과서》가 현재 시점에서 암 역학 관련 내용들을 충실히 수록하려고 최선의 노력을 하였지만, 향후 주기적인 업데이트가 꼭 필요하다 할 것이다. 이제《암 역학 교과서》발간을 시작으로 시대 흐름에 맞추어 지속적으로 내용을 업데이트하고 보완하는 것은 후학들의 과제로 부탁하고 싶다.

마지막으로《암 역학 교과서》발간에 동참해주신 여러 역학 전문 선생님들께 깊은 감사를 드린다. 이분들은 평생 나와 함께 암 역학 연구와 국가 암 관리를 해온 오랜 친구이자 후배, 제자들이다. 또한 이 책을 추천해주신 노동영 교수님, 신찬수 교수님, 서홍관 원장님께도 감사의 인사를 드린다.

2022년 6월
대표저자 유근영

소개의 글

이 책은 암 역학에 대한 한글 교과서로서의 역할을 담당할 수 있는 책입니다. 한국에서의 역학 교과서는 대한예방의학회에서 편집한 《예방의학과 공중보건》, 한국역학회에서 외국의 판권을 사서 편집한 《고디스의 역학》이 대표적입니다. 그러나 특정 질환에 대한 역학 교과서로서는 이 책이 유일하지 않을까 싶습니다.

《암 역학 교과서》는 원래 서울대학교 의과대학 명예교수인 유근영 교수님(현 중앙보훈병원 병원장, 전 국립암센터 원장)의 퇴임을 앞두고 제자들이 기획한 것으로, 전국의 예방의학자, 역학자 중 암을 전공하거나 암에 대해 연구하고 있는 서른두 분의 연구자들께 요청드려 근 2년 반 동안 책을 만들게 되었습니다. 자료를 조사하고 원고를 집필하는 준비 기간이 길어지다 보니 비교적 최근의 자료를 담고자 하긴 했으나(2019년 암 사망 통계, 2018년 암 발생 통계) 일부 자료들은 업데이트가 필요한 부분도 발생하였습니다. 우리의 목표는 2년에 한 번씩 새로운 책을 수정·발간하는 것입니다.

《암 역학 교과서》의 편집에는 유근영 교수님께서 직접 지도하신 제자들(박수경, 신애선, 전재관, 고광필 교수)과 유교수님의 제자가 지도한 손주 세대의 현직 교수들(박보영, 정선재 교수), 그리고 유교수님께서 직접 지도하지는 않았지만 서울의대 예방의학교실 출신으로 손주 세대의 현직 교수들과 동년배 혹은 후배인 배상혁, 김경남 교수가 참여하였습니다. 저자로 참여해주신 서른두 분께 책자가 늦어지게 되어 죄송함과 더불어 감사의 마음을 전합니다. 또한 다들 너무나 버거운 시간 속에서도 편집위원을 맡아 애써준 후배 교수님들께 감사를 드립니다. 아울러 바쁘신 가운데 이 책을 추천해주신 신찬수 학장님, 노동영 강남차병원장님(전 암협회 회장님), 서홍관 국립암센터 원장님께도 감사를 표합니다.

2022년 7월

편집위원장 박수경

차례

4장 특정 기관별 암 역학

5장 암 예방과 관리

1장

개념과 접근

01 암 역학이란?

암은 전세계 183개국 중 134개국에서 조기사망의 첫 번째 또는 두 번째 원인이며 그 외 45개국에서 세 번째 또는 네 번째 원인으로 지목되고 있다. 2016년 세계적으로 비감염성 질환으로 인한 조기사망은 총 1,520만건으로 추정되었는데 이 중 29.8%인 450만건이 암으로 인한 것이다. 인구의 사망원인 중 결핵과 말라리아 그리고 AIDS를 합한 사망원인보다 많아 가장 큰 비중을 차지하고 있다. 2018년 세계적으로 매년 새로 발생하는 암 환자는 181만명이나 2040년에는 매년 270만명이 새로 발생할 것으로 추정되는데, 특히 이러한 신규 환자는 선진국보다는 개발도상국에서 더 큰 폭으로 증가할 것으로 예상된다.

국가별로는 북미나 유럽, 호주나 뉴질랜드, 한국과 일본 같이 소득수준이 높은 국가에서 발생이 높지만, 대륙별로는 전세계 암 발생의 60% 이상이 그리고 암 사망의 70%가 아시아나 아프리카, 중남미 국가에서 발생한다. 2012년 통계에 의하면 전체 암 환자의 45.8%가 아시아에서 발생하였으며, 52.5%의 암 사망자 역시 아시아에서 발생했다(World Cancer Report 2014; 2020). 더 걱정되는 것은 향후에는 암을 포함한 만성질환의 부담이 미국이나 유럽 같은 고소득 국가가 아니라 중소득 혹은 저소득 국가에 가중될 것이라는 점이다.

1 고전적 정의

암은 최근 들어 새로이 생긴 병이 아니다. 고대 이집트 미라를 부검한 결과 뼈에 생간 암을 확인할 수 있었다는 보고도 있다. 히포크라테스(Hippocrates)는 기원전 4세기경에 이미 암과 같은 임상적 질병을 기술한 바 있으며, 그리스어로 암을 '카르키노스(karkinos)'라고 명명하였는데 이는 암의 생김새나 퍼져나가는 모습이 꼭 '게(crab)'와 같다는 사실에 기인한다. 600여 년 후에 갈렌(Galen)은 신체에 생기는 종양을 '자연적 종양(tumors according to nature)', '과잉반응에 기인한 종양(tumors exceeding nature)', '비정상적 종양(tumors contrary to nature)'으로 분류하기도 하였다.

암이 본격적으로 연구되기 시작하게 된 시기는 18세기 말부터다. 비샤(Bichat, 1771-1802)는 인체에서 생기는 많은 종류의 암을 병리학적으로 기술하였으며, 뮐러(Muller, 1801-1858)와 피르호(Virchow, 1821-1902)는 현미경적 소견을 바탕으로 암종양은 암세포로 이루어져 있음을 입증하였다. 많은 병리학자나 종양학자들은 암은 각종 장기에서 모두 발생할 수 있으며 암의 종류에 따라 형태학적 특징이나 임상적 소견, 예후나 경과가 모두 상이하다고 하였다.

그러나 암의 종류에 따라 발생원인이 서로 다르다는 사실이 학계에서 인정된 것은 그리 오래되지 않았다. 학문 영역으로서 역학(epidemiology)은 어떤 질병의 원인을 규명하는 과정에서 가장 중요한 역할을 하고 있으며, 그 결과가 질병을 예방하는 데 그대로 적용되는 중요한 학문이다.

2 암 역학이란?

암 역학(cancer epidemiology)이란 '특정 인구집단에서 건강과 관련된 사건이나 상황으로서의 암의 분포와 그 결정요인에 대해 연구하고, 그 결과를 인구집단에 적용하여 건강문제인 암을 관리하는 학문'이다. 이 정의에서 보듯이 역학이 임상의학과 대별되는 가장 큰 차이는 인구집단(population)을 연구대상으로 다룬다는 것이다. 동시에 역학적 연구에서는 질병을 지닌 사람뿐만 아니라 질병을 지니지 않은 사람에 대해서도 관심을 가지고, 이들 두 집단이 서로 다르게 질병을 지니거나 지니지 않게 된 이유가 무엇인지 의문을 가진다. 반면 임상의사는 오직 환자에게만 관심을 가진다. 임상가는 '이 환자의 문제가 무엇인가? 어떤 치료가 적절한 것인가?'에 관심을 가지는 데 반해 역학자는 '이 인구집단의 주요 사인은 무엇인가? 이 지역사회에서 질병 발생을 줄이기 위해서 무엇을 해야 하는가?'에 초점을 둔다.

암 역학이라 해서 암이란 질병 자체에만 관심을 두고 연구하지는 않는다. 암 역학에서는 자궁경부암의 전구상태인 자궁경부 상피내종양(Cervical Intraepithelial Neoplasia, CIN)이나 위암의 전구상태인 위축성위염(atrophic gastritis)에 대해서도 조기발견을 위해 연구할 뿐만 아니라 암의 발생에 영향을 주는 성장, 발육, 임신, 장애, 사망 등 모든 건강 관련 상황에 대해 연구한다.

역학자들은 특정 인구집단에서 암 발생의 분포에 관심을 가지게 된다. 어떤 특성을 가진 사람들에게서 암이 잘 발생하는가? 시간의 변화에 따라 암 발생 양상은 어떻게 변화해 가는가? 지역 간에는 얼마나 차이가 있는가? 즉, 역학연구의 가장 기본이 되는 사항은 특정 질병인 암이 남녀 간에, 연령계급 간에, 사회경제적 수준에 따라, 직업의 종류에 따라, 시간 변화에 따라, 지역 간에 그리고 국가 간에 어떤 차이를 보이는지 관찰하는 것이다. 마치 형사가 사건현장을 면밀히 조사하여 범인에 관한 단서를 잡는 과정과 유사하다.

역학적 연구는 '누구에게서? 언제? 어디서? 이 질병이 많이 발생하는가?'에만 관심을 가지는 것이 아니라 '왜? 이런 현상이 야기되는가?' 하는 이유에 대해서도 당연히 관심을 가진다. 어떤 이유로 특정한 사람에게서 이 질병이 많이 발생하는가? 이 물질이 질병 발생의 위험을 높이는 것은 인과적인가? 아닌가?

역학자들은 기본적으로 어떤 2가지 변수 간의 관련성을 연구하게 된다. 하나는 위험요인 혹은 보호요인이라 부르는 것으로 질병 발생에 관여하는 가설상의 요인을 말하는데, 대기 오염이나 직업적 노출처럼 환경적 요인도 있고 식이습관이나 흡연 혹은 신체활동량과 같은 생활습관 요인이 좋은 예가 된다. 물론 혈액형이나 유전적 소인과 같은 개인 요인도 있다. 두 번째 변수는 결과변수로 질병 혹은 질병과 관련된 상태를 말하는데, 역학자들은 이들 요인과 이 질병과의 관련성을 연구하게 된다. '폐암의 발생과 흡연은 관계가 있는가? 담배를 피면 정말 폐암이 생기는가?' 하는 의문에 대한 해답을 제공하는 것이다.

역학적 연구야말로 인간을 직접 대상으로 하여 '어떤 요인에 노출되면 어떤 질병이 생기는지?' 그리고 '해당 요인에 노출되는 것을 피하면 그 질병에 안 걸릴 수 있는지?'에 대한 가장 직접적이고 과학적인 해답을 제시할 수 있는 유일한 방법이다. 동물실험을 통해 담배 흡연이 쥐에서 폐암을 일으킨다고 실험적으로 증명이 된다 해도 인구집단을 직접 대상으로 한 역학자들의 연구에서는 그런 소견이 불확실하다면 흡연과 폐암 간 인과론은 성립될 수 없다. 다만 인간을 대상으로 하는 연구에서는 동물실험처럼 인위적인 실험을 할 수 없으므로 윤리적인 문제가 내포되어 있다.

역학연구의 가장 중요한 또 다른 역할은 질병의 원인 혹은 질병의 자연사를 파악할 수 있다는 것이고, 동시에 질병을 예방할 수 있는 지식과 정보를 획득할 수 있다는 것이다. 질병의 발생과정을 비록 충분히 파악하지 못한 상태에서라도 역학연구에서는 그 질병을 예방할 수 있는 단계와 방법을 파악할 수 있다. 비록 담배의 어떤 성분이 어떤 과정을 통해 폐암을 일으키는지 근원적인 발암기전은 모른다 하더라도 금연을 하면 폐암의 발생 위험을 획기적으로 줄일 수 있다.

환자에 대한 임상의사의 역할처럼 지역사회에 대한 역학자의 역할은 중요한 것이므로 역학은 공중보건의 한 부분이라 할 수 있다. 역학연구에서는 인구집단의 질병빈도를 측정하기 때문에 한 지역사회의 흔한 질병을 파악하고 건강관리를 위한 우선순위 설정에도 큰 도움을 주게 된다. 한 국가나 사회의 보건관리정책의 결과를 평가하는 경우에도 역학적 연구가 이용된다.

3 암 역학 연구의 역사

고대로부터 질병의 발생에는 환경적 요인이 관여한다는 생각에서 역학의 기원을 찾을 수 있다. 히포크라테스는 비록 암은 신체 내부의 비장과 위장에서 (간이 아니라) 과잉생산된 '흑색 담즙'이 원인이라고 기술하였지만, 그럼에도 불구하고 많은 질병의 원인은 환경에 기인한다고 하였다. 라마치니(Ramazzini)는 그의 저서 《노동자의 질병(De Morbis Artificum, 1713)》에서 수녀에서 유방암의 발생이 높은 것은 그들이 독신생활을 하고 있기 때문이라 기술한 바 있다. 이러한 주장은 시련을 받기도 하였지만 나중에 리고니-스턴(Rigoni-Stern)에 의해 재확인되었다. 1775년 포터(Potter, 1906-1975)는 굴뚝 청소부에서 검댕이에 의한 고환암의 발생이 높다고 보고한 바 있다. 이 연구는 역학연구의 기념비적 연구로 여겨지는데, 직업적 요인에 의해 질병이 발생한다는 사고의 전환을 통해 질병 예방의 가능성을 제시했기 때문이다.

19세기 들어 생정통계의 발달은 특정 인구집단에서 암 발생의 경향을 연구할 수 있게 하였다. 영국의 파(Farr, 1807-1883)는 질병의 명명법 체계를 개발하였는데 이는 훗날 국제질병표준분류(International Classification of Diseases)의 근간이 되었다. 많은 국가가 이 표준분류법을 채택하게 됨에 따라 질병이나 사망의 국제 간 비교가 가능하게 되었으며, 1915년 호프만(Hoffman, 1865-1946)이 발간한 《세계암사망연감(The Mortality from Cancer throughout the World)》이 그 시초이다. 지역사회를 근간으로 하는 암등록사업이 세계 최초로 구축된 것도 이 시기의 일이다.

4 암 역학 연구의 주요 업적

20세기 들어서면서 역학연구의 좋은 예로 간주할 만한 몇 가지 사례가 진행되었다. 본격적으로 연구가 시도된 것은 2차 세계대전 이후로 1954년에 2가지 중요한 코호트 연구가 공표되었다. 그중 하나는 '영국 의사 연구(British Doctor's Study)'로 흡연과 폐암의 관련성을 연구하도록 설계된 것이며, 다른 하나는 영국 화학산업에서 방광암의 발생원인을 규명하도록 설계된 코호트 연구이다.

코호트 연구(cohort study)란 특정 요인에 노출된 집단과 노출되지 않은 집단을 추적조사하여 연구대상 질병의 발생률을 비교하고 요인과 질병 발생 관계를 조사하는 연구방법이다. 코호트 연구에서 역학자들은 가장 먼저 특정 인구집단을 모은 다음, 연구의 주제가 되는 특정 요인(예: 담배 흡연)에 노출된 집단과 노출되지 않은 집단으로 구분한다. 그런 다음 이 두 집단을 장기간 추적관찰하면서 관심의 대상이 되는 질병(예: 폐암)이 발생하는지 관찰한다. 하지만 장기간 추적하면서 질병의 발생을 관찰하고 확인하는 과정은 결코 쉬운 일이 아니다. 암과 같은 만성질환은 발생이 그리 많지 않은 희귀한 질환이므로 일반적으로 수만에서 수십만 명의 대규모 연구대상이 필요하며, 장기간 추적관찰을 해야 원하는 환자 수의 발생을 확인할 수 있다. 이 과정에서 연구자는 너무 많은 노력을 해야 한다. 연구대상과의 협조도 필수적으로 요구되고, 무엇보다도 상당한 규모의 연구비가 필요하다. 따라서 코호트 연구는 특정 요인에 노출된 정보나 의무기록이나 생정통계가 잘 보존된 경우에 수행하기가 유리하며, 그렇지 않은 경우에는 수행 가능성이 높지 않다. 그럼에도 불구하고 몇몇 개발도상국에서 코호트 연구가 수행된 바 있는데, 4만 2,000명의 우간다 어린이를 7년간 추적관찰한 연구를 통해 엡스타인-바 바이러스(Epstein-Barr virus)와 버킷 림프종(Burkitt's lymphoma)과의 관련성을 연구한 코호트 연구는 매우 인상적이다(Geser et al., 1982).

환자-대조군 연구(case-control study)는 수행과정이 어렵고 비용이 많이 소요되는 코호트 연구를 대신해 자연발생적으로 개발된 새로운 형태의 연구이다. 이 형태의 연구에서 역학자는 환자군(예: 폐암)을 먼저 선정한 후 대조군을 같은 방법으로 선정한다. 그런 다음 이들 두 집단에서 과거에 특정 요인(예: 흡연)에 노출된 정도를 파악하여 비교·분석한다. 이런 형태의 연구는 암이나 다른 만성질환처럼 잠재기가 긴 질환을 연구하는 데 요긴하다. 이미 발생된 환자를 대상으로 과거에 어떤 요인이 이 환자의 병을 일으키게 하였는가를 추구하는 방법인데, 이 과정은 임상에서 의사가 환자를 관찰하면서 과거력을 묻는 과정과 똑같다. 다만 임상의사는 환자군만을 관찰하는 반면 환자-대조군 연구에서는 질병에 걸리지 않은 대조군도 관찰한다는 점이 다르다.

환자-대조군 연구의 형태를 가지고 수행된 연구로는 1920년 브로더(Broder)의 입술 편평세포암과 파이프 흡연 연구를 들 수 있는데, 불행하게도 이 연구에서는 대조군 선정 방법에 대한 기술이 누락되었다. 1926년에 영국의 레인-클레이폰(Lane-Claypon)은 유방암 원인으로서 여성의 임신-분만력의 역할을 연구한 환자-대조군 연구 결과를 발표하였다. 이 연구가 특히 중요한 이유는 대조군의 중요성을 부각하면서 특정 가설을 증명하는 역학적 연구에서 병원 환자-대조군의 유용성을 기술하였기 때문이다. 이러한 측면에서 이 연구를 환자-대조군 연구의 효시로 여긴다.

이후 1940년대까지는 뚜렷한 환자-대조군 연구가 발표되지 않았다. 오어(Orr)는 인도에서 씹는 담배인 베텔 섭취와 구강암의 관련성을 연구하였으며, 슈렉과 레노위츠(Schrek & Lenowitz)는 불결한 남성기 위생상태와 음경암과의 관련성을 환자-대조군 형태의 연구로 보고하였다.

1950년대에 들어 흡연과 폐암에 관한 환자-대조군 연구(Doll & Hill, 1950)가 보고되었다. 또한 처음으로 환자-대조군 연구의 관련도 지표에 대한 통계학적 접근이 개발되기 시작하였는데, 이는 중요한 연구방법이라 할 수 있다.

이후 늦은 초산과 유방암(MacMahon et al., 1970), 어린 소녀에서의 DES 복용과 질선암(Herbst et al., 1971), 에스트로겐 복용과 자궁내막암(Ziel & Finkle, 1975), 음주-흡연과 식도암(Tuyns et al., 1977), 만성 B형간염과 간암(Prince et al., 1975), 인유두종 바이러스(Human Papilloma Virus, HPV) 감염과 자궁경부암(Munoz et al., 1992)과 같은 수많은 환자-대조군 연구가 양산되기 시작하였다.

근래에 들어서는 역학적 연구의 설계나 방법, 그리고 분석기법들이 더욱 다양해지고 정교해졌다. 특히 연구대상을 연구자가 임의로 배정하여 특정 예방법의 효과를 전향적으로 비교하는 개입연구(intervention trials)가 진행되고 있는데, 이 방법은 새로운 예방법을 비교하거나 새로운 치료법을 개발하는 과정에 적용된다. 예를 들어 B형간염 예방접종이 간암을 예방하는 효과가 있는지, 유방암 조기검진법이 유방암에 의한 사망을 감소시키는지, 지역사회 건강교육이 구강암 발생을 예방하는 효과가 있는지, 금연교육의 효과평가와 같은 연구에 적용되고 있다.

암 역학 연구의 궁극적 목적은 암의 위험요인을 규명하고 이를 근거로 암의 예방을 도모하여 건강을 증진시키는 것이다. 이러한 목적은 의료서비스를 늘리는 것만으로는 이루어질 수 없다. 효과적이고 효율적으로 암을 예방하는 대책을 수립하기 위해서는 암에 대한 보다 총체적인 지식이 필요하다. 암을 일으키는 원인은 개인의 행태나 환경요인에 국한되지 않는다. 유전적·사회적·환경적 요인들이 연쇄적이고 상호역동적인 과정을 통해 암을 발생시킨다. 따라서 암 예방이라는 궁극적 목적을 달성하기 위해서는 암을 중심으로 임상의학, 실험의학, 사회학, 그리고 공중보건학에 이르기까지 포괄적인 다학제적 접근이 이루어져야 한다. 그 중심에 암 역학이 있는 것이다.

02 기술적 통계지표

1 암 통계지표

암 역학의 기본은 인구집단에서 측정된 암의 빈도를 양적으로 요약하고 비교하는 것으로 이는 암 통계지표를 통해 이루어진다. 따라서 모든 암 역학자는 빈도 측정의 수단을 능숙히 사용할 수 있어야 한다. 빈도 측정 도구는 잘 개발되어 있고, 다른 역학 분야와 공통적으로 활용하는 것이기 때문에 암 역학자에게 필요한 기술은 본인이 수행하고자 하는 작업에 적합한 도구를 알고 선택하는 것이다. 이 절은 질병빈도에 대해 일반적으로 사용되는 몇 가지 측정방법의 개요를 살펴보고 그 이해를 확립하는 것을 일차적인 목표로 준비되었다. 이 글을 통하여 독자들이 큰 그림을 파악하는 것에 주력하였기 때문에 각 지표의 기술적인 세부 사항은 생략하였다. 그러나 실무에 들어가면 빈도 측정 수단에 대하여 여기서 다룬 지식을 넘어서는 상세한 지식이 필요할 수 있는데, 이후 고급 역학 문헌을 이해하는 데 본 절의 내용은 좋은 길잡이가 될 것이다.

1-1 개요

특정 목적을 위해 질병빈도를 측정하는 방법을 선택하려면 ① 어떤 종류의 정보가 필요한지, ② 어떤 종류의 정보를 얻을 수 있는지, 2가지 주요 요소를 고려해야 한다. 질병빈도 측정을 위한 분류 체계는 [그림 1]에서와 같이 '유병률'과 '발생률'이라는 두 개념에 기반한다. 이 두 개념은 본 절의 흐름을 따라가기 위해서 잘 이해하고 있어야 한다.

넓은 의미에서 질병빈도 정보가 필요한 때는 크게 2가지 유형으로 분류할 수 있다. 첫 번째는 '어떤 상황에서 질병이 특정 시간에 얼마나 흔한지 알아야 하는 경우'이다. 예를 들면 다음과 같다.

위궤양 환자에서 헬리코박터 제균치료가 위암 예방에 효과적이라는 연구가 발표되었는데, 이에 보험당국이 제균치료 자기부담금을 암 예방을 위하여 줄여주고자 한다고 가정하자. 건강보험당국의 책임자는 다음과 같은 질문을 하게 될 것이다.
"현재 얼마나 많은 수의 환자가 이 치료의 대상자가 될 헬리코박터 감염을 가지고 있는가?"

이러한 종류의 질문은 특정 시간의 질병빈도를 파악하는 질병유병률에 대한 데이터로 가장 잘 답할 수 있다. 유병률은 질병 상태의 개념과 밀접하게 관련된 정적(static) 척도이다. 관심 있는 시점은 달력 날짜, 지정된 연령 또는 일부 이벤트 후 특정 시점과 같은 여러 가지 형태로 명시가 가능한 시점 중 하나일 수 있다. 특정 시간에 병에 걸린 사람은 시간이 고정되어 있기 때문에 유병률은 정적인 지표라고 할 수 있다. 지정된 시점에 질병 상태에 있는 사람은 모두 환자로, 빈도에 반영된다.

질병빈도 정보가 필요한 두 번째는 '어떤 상황에서 시간이 지남에 따라 인구에서 새로운 질병이 얼마나 자주 발생하는지 알아야 하는 경우'이다. 예를 들면 다음과 같다.

특정 회사의 유방 성형용 임플란트 부작용으로 혈액암 발생의 우려가 제기되었다. 제품의 안전성을 관리하는 규제당국은 다음과 같은 질문을 하게 될 것이다.
"그 회사의 임플란트로 유방 성형술을 받은 여성들 사이에서 시간이 지남에 따라 혈액암이 발생할 가능성은 그렇지 않은 여성에서 혈액암 발생의 가능성보다 더 높은가?"

이러한 종류의 질문에는 질병 발생률에 대한 데이터를 이용해 가장 잘 답할 수 있다. 발생률은 질병이 일정 기간에 새로 생겨나는 빈도를 제시한다. 발생률은 질병 발생의 개념과 밀접한 관련이 있는 역동적인 척도이다. 질병 발생은 골절과 같이 순간적으로 발생하는 것일 수도 있고, 대장암 발병과 같이 보다 장기적으로 진행되는 질병 메커니즘의 최종 결과일 수도 있다.

우리에게 필요한 것이 유병률이건 발생률이건, 때로는 질병의 수를 아는 것만으로도 충분하다. 예를 들어, 국민건강보험공단의 책임자는 (한국 전체 국민의 자료에 접근할 수 있기 때문에) 기존의 위암 환자의 수 또는 예상되는 새로운 위암 환자의 수가 필요할 수 있다. 그러나 많은 경우에 질병빈도의 비교는 다른 시점, 다른 장소, 다른 크기의 집단 사이에서 이루어지기도 한다. 즉, 환자 수만으로는 분모집단의 차이를 제시할 수 없다는 한계 때문에 질병 발생자 수보다는 더 많은 정보를 포함하는 지표가 필요하다. 이에 분수의 형태를 취하는 측정값을 활용하여 보다 유효한 비교를 수행할 수 있다. 즉, 분자는 질병 발생자 수로 하고, 분모는 이 질병을 경험할 수 있는 인구집단에 관한 정보를 포함하여 질병의 빈도를 측정하고 비교한다. 발생률의 경우, 분모는 그 질병이 발생할 위험이 있는 집단의 크기를 반영하여야 한다. 이때 일부 발생률 측정 지표들은 발생할 위험이 있는 시간의 길이도 분모에 통합한다.

1-2 율(rate), 분율(proportion), 비(ratio)의 개념과 구분

앞에서 빈도만으로 질병빈도를 비교하는 데 어떤 문제가 있는지, 왜 분모를 포함하는지, 왜 표로 제시하는 것이 필요한지를 설명하였다. 역학에서 자주 사용하는 분수 형태의 지표들은 다음과 같이 율, 분율, 그리고 비로 나눌 수 있다. 이들 용어는 여러 문헌에서 혼용되고 있기 때문에 그 개념을 명확히 알아두어야 한다.

- **율(rate)**: 단위 시간당 측정값의 변화량을 말한다. 따라서 분모에 시간이 들어가며, 그 값은 0에서 무한대의 범위를 가진다.
- **분율(proportion)**: 전체 중에서 어떤 속성을 가진 소집단의 상대적 비중을 나타낸다. 분율의 분자는 항상 분모에 포함되기 때문에 분율은 단위가 없고, 그 값은 0과 1 사이가 된다.
- **비(ratio)**: 한 측정값을 다른 측정값으로 나눈 값이다.

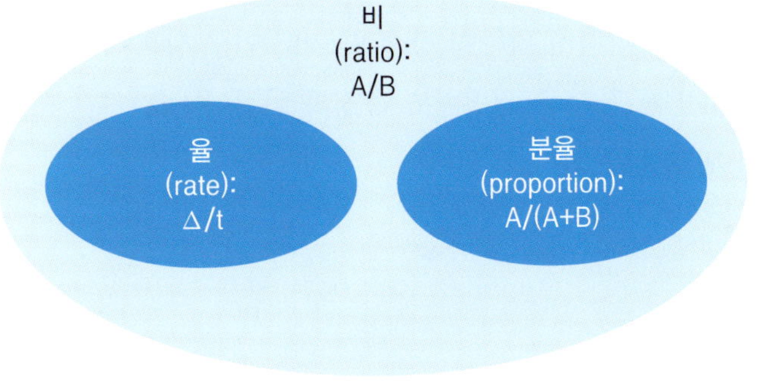

[그림 1] 율, 분율, 그리고 비의 개념

1-3 유병률

질병의 유병 환자 수는 특정 시간에 병에 걸린 상태에 있는 사람들의 수이다. 유병률은 당시의 유병 환자 수를 인구집단의 크기로 나눈 분율이다.

$$\text{유병률} = \frac{\text{유병 환자 수}}{\text{입구집단의 크기}}$$

유병률은 다양한 형식으로 표기된다. 예를 들어 63%, 0.63, 1,000명당 630명, 10,000명당 6,300명 등으로 표기할 수 있다. 이는 편의상 자릿수를 맞추기 위하여 나오는 0의 개수를 줄이거나, 다른 공개된 추정치와 쉽게 비교할 수 있도록 형식을 통일하기 위해서다.

유병률은 특정 시점의 질병빈도를 나타내기 때문에 유병률을 제시할 때는 측정시점이 특정된다. 그러나 측정시점이 의미하는 것과 관련하여 혼란이 발생할 수 있다. 모든 측정이 한 번에 동시에 수행될 수 없기 때문이다. 가령 헬리코박터 파일로리균의 유병률을 조사한다고 할 때, 조사를 위한 검사를 모든 검사 대상자가 동시에 받을 수는 없다. 분모 인구집단에 속한 사람들이 검사를 받을 수 있는 기관으로 찾아가 한 사람씩 차례로 검사를 받게 될 것이다. 즉 첫 번째 환자부터 마지막 환자까지 순서대로 검사를 받는다고 할 때, 유병 여부가 확인되는 시간은 검사가 진행되어 결과가 확인되는 시점뿐이며, 측정시점을 전후하여 유병 여부가 어떠했는지에 대해서는 자료가 없다. 측정시점은 연구대상자마다 다르며, 유병률에서 특정되는 시점은 달력상의 한 시점일 수 없다. 오히려 시점의 중요한 의미는 대상자의 관찰 시간이며, 각 대상자의 질병 상태가 특정 시점에 한해 1회 관찰되었고 일정 기간 지속적으로 모니터링되지 않았다는 것이 주요 특징이다. 검사가 수행된 시점 및 연령 범위는 유병률 추정의 맥락을 파악하기 위하여 장소 및 기타 인구 사회학적 특성과 함께 제시하는 것이 바람직하다. 유병률은 다른 질병빈도 측정과 마찬가지로 기간 또는 연령, 성과 같은 특정 집단에 따라 비교할 수 있다.

1-4 발생률

발생률은 질병 발생의 가능성이 있는 대상자들이 시간이 지남에 따라 관찰될 때 얼마나 빈번하게 질병이 발생하는지를 나타내는 지표이다. 그것은 새로 발생된 환자에 기반하며, 각각의 발생례는 발생의 가능성이 있는 상태에서 병이 발생한 상태로의 전환을 나타낸다.

1) 질병 발생 수

질병은 조사에서 설정한 질병이환 상태의 정의에 따라 개인이 질병에 걸리기 쉬운 상태에서 질병이환 상태로 변할 때 생긴다. 질병 발생 수는 지정된 기간 동안 정의된 모집단에서 새로 발생하는 환자 수이다. 같은 사람의 질병 재발은 연구에서 질병의 조작적 정의에 따라 질병 발생으로 인정될 수도 있고 그러지 않을 수도 있다.

경우에 따라서는 단순히 질병 발생 수를 아는 것만으로도 충분한 상황들이 있다. 예를 들어, 건강보험에서는 매년 혈액암 발생 환자 수를 알면 이 환자들을 치료하는 데 필요한 항암치료 자원의 양과 분배를 계획할 수 있다. 또한 크기가 비슷한 것으로 알려진 인구집단의 발생률을 비교하는 데 큰 문제없이 사용할 수 있다.

2) 누적발생률

누적발생률(cumulative incidence)은 지정된 기간에 들고 나감이 없는, 질병 발생 가능성이 있는 인구집단에서 실제 질병이 새롭게 발생한 환자의 수로 산출한다.

$$\text{누적발생률} = \frac{\text{새로 발생한 환자의 수}}{\text{질병 발생이 가능한 사람의 수}}$$

누적발생률을 발생분율이라고도 하며, 질병 발생 위험이 있는 인구의 규모를 명시적으로 반영한 가장 간단한 발생의 척도이다. 누적발생률은 일반적으로 연구 모집단의 모든 구성원에 대해 특정되어 동일하게 적용된다. 예를 들어, 위암으로 인한 위절제술을 받은 환자를 분모로 하여 수술 후 2주 동안 심부정맥 혈전증이 발생한 환자의 분율을 해당 합병증의 '2주 누적발생률'이라고 할 수 있다. 때때로, 누적발생률이 언급되는 기간이 명시되지 않을 수 있으며 실제로 개인마다 다를 수 있다. 예를 들어, 입원환자에서 퇴원 전

사망의 누적발생률은 질병 중증도 또는 의료의 질 척도로 사용된다. 그러나 환자마다 입원기간이 다르기 때문에 사망이 발생할 가능성이 있는 기간은 환자마다 다르다.

누적발생률은 계산과 해석이 쉽지만, 들어오고 나감이 없는 닫힌 모집단에서만 직접 측정할 수 있다. 누적발생률을 측정하는 인구집단에서 질병 발생으로 인한 대상수의 손실이 생길 수는 있으나, 추적기간 동안 구성원이 늘어나거나 줄어들 수는 없다. 그 이유는 누적발생률은 추적관찰 동안 질병을 앓고 있는 위험에 처한 사람의 분율을 추정하도록 설계되었기 때문이다. 연구 모집단에서 손실이 발생하면 분자의 질병 발생자 수와 분모에서 질병 발생의 가능성이 있는 것으로 정의된 모집단 사이에 필수적인 대응관계가 손상된다. 예를 들어, 새 구성원이 추적관찰을 통해 부분적으로 모집단에 참여한 다음 질병 발생자가 되면 분모집단의 구성원으로 계산되지 않았더라도 분자에 추가된다. 분모에 해당하는 인구집단의 최초 구성원이 추적관찰되지 않으면, 연구를 통해 확인하지는 못했지만 실제로 그 대상이 질병 발생자가 될 수도 있다.

3) 평균발생률

평균발생률(incidence density)은 질병 발생자 수를 질병 발생 위험을 경험한 양으로 나눈 값이다. 분모는 일반적으로 사람－시간(person–time) 단위로 측정된다.

$$\text{평균발생률} = \frac{\text{새로 발생한 환자의 수}}{\text{질병 발생 위험 경험의 양}}$$

분자에서 질병의 재발을 고려할지 여부는 연구의 질병 발생 정의에 따른다. 평균발생률은 발생밀도, 인시 발생률, 발생률 등 여러 이름으로도 사용된다. 평균발생률의 이론적 근거는 간단하다. 만약 다른 모든 조건이 동일하다면, 질병 발생자 수는 질병 발생 위험이 있는 집단의 크기와 질병 발생 위험이 있는 개체가 관찰되는 시간의 양에 비례한다. 이에 따라 분모에서는 단순히 이 두 요소를 결합한다. 질병 발생자 수와 질병 발생 가능성이 있는 사람의 수는 단위가 없는 반면, 분모의 시간 구성 요소에는 단위가 있으므로 평균발생률의 단위는 시간이 된다. 발생률은 광범위한 역학연구 상황에서 사용될 수 있다. 분모가 되는 인구집단에 들어오고 나가는 현상이 있을 때와 없을 때 모두 적용이 가능하기 때문에 누적발생률을 적용할 수 없는 상황에서 유용하게 쓰일 수 있다.

4) 누적발생률과 평균발생률의 비교

누적발생률과 평균발생률의 여러 속성을 요약하면 다음 표와 같다.

[표 1] 누적발생률과 평균발생률의 비교

특성	누적발생률	평균발생률
단위	없음	시간
범위	0 1	0–무한대
계산	닫힌 인구집단을 관찰하여 직접 계산	닫힌 인구집단 또는 열린 인구집단에서 개인별 질병에 걸릴 위험이 있는 기간에 대한 자료를 수집하여 계산
개인수준의 상응하는 개념	확률(risk)	위험률(hazard rate)

1-5 관습적으로 사용되는 발생률

발생률은 여러 가지 질병빈도 측정방법이 속한 하나의 군으로 생각할 수 있다. 이 군에 속한 일부 측정방법은 전통적으로 자신의 이름을 사용하지만, 개념상 실제로는 특수한 유형의 발생률로 볼 수 있다.

1) 사망률

사망률(mortality rate)은 질병으로 사망할 위험이 있는 집단에서 사망 사례의 발생률이다. 분모에는 사망의 발생 위험이 있는 사람이 모두 포함되어야 하므로 특정 질병에 의한 사망률을 보는 경우 질병 발생 환자와 질병 유병 환자 모두가 분모에 포함된다. 사망률의 아형으로 누적사망률과 평균사망률이 있다. 사망밀도(mortality density)와 사망률(death rate)은 기본적으로 사망률의 동의어다.

2) 치명률

치명률(fatality)은 질병 발생 환자 사이에서 질병으로 인한 사망률을 나타낸다. 치명률과 사망률의 차이는 분모에 있다. 치명률은 질병이 있는 환자에서 질병의 예후를 반영하는 반면, 사망률은 전체 인구에서 질병으로 인한 사망 부담을 반영한다. 원칙적으로 누적치명률 및 평균치명률은 누가 분자 및 분모에 포함되는지에 대한 적절한 제한을 가하여 각각 특수 유형의 누적발생률 및 평균발생률과 같이 정의될 수 있다. 하지만 이러한 누적치명률, 평균치명률보다는 '증례치사율(case fatality)'이 치명률의 지표로 관습적으로 자주 사용된다.

$$\text{치명률} = \frac{\text{사망한 환자 수}}{\text{총 환자 수}}$$

증례치사율은 질병을 앓는 사람들 사이에서 발생하는 사망으로 인한 누적사망률로 볼 수 있다. 발생률과 마찬가지로, 질병 발병 후 고정된 기간은 명시적으로 지정되거나 지정되지 않을 수 있으며 경우에 따라서는 질병의 특성을 고려하여 추론되어야 한다. 증례치사율은 누적발생률이기 때문에 다른 원인으로 인한 추적소실 또는 사망이 거의 없는 상황, 즉 상대적으로 짧은 기간에 사망이 발생할 수 있는 급격한 경과의 중증 질환에 주로 적용된다.

1-6 다른 질병빈도의 지표

1) 기간유병률

앞서 살펴보았듯이 유병률은 특정 시점에서 병에 걸린 상태의 빈도를 반영하는 것이다. 특히 유병률이 달력 시간의 한 시점을 가리키는 경우에는 시점유병률(point prevalence)이라는 용어를 자주 사용한다(Last, 2000). 기간유병률(period prevalence)은 유병률과 누적발생률의 혼합 개념으로, 누적발생률과 마찬가지로 특정 시점이 아니라 특정 기간을 기반으로 한다. 분자에는 관측기간이 시작될 때 존재하는 질환자와 관측기간 동안 발생하는 새로운 질환자가 모두 포함된다.

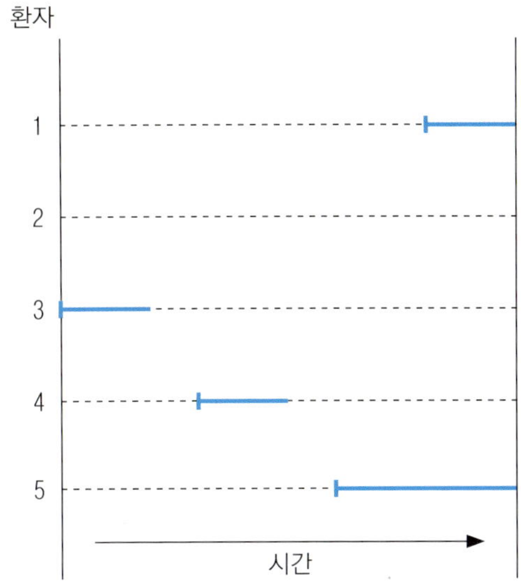

[그림 2] 기간유병률의 개념 예시도

[그림 2]에서 굵은 실선이 질병을 앓고 있는 기간을 나타낸다고 할 때 5명의 환자 중 1번, 3번, 4번, 5번 환자는 질환자로 분자에 포함된다. 분모에는 유병률 산출기간이 시작될 때 존재하는 동시에 기간이 시작될 때 위험에 처한 사람이 포함된다. [그림 2]의 경우 기간유병률은 4/5 = 0.8이다.

기간유병률은 누적발생률에 적용되는 것과 동일한 이유로 닫힌 모집단이 아니라면 해석할 수 없다. 닫힌 모집단의 경우 관찰기간이 시작될 때 P를 시점유병률이라 하고 그 시점에서 위험에 처한 개인들 사이에서 CI를 누적발생률이라 하면, 이 경우에 기간유병률은 다음과 같다.

$$\text{기간유병률} = P + (1 - P) \times CI$$

[그림 2]의 예에서 1/5 + (1 - 1/5)∗3/4 = 0.8이 성립함을 확인할 수 있다.

시점유병률과 누적발생률이 질병빈도에 대한 매우 다른 종류의 정보를 전달하는 것임에도 불구하고, 기간유병률을 쓰면 두 지표가 전달하는 정보가 사라지게 되므로 요약지표로서 기간유병률의 유용성은 제한적이다. 따라서 시점유병률과 누적발생률은 따로 분리하여 사용하는 것이 권장된다.

2) 잠재적 수명 상실

사망률 데이터는 쉽게 이용할 수 있기 때문에 질병으로 인한 사망자 수 비교는 자주 행해진다. 하지만 천수를 누리고 사망하는 것과 사회적으로 활발히 일해야 하는 장년기에 사망하는 것, 그리고 소아기에 사망하는 것은 사회적·경제적으로 다른 의미를 지닐 수 있기 때문에 질병을 비교할 때 사망연령을 고려해야 한다(CDC, 1986). 이를 위해 고안된 지표 중 하나가 잠재적 수명 상실(Years of Potential Life Lost, YPLL)이다.

$$YPLL = \sum_{a=1}^{X} d_a (X - a)$$

a는 사망 당시의 연령, d_a는 연령 a에서의 사망자의 수이며, X는 특정 연령 기준으로 보통 65세나 75세를 많이 사용한다. 식을 보면 잠재적 수명 상실은 사망이 발생하는 X세의 연령기준에 비하여 젊을수록 큰 가중치를 부여함을 알 수 있다. 유아기의 사망에 가장 큰 가중치를 부여하며, X세 또는 그 이후의 사망은 가중치가 없다. 이 방법을 이용하면, 질병의 중요도를 사망자 수로 평가할 때 가중치로 인하여 소아청소년기의 사망을 초래하는 질환의 중요성이 높아지게 된다. 잠재적 수명 상실은 가중치의 기준점이 되는 나이에 대한 근거가 없다는 점과 적용하는 집단의 연령분포에 따라 가중치 값이 달라진다는 점이 한계점으로 지적되지만, 기존의 사망지표로 담지 못하는 정보까지 전달해주기 때문에 많이 사용되고 있다.

2장

규모와 추이

01 한국인 암 통계

1 암등록사업

암등록사업(cancer registration)은 인구집단의 암 발생에 대한 자료를 체계적이고 지속적으로 수집·분석·해석·제공하는 조직적인 활동으로 정의되며, 감시(surveillance)의 특수한 형태이다.

암등록사업은 특정 인구집단에서 암 발생률을 산출하고 모니터링하는 것을 목적으로 암을 진단받은 환자의 정보를 지속적이고 체계적으로 수집·관리하는 활동이며, 이러한 암등록사업을 주관하여 관련 자료를 수집·관리·분석 및 해석하는 부서 또는 기관을 암등록본부(cancer registry)라 한다. 암등록사업을 통해 산출되는 암의 발생률, 생존율, 유병률, 사망 양상, 암 환자의 의료이용 등에 대한 정보는 암 관리 프로그램의 계획 및 평가에 중요한 자료를 제공한다.

암등록자료의 활용

- **발생률, 생존율, 유병률**
대부분의 암등록자료는 암 발생, 사망에 관한 수집 정보를 담고 있다. 암 관련 통계자료인 발생률, 생존율, 유병률 및 추이 자료는 암 환자 치료와 보건의료 계획에 근거가 되는 자료로 활용된다.

- **보건의료 계획과 모니터링**
암등록자료는 그 지역의 환자 수에 관한 통계정보를 제공한다. 해당 정보는 암의 치료 또는 여러 형태의 치료를 위한 시설 입안과 설립에 활용될 수 있다. 암 발생의 지리적 분포와 암 발생의 시계열 추이는 장래 암 발생률, 암 환자 수의 증감, 암 치료시설의 수요 예측을 위해 사용된다.

- **역학 및 임상 연구**
암 연구자는 암을 발생시키는 위험요인을 탐구하기 위해 인구집단의 암의 분포에 관한 지식을 활용한다. 암 등록은 암의 분포에 관한 정보와 일부 임상정보의 결과를 담고 있기 때문에 역학 및 임상 연구를 위한 중요한 기반을 제공한다.

대한민국 최초의 암등록사업은 1975년 대한암협회에서 주관하여 전국 수련병원을 대상으로 시행된 암환자등록사업이다. 이 사업은 1979년까지 지속되다가 1980년 중앙암등록사업에 편입되었다. 중앙암등록사업은 1980년 보건복지가족부 사업으로 시작되었다. 중앙암등록사업본부는 국립의료원에 본부를 두고, 52개 수련병원과 2개의 자진 참여 병원의 자율적인 참여로 등록사업을 시작하였다. 이후 암 진단 및 치료가 가능한 전국의 의료기관을 암 등록 병원으로 확대하면서 암 발생자 등록 결과를 매년 연례보고서로 발표하고 있다. 2004년 암관리법에 따라 중앙암등록본부로 지정되었으며, 2005년 이후 국가단위의 암등록통계(발생, 생존, 유병)를 지속적으로 발표하고 있다.

인구기반암등록사업의 시작은 1982년 시행된 강화지역 암등록사업이다. 이후 본격적인 인구기반암등록사업은 중앙암등록사업을 모태로 하여 1991년 서울지역을 시작으로 1995년 부산, 1997년 대구와 광주, 1998년 인천, 1999년 대전, 2001년 울산과 제주도로 확대되었다.

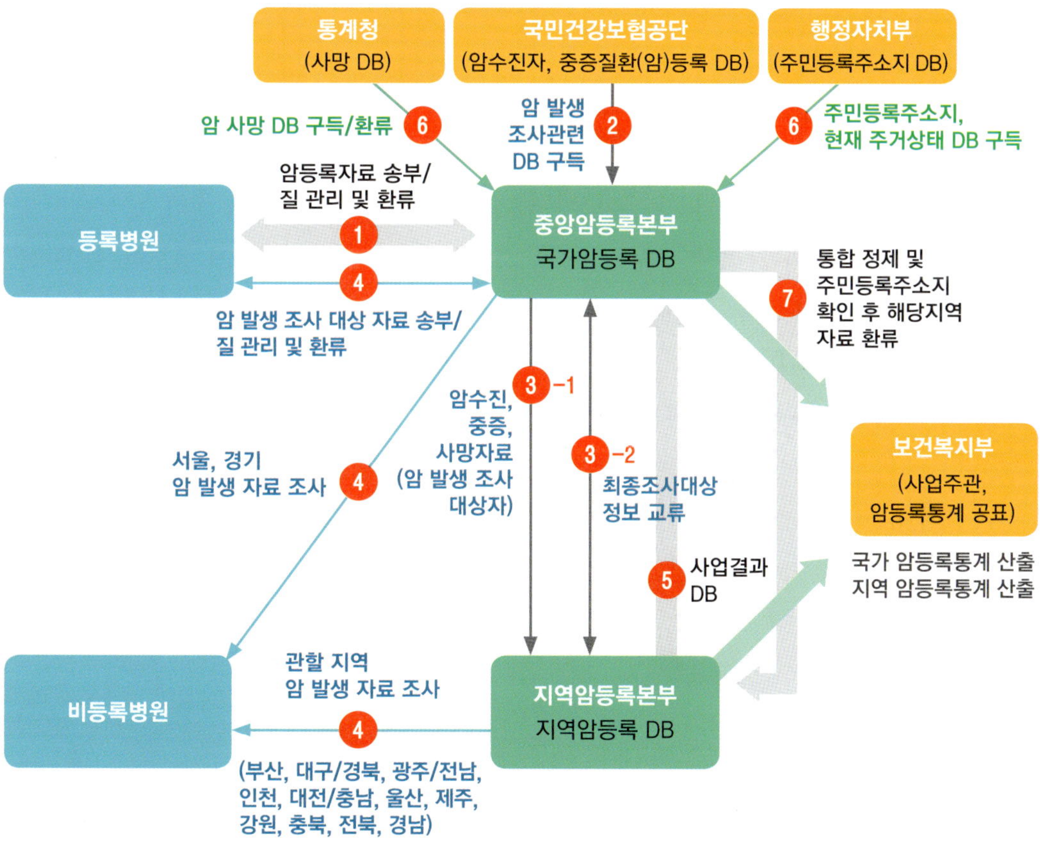

[그림 1] 국가암등록통계사업 운영 체계

2 암통계

2-1 발생률

2018년 한 해 암의 신규 발생자는 약 24만명으로 인구 10만명당 475.3명이 발생하였다. 암 발생의 성비는 1.12로 남자에서 12% 정도 암이 더 많이 발생하였다. 한국 국민이 평균수명까지 생존 시 암에 걸릴 확률은 남자는 39.8%, 여자는 34.2%로 남자는 5명 중 2명, 여자는 3명 중 1명이 암이 발생한 것으로 추정되었다. 2000년 인구로 표준화된 연령표준화 암 발생률을 살펴보면, 지속적으로 증가하던 암 발생률은 2010년 초반 이후 감소하다가 2015년 이후 유지 추세를 보이고 있다.

암종별로는 위암이 전체 암 발생의 12.0%로 가장 많으며, 다음으로 갑상선암(11.8%), 폐암(11.7%), 대장암(11.4%), 유방암(9.7%), 간암(6.5%) 순이었다. 남자의 경우 위암이 전체 암 발생자의 15.4%로 가장 많이 발생하였으며, 다음으로 폐암(15.2%), 대장암(13.0%), 전립선암(11.5%), 간암(9.1%) 순이었다. 여자의 경우 유방암이 전체 발생자의 20.5%로 발생순위 1위의 암종이었으며, 다음으로 갑상선암(19.1%), 대장암(9.8%), 위암(8.2%), 폐암(7.9%) 순이었다. OECD 국가에서 대표적으로 많이 발생하는 3대 암종은 남자의 경우 전립선암, 대장암, 폐암이며, 여자는 유방암, 대장암, 폐암으로 보고되고 있다. 한국에서도 서구화된 생활양식과 관련이 깊은 전립선암, 유방암이 빠르게 증가하고 있으며, 향후 이러한 증가 추세가 계속될 것으로 추정하고 있다. 반면, 간암과 자궁경부암은 지속적으로 감소하는 경향을 보이고 있다.

연령군별로는 0-14세 소아군에서는 남녀 모두에서 백혈병이 가장 많이 발생하였으며, 15-34세군은 갑상선암 발생이 가장 많았다. 35-64세군에서는 남자는 위암, 여자는 유방암이, 65세 이상 고령군에서는 남자는 폐암, 여자는 대장암의 발생이 가장 많았다.

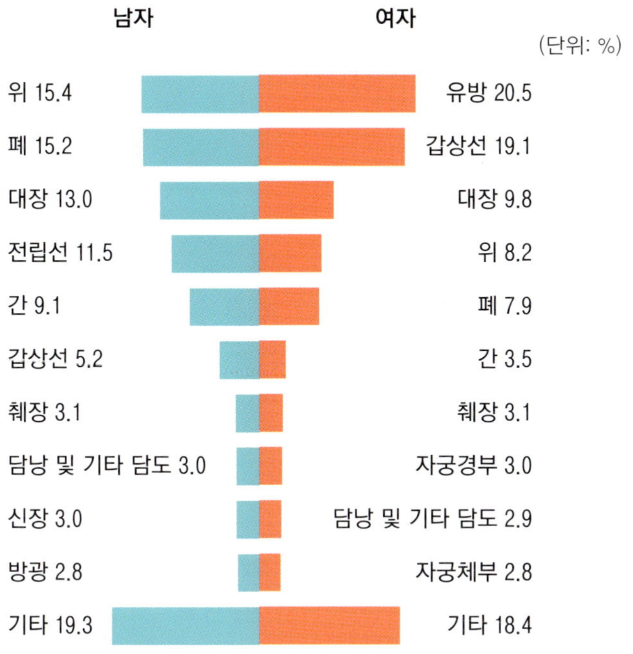

[그림 2] 성별 암 발생 분율 (2018년)

[표 1] 성별 암종별 발생자 수 및 발생률 (2018년)

(단위: 명, %, 명/10만명)

순위	남자			여자		
	암종	발생자 수	조발생률	암종	발생자 수	조발생률
	모든 암	128,757	502.9	모든 암	115,080	447.8
1	위	19,865	77.6	유방	23,547	91.6
2	폐	19,524	76.3	갑상선	21,924	85.3
3	대장	16,686	65.2	대장	11,223	43.7
4	전립선	14,857	58.0	위	9,414	36.6
5	간	11,728	45.8	폐	9,104	35.4
6	갑상선	6,727	26.3	간	4,008	15.6
7	췌장	4,020	15.7	췌장	3,591	14.0
8	담낭 및 기타 담도	3,840	15.0	자궁경부	3,500	13.6
9	신장	3,806	14.9	담낭 및 기타 담도	3,339	13.0
10	방광	3,650	14.3	자궁체부	3,182	12.4

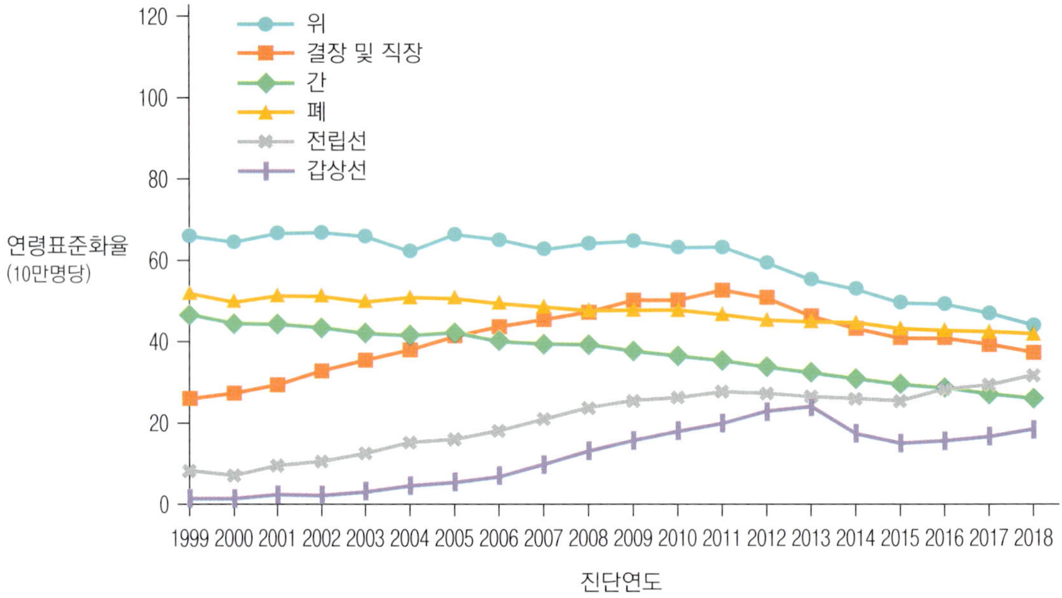

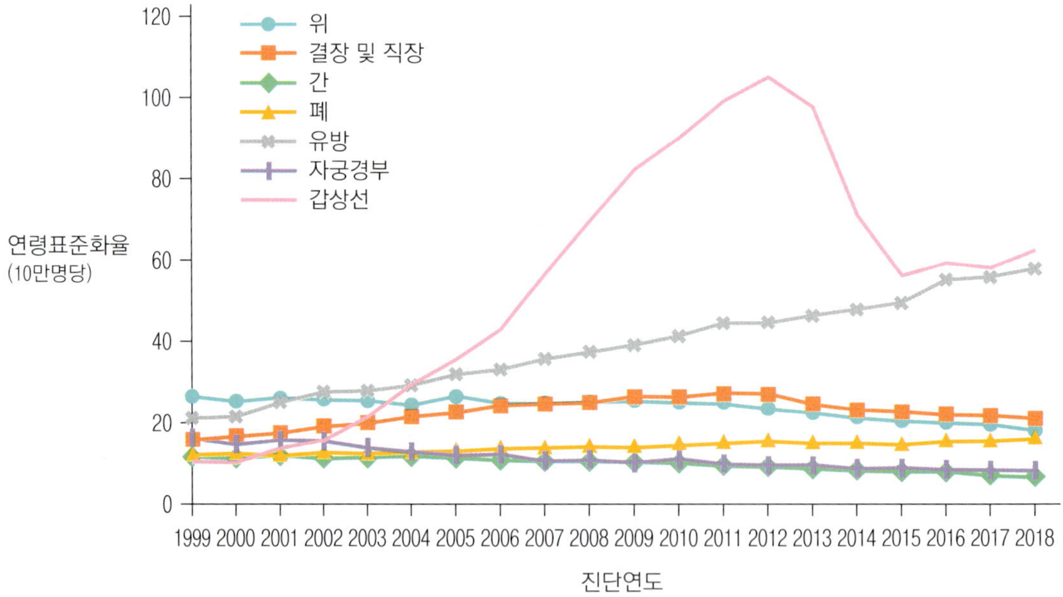

[그림 3] 주요 암의 연령표준화 발생률 추이: 남자(위), 여자(아래)

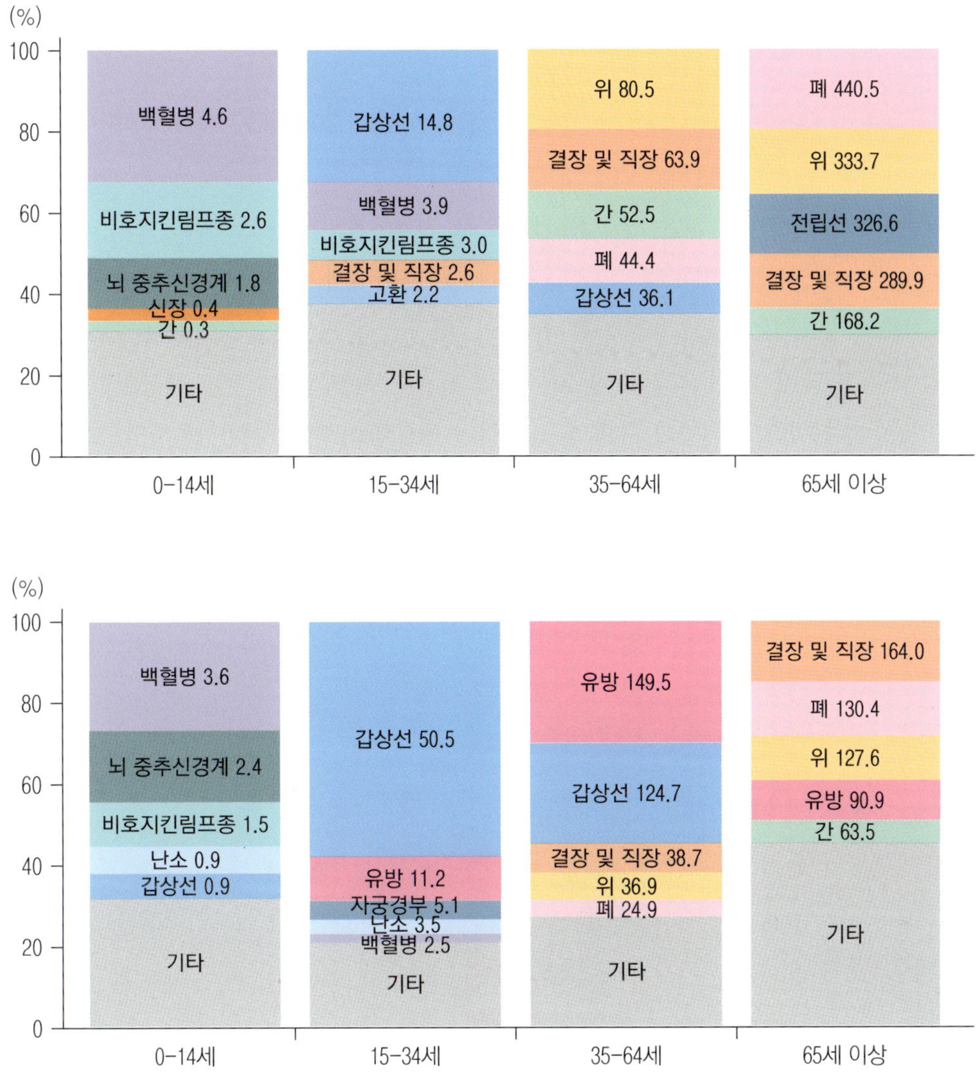

[그림 4] 연령군별 호발암 발생 분포: 남자(위), 여자(아래)

2-2 사망률

암은 사망원인 1위의 질환으로, 2018년 한국 전체 사망자 29만 8,777명 중 7만 9,153명이 암으로 사망하여 전체 사망자의 26.5%를 차지하였다.

2018년 가장 사망이 많은 암종은 폐암으로 전체 암 사망의 22.6%였으며, 다음으로 간암(13.4%), 대장암(11.0%), 위암(9.8%) 순으로 나타나 4대 암이 전체 암 사망의 약 60%를 차지하였다. 남자의 경우 폐암, 간암, 위암, 대장암 순으로 암 사망이 많았으며 이들 4대 암이 전체 남자 암 사망의 2/3를 차지하였다. 여자는 폐암, 대장암, 췌장암, 간암 순으로 암 사망이 많았으며 위암과 유방암을 포함한 6대 암이 전체 여자 암 사망의 2/3를 차지하였다.

폐암의 경우 2000년 초반까지 증가 추세를 보이다가 감소하는 경향을 보이고 있다. 위암과 간암, 자궁경부암은 꾸준히 감소하고 있으나, 대장암, 유방암의 사망률은 증가 추세를 보이고 있다. 한국의 암 사망률은 일본과 비슷한 수준이며 대부분의 OECD 국가에 비해 낮은 것으로 추계된다.

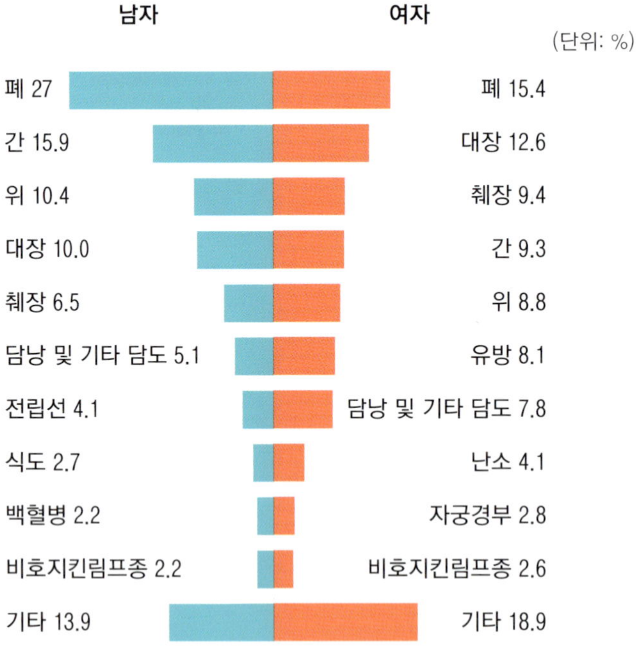

[그림 5] 성별 암 사망분율 (2018년)

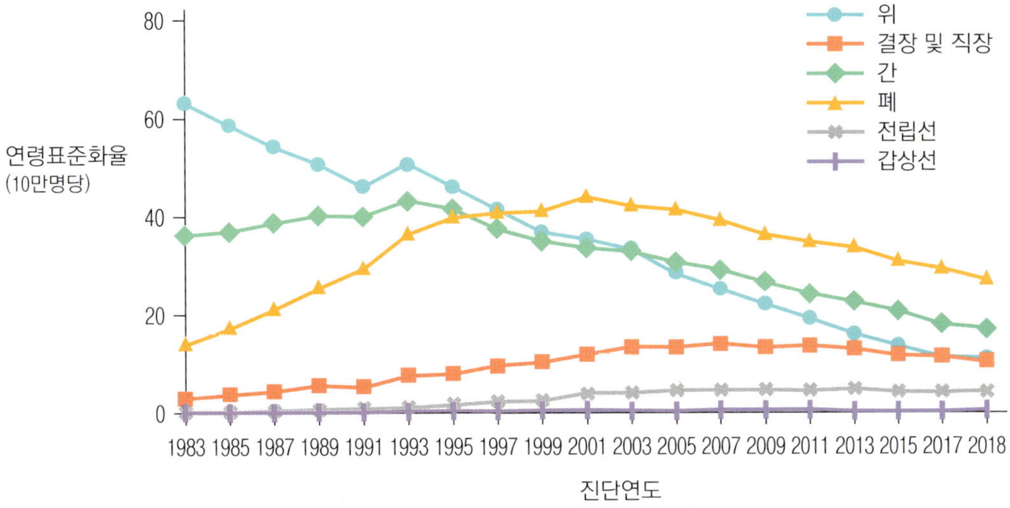

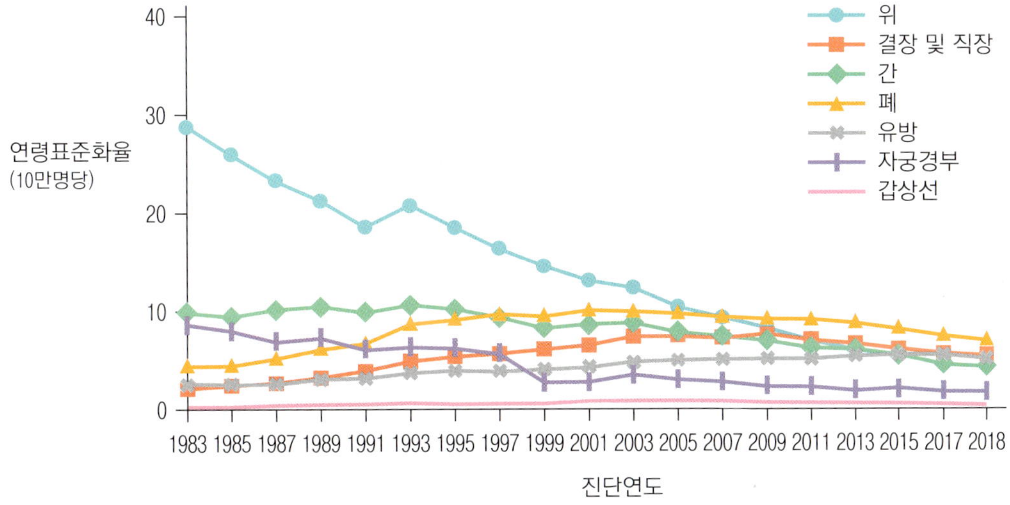

[그림 6] 주요 암의 연령표준화 사망률 추이: 남자(위), 여자(아래)

2-3 유병률

1999년부터 2018년까지 누적된 암 유병자는 약 200만명으로, 전체 인구의 4%가 암 환자 또는 암 생존자다. 암종별로는 갑상선암이 전체 암 유병자의 21.6%로 가장 많았으며, 다음으로 위암(17.7%), 대장암(14.2%), 유방암(10.8%), 폐암(4.5%) 순이었다. 남자의 경우 위암이 26.0%로 유병 순위 1위의 암종이었으며, 다음으로 대장암(18.6%), 전립선암(8.1%), 간암(7.5%), 폐암(6.6%) 순이었다. 여자의 경우 갑상선암이 28.2%로 가장 많았으며, 다음으로 유방암(19.6%), 위암(10.8%), 대장암(10.5%), 자궁경부암(7.3%), 폐암(2.8%) 순이었다.

[표 2] 성별 암종별 유병자 수 및 유병률 (2018년)

(단위: 명, %, 명/10만명)

순위	남자				여자			
	암종	유병자 수	유병분율	조유병률	암종	유병자 수	유병분율	조유병률
	모든 암	881,057	100.0	3441.4	모든 암	1,124,463	100.0	4375.5
1	위	201,278	22.8	786.2	갑상선	355,492	31.6	1383.3
2	대장	157,777	17.9	616.3	유방	236,904	21.1	921.8
3	전립선	96,852	11.0	378.3	대장	107,514	9.6	418.4
4	갑상선	77,440	8.8	302.5	위	102,987	9.2	400.7
5	폐	56,954	6.5	222.5	자궁경부	57,104	5.1	222.2
6	간	53,903	6.1	210.5	폐	36,646	3.3	142.6
7	신장	31,302	3.6	122.3	자궁체부	28,249	2.5	109.9
8	방광	30,734	3.5	120.0	난소	22,641	2.0	88.1
9	비호지킨 림프종	19,993	2.3	78.1	간	17,871	1.6	69.5
10	입술, 구강 및 인두	18,422	2.1	72.0	비호지킨 림프종	15,231	1.4	35.5

2-4 생존율

2014 - 2018년에 발생한 암 환자의 5년 생존율은 70.3%로 암 환자 10명 중 7명이 5년 이상 생존하였으며, 성별로는 남자 63.8%, 여자는 77.1%이었다. 이러한 성별 생존율 격차는 성별 발생하는 암종의 분포 차이로 보이며, 남자에서 상대적으로 많은 간암, 폐암의 5년 생

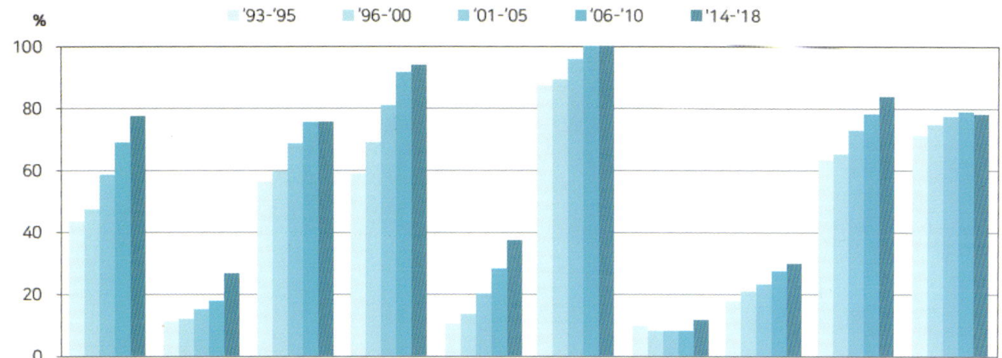

	위	폐	대장	전립선	간	갑상선	췌장	신장	담낭 및 기타담도	방광
'93-'95	43.9	11.6	56.6	59.2	10.8	87.8	10.0	18.0	63.4	71.6
'96-'00	47.6	12.4	59.8	69.3	13.8	89.7	8.3	21.1	65.3	75.1
'01-'05	58.7	15.3	68.8	81.0	20.4	96.0	8.4	23.4	73.1	77.8
'06-'10	69.1	18.0	75.8	92.0	28.2	100.2	8.3	27.8	78.5	79.2
'14-'18	77.8	27.0	75.6	94.4	37.8	100.4	11.9	29.8	84.3	78.6
증감*	33.9	15.4	19.0	35.2	27.0	12.6	1.9	11.8	20.9	7.0

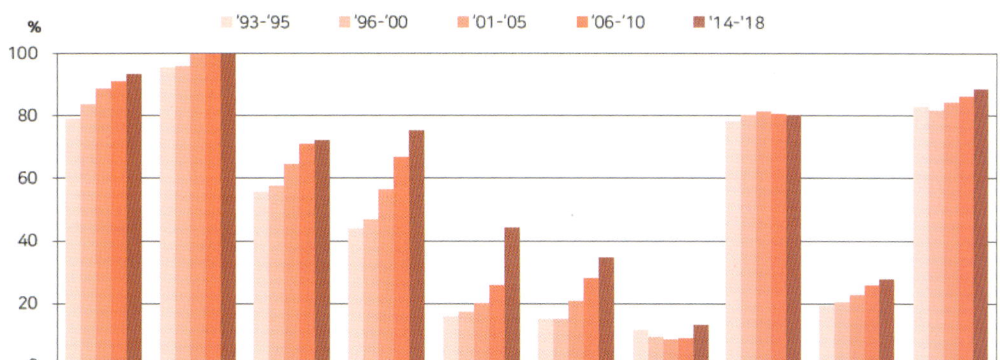

	유방	갑상선	대장	위	폐	간	자궁경부	췌장	담낭 및 기타담도	자궁체부
'93-'95	79.3	95.7	55.7	43.7	15.8	15.0	11.5	78.3	19.3	82.9
'96-'00	83.6	96.0	57.7	46.8	17.5	15.1	9.2	80.3	20.3	82.0
'01-'05	88.7	98.7	64.5	56.6	20.2	20.9	8.4	81.5	22.7	84.7
'06-'10	91.2	99.9	71.1	67.0	26.0	28.3	8.8	80.7	26.0	86.5
'14-'18	93.3	99.9	72.3	75.2	44.3	34.7	13.2	80.5	27.8	88.6
증감*	14.0	4.2	16.6	31.5	28.5	19.7	1.7	2.2	8.5	5.7

[그림 7] 주요 암의 5년 생존율 추이: 남자(위), 여자(아래)

*증감: `93-`95년 대비 `14-`18년 암 발생자의 생존율 차이

존율이 여자에서 주로 발생하는 유방암, 갑상선암의 5년 생존율에 비해 많이 낮기 때문이다. 췌장암을 제외한 대부분의 주요 암에서 지난 25년간 생존율이 크게 증가하였다.

한국 호발 암종인 위암, 간암, 자궁경부암의 5년 생존율은 미국과 캐나다에 비해서도 높은 것으로 분석되었으며, 대표적 서구형 암종인 대장암, 유방암은 미국, 캐나다와 비슷하거나 높은 생존율을 나타낸 것으로 분석되었다. 최근 OECD의 자료에 따르면, 한국의 대장암, 위암, 자궁경부암의 5년 생존율이 전세계에서 가장 높은 것으로 보고되고 있다.

02 암 질병부담

1 질병부담의 개념 및 측정방법

고령화, 저출산 등 인구구조의 변화와 경제수준의 발전, 새로운 치료법 및 신약의 등장 등과 같은 의학의 발전에 따라 질병의 구조와 양태가 감염성 질환과 영양, 모성 관련 질환에서 만성질환으로 변화하였다. 이러한 변화는 의료체계, 관련 예산 등 자원의 변화를 초래하기 때문에 한정된 자원의 효율적 분배를 위해서는 인구집단의 건강수준에 대한 파악이 필요하다.

인구집단의 건강수준을 파악하기 위해서는 전통적으로 사망률, 유병률, 발생률, 치명률 등의 역학지표를 사용한다. 질환에 따라서는 유병률이 높지만 사망률이 낮은 질환도 있고, 유병률은 낮지만 발생률이 급격히 증가하는 질환도 존재하기 때문에 정책적 측면과 자원의 배분 측면에서 우선순위를 설정하는 문제에 직면했을 때 고전적 역학지표뿐만 아니라 유병기간 등을 고려하여 다각적이고 통합적으로 질병의 부담을 판단해야 할 필요성이 대두되었다. 이러한 필요성에 의해 인구집단의 건강수준을 총체적으로 표현하기 위한 단일건강수준측정지표(Summary Measure of Public Health, SMPH)인 장애보정생존년수(Disability-Adjusted Life Years, 이하 DALY)가 개발되었다. DALY는 1990년 초 세계보건기구(World Health Organization, WHO)의 알렌 로페즈(Alan Lopez)와 크리스 머레이(Christopher J.L. Murray) 주도로 개발되었으며, 전세계 각 국가별 DALY 산출을 위한 국제질병부담연구(Global Burden of Disease, 이하 GBD)가 시작되었다. 이후 DALY는 보건의료 자원과 예산의 합리적 배분 기준으로 자리잡기 시작하였으며, 2007년에는 크리스 머레이에 의해 미국 워싱턴대학교 내 건강계측 및 평가 연구소(Institute of Health Metrics and Evaluation, 이하 IHME)가 설립되었고, 현재까지도 IHME에 의해 GBD 연구가 수행되고 있다.

DALY는 질환의 발생, 유병, 장애, 사망으로 인해 초래되는 건강손실에 대해 분절적으로 표현되지 않고 종합적이고 정량적으로 산출된다. 이를 통해 인구집단의 건강수

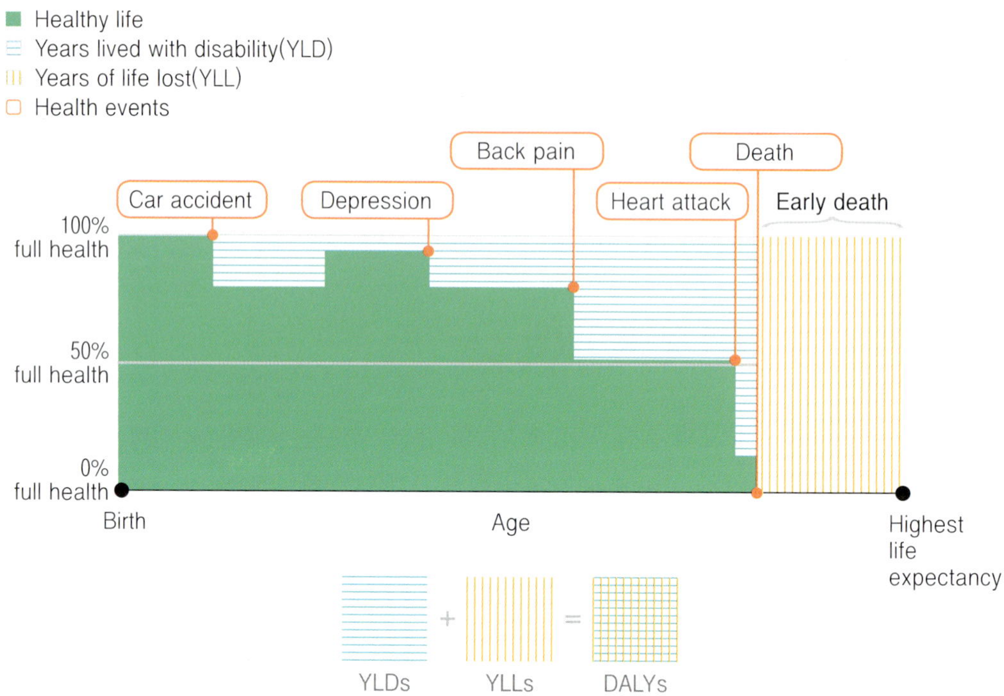

[그림 1] 장애보정생존년수의 개념 (출처: IHME, 2019)

준을 평가할 수 있으며, 질병부담의 크기를 계량할 수 있다. DALY는 기대여명보다 조기에 사망함으로 인해 손실되는 생존년수(Years of Life Lost due to Premature Death, 이하 YLL)와 질병의 이환이나 상해로 인해 손실되는 건강년수(Years Lived with Disability, 이하 YLD)의 합으로 측정되며 인년(person-year) 단위로 산출된다[그림 1]. 특정 질환의 DALY가 100인년으로 산출되었다면 그 질환으로 인한 조기사망이나 상병 및 장애로 인해 손실되는 건강한 삶이 100년이라는 의미를 가지며, DALY가 크면 클수록 이상적인 건강수준과는 격차가 크다는 것을 의미한다.

특정 질환의 YLL은 기대수명에서 해당 질환으로 인한 조기사망 연령과의 차이로 계산한다. YLD는 질병 발생 관점에서 산출하는 방법(incidence-based approach)과 유병 관점에서 산출하는 방법(prevalence-based approach)이 있다. 발생률 기반 YLD는 질병부담을 산출하고자 하는 연도의 질병 발생자를 기준으로 질환 발생 이후의 미래 건강손실을 전향적으로 산출하는 방법이다. 반면 유병률 기반 YLD는 질병부담을 산출하고자 하는 연도에 유병하고 있는 사람들의 당해년도의 건강손실을 측정하는 방법이다. DALY가

개발될 당시에는 발생률 기반 YLD를 사용하였으나, 투입되는 역학지표의 구득 어려움 등으로 인하여 GBD 2010 연구에서 유병률에 기반한 YLD 산출법이 새롭게 개발되었다. 유병률 기반 YLD의 경우 질환의 중증도와 후유증(sequela)을 고려할 수 있는 장점이 있지만, 사망발생 이후의 건강년수 상실을 산출하는 YLL과는 개념적 정의가 일치하지 않는다는 단점이 있다. 반면 발생률 기반 YLD의 경우 질환별 세밀한 후유증을 고려하기 어렵고 발생률이나 유병기간 등의 역학지표 구득이 힘들지만, YLL과의 측정관점이 일치하기 때문에 DALY의 해석과 활용 측면에서 유용하다.

YLL과 YLD는 아래의 산출식으로 구하며 이들의 합으로 DALY를 계산한다. YLD 산출을 위해서는 장애가중치(Disability Weight, DW)를 사용하는데, 장애가중치는 특정 건강상태 및 질환의 수준을 계량화한 값으로 정의한다. 완전한 건강상태일 경우 장애가중치는 0이 되며, 죽음과 같은 상태의 장애가중치는 1이 된다. 따라서 YLD 산출 시 모든 질병은 0과 1 사이의 장애가중치를 가진다. 장애가중치는 동일한 유병기간일지라도 질환의 경중에 따라 손실되는 건강년수에 차등을 두는 개념이며, 질병의 이환과 사망 사이를 잇는 가교 역할을 한다.

$$YLL = \frac{KCe^{ra}}{(r+\beta)^2}[e^{-(r+\beta)(L+a)}[-(r+\beta)(L+a)-1]-e^{-(r+\beta)a}[-(r+\beta)a-1]]+\frac{1-K}{r}(1-e^{-rL})$$

여기서 r: 할인율 (일반적으로 3%를 사용)

β: 연령 가중치 파라미터 (일반적으로 0.04를 사용)

K: 연령에 따른 가중치를 사용하는 경우 1, 사용하지 않는 경우 2

C: 연령 가중치 조정을 위한 상수

a: 사망시 연령

L: 사망시 표준 기대여명

$$incidence\text{-}based\ \ YLD = D\{\frac{KCe^{ra}}{(r+\beta)^2}[e^{-(r+\beta)(L+a)}[-(r+\beta)(L+a)-1]-e^{-(r+\beta)a}[-(r+\beta)a-1]] + \frac{1-K}{r}(1-e^{-rL})\}$$

$$prevalence\text{-}based\ \ YLD = \sum_{sequela=i}^{j} Prevalence_i \times D_i$$

여기서 r: 할인율

β: 연령 가중치 파라미터

K: 연령에 따른 가중치를 사용하는 경우 1, 사용하지 않는 경우 2

C: 상수

a: 장애가 시작된 연령

L: 이환기간

D: 장애별 가중치

i, j: 질환의 후유증(sequela)

GBD 연구에서는 전세계 개별 질병들의 DALY를 산출하기 위하여 각 질환 및 국가에서 출판된 논문과 통계 등을 통해 각종 역학지표를 수집한다. 이러한 과정에서 구득하지 못한 역학지표에 대해서는 베이지안 메타 회귀분석(Bayesian meta regression)을 수행할 수 있는 DisMod-MR을 통해 그 값을 추정한다. GBD 2010 연구에서는 전세계 187개 국가의 291개 질환과 손상에 대한 질병부담을 산출하였다. 이후 국가 및 질환을 점차 확대하여 GBD 2017 연구에서는 195개 국가의 359개 질환과 손상에 대한 질병부담을 산출하고 있다. GBD 연구에서 산출하고 있는 질병은 위계적 체계를 지닌다. 1수준은 감염성 질환, 모성·주산기·영양 질환(communicable maternal neonatal and nutritional diseases), 비감염성 질환(non-communicable diseases), 손상(injuries) 3가지로 구분되며, 이들의 하위 질환군으로 2수준 질환군이 구성된다. 그리고 또다시 이들의 하위 질환군으로 3, 4수준 질환이 구성된다. 예를 들어, 비감염성 질환(1수준) 하위 질환군으로 신생물(neoplasms)과 심혈관계 질환(cardiovascular diseases), 만성호흡기계 질환(chronic respiratory diseases), 소화기계 질환(digestive diseases), 신경계 질환(neurological disorders), 정신 장애(mental disorders), 물질 사용 장애(substance use disorders), 당뇨 및 신장계 질환(diabetes and kidney diseases), 피부 및 피하조직 질환(skin and subcutaneous diseases), 감각기계 질환(sense organ diseases), 근골격계 질환(musculoskeletal disorders), 기타 비감염성 질환(other non-communicable diseases)(2수준)을 가지고 있고, 2수준인 신생물 하위 질환으로 간암(liver cancer), 췌장암(pancreatic cancer), 유방암(breast cancer) 등 30개의 암종을 가지고 있다(3수준).

한국을 포함한 호주, 뉴질랜드 등에서는 자체적인 자료원을 기반으로 독립적으로 질병부담을 산출하고 국가 정책에 반영하고자 노력하고 있다. 한국에서도 2000년 초반부터 자체적인 연구를 발전시키고 있다.

2 한국 암 질병부담

2-1 2018년 한국 암 질병부담

2018년 한국의 암 질병부담은 10만명당 2,457인년으로 전체 DALY의 9.4%를 차지하였다. 이는 21개 질환군(2수준)으로 구분해보았을 때 다섯 번째로 높은 질병부담을 가지는 것이다. 그러나 조기사망으로 인해 손실되는 건강년수인 YLL 측면에서는 가장 높은 질병부담을 가지며, 그 크기가 전체 YLL에서 30.7%를 차지한다. 반면 YLD 측면에서는 21개 질환 중 여덟 번째로 높은 순위를 차지하며 전체 YLD 중 5.3%를 차지한다.

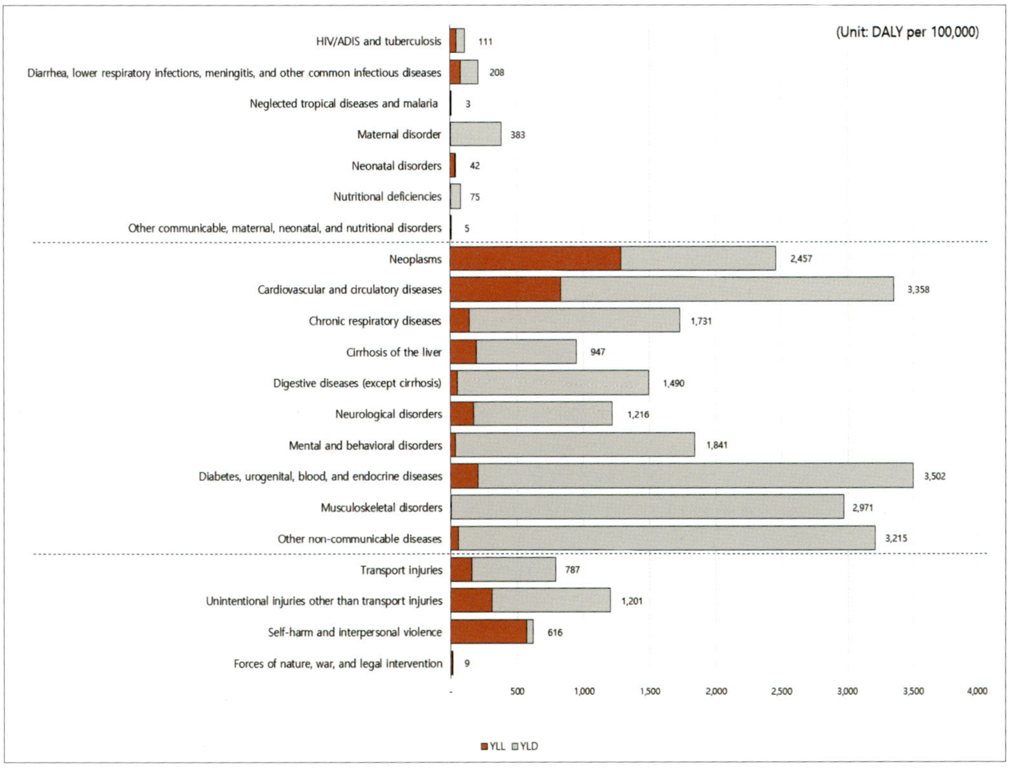

[그림 2] 2018년 한국 암(level 2) 질병부담

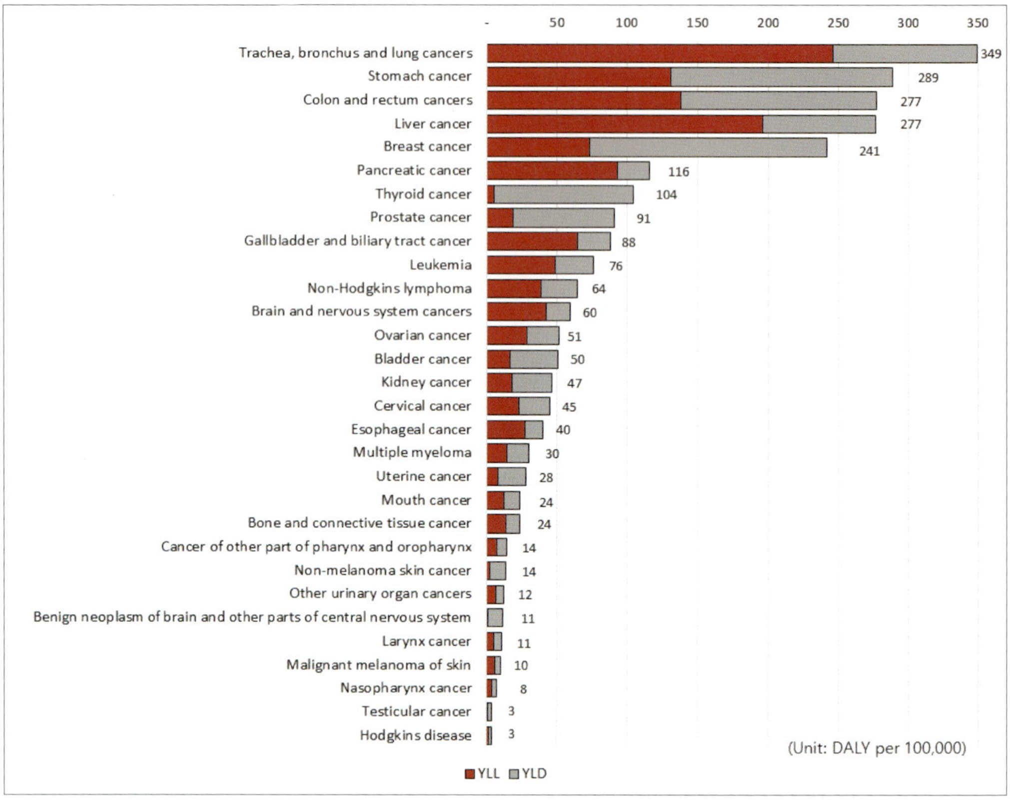

[그림 3] 2018년 한국 암종별(level 3) 질병부담

암종별로 살펴보면, 기관·기관지 및 폐암(trachea, bronchus and lung cancers)의 질병부담이 가장 높았으며, 전체 질환 중에서는 23위를 차지하였다. 위암(stomach cancer, 26위), 대장 및 직장암(colon and rectum cancers, 27위), 간암(liver cancer, 28위) 순으로 높은 질병부담을 차지하였다. YLL 측면에서 암종별 질병부담의 순위를 살펴보면, 기관·기관지 및 폐암의 질병부담이 가장 높았으며(3위), 자살과 허혈성 심장질환(ischemic heart disease) 다음으로 큰 질병부담을 가졌다. 간암(5위), 위암(8위), 대장 및 직장암(9위) 순으로 높은 질병부담을 가졌다. YLD 측면에서 암종별 질병부담의 순위를 살펴보면, 갑상선암(thyroid cancer, 34위)의 질병부담이 가장 높았으며, 위암(37위), 대장 및 직장암(38위) 순으로 질병부담이 높았다.

남성에서는 기관·기관지 및 폐암의 질병부담이 가장 높았고, 간암, 위암 순이었다. 반면 여성의 경우 유방암의 질병부담이 가장 높았고, 대장 및 직장암, 기관·기관지 및 폐암

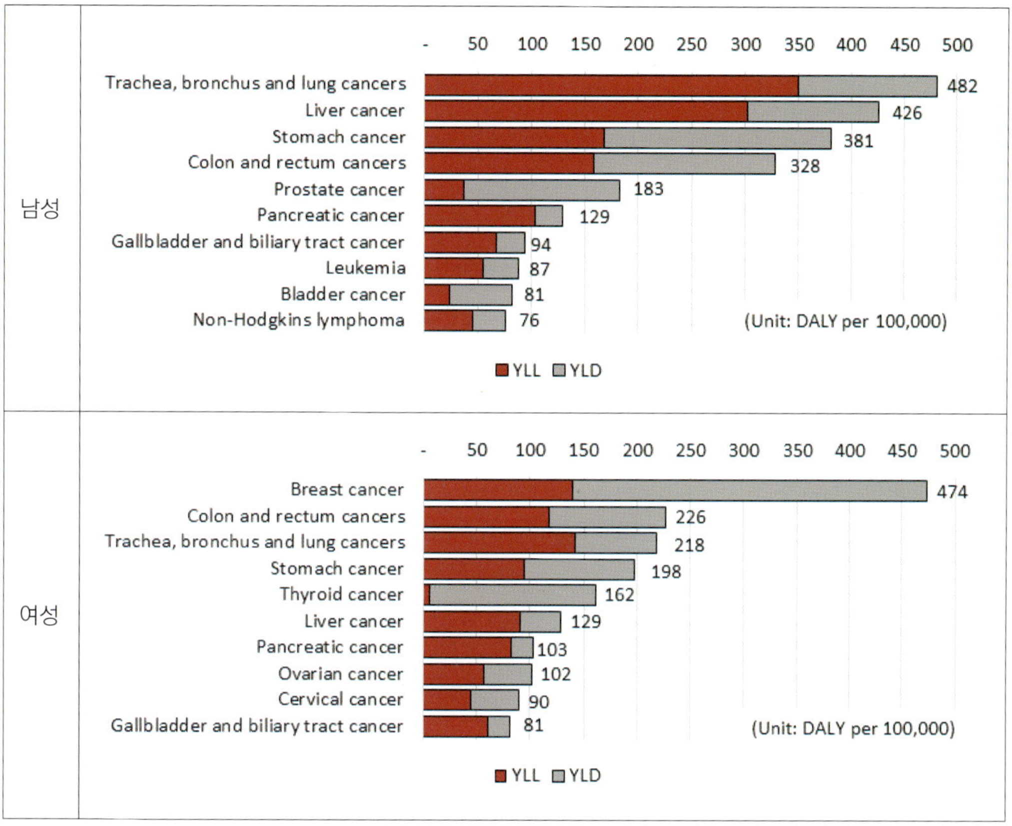

[그림 4] 2018년 한국 남성과 여성의 암종별 질병부담 (상위 10개)

순이었다.

연령대별로 살펴보면 0–9세, 10–19세에서는 백혈병(leukemia)의 질병부담이 가장 높았으며, 20대는 갑상선암, 30–40대는 유방암, 50대는 간암, 60세 이상에서는 기관·기관지 및 폐암의 질병부담이 가장 높았다.

2-2 한국 암 질병부담의 변화

2008년 대비 한국의 암 질병부담은 2013년까지 증가(2008년 대비 14.7% 증가)하다가 2017년까지 소폭 감소 또는 정체하였으며(2008년 대비 15.6%), 2018년 다소 증가하는 추세를 보였다(2008년 대비 17.7% 증가). 2008년 기준 한국에서 가장 높은 질병부담을 가지는 암은 위암이었으며 간암, 기관·기관지 및 폐암 순으로 질병부담이 높았다. 30개의

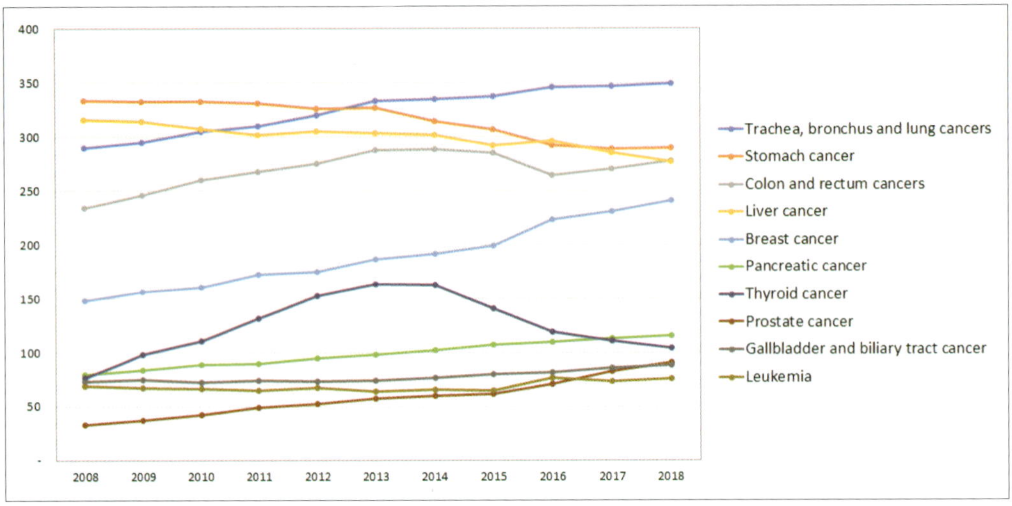

[그림 5] 2008-2018년 한국 암종별 질병부담 (2018년 기준 상위 10개)

암종 중 25개는 2008년 대비 2018년 질병부담이 증가하였으며, 5개는 감소하였다. 전립선암이 2008년 대비 2018년 질병부담이 2.8배 증가하여 가장 큰 증가를 보였고, 위암, 간암, 자궁경부암, 후두암, 비인두암은 감소하였다. 특히 갑상선암의 경우 2008년부터 2013년까지 급격히 증가(2008년 대비 2.1배 증가)하다가 이후 감소하는 추세를 보이고 있다. 그 외에도 유방암(1.6배 증가), 췌장암(1.5배 증가), 갑상선암(1.4배 증가), 담낭 및 담도암(gallbladder and biliary tract cancer, 1.2배 증가), 기관·기관지 및 폐암(1.2배 증가), 대장 및 직장암(1.2배 증가)이 증가 추세를 보였다.

2018년 YLL 측면에서 질병부담이 높았던 10개 암종별 질병부담의 추이를 살펴보면, 췌장암이 1.4배 증가하였고, 유방암, 비호지킨림프종(Non-Hodgkins lymphoma), 담낭 및 담도암이 1.2배 증가하였다. 반면 백혈병과 간암, 위암은 감소하는 추세를 보였다. 특히 위암의 경우 2008년 대비 2018년의 YLL이 34% 감소하였다. 2015년 YLD 측면에서 질병부담이 높았던 10개 암종별 질병부담의 추이를 살펴보면, 전립선암이 3.5배 증가하였고, 백혈병 2.1배, 기관·기관지 및 폐암과 유방암이 1.9배 증가하였다.

3장

암의 주요 원인

01 흡연

흡연은 예방 가능한 위험요인 중 암에 대한 영향이 가장 큰 인자로, 암 사망의 약 30%가 흡연으로 인해 발생한다. 담배에는 약 4,000개의 화학물질이 포함되어 있으며, 이 중 50여 가지가 발암물질로 알려져 있다. 이들은 종양 개시자(tumor initiator) · 공동 발암물질(co-carcinogen) · 종양 촉진자(tumor promoter)로 작용하여 암 형성을 돕거나, 그 자체만으로 암을 발생시킨다.

세계보건기구(WHO)에 따르면 매년 600만명이 흡연으로 인해 사망한다. 2020년에는 그 수가 750만명이었으며, 이는 전체 사망의 10%에 해당하는 수치다. 폐암의 71%, 만성호흡기 질환의 42%, 심혈관계 질환의 10%가 흡연과 관련이 있다.

세계보건기구는 흡연과 간접흡연으로 인한 질병을 예방하기 위하여 담배규제 기본협약(Framework Convention on Tobacco Control, FCTC)을 체결하고 비준국을 대상으로 담배제품에 대한 조세정책 등을 통해 담배 수요와 공급을 줄이기 위해 노력하고 있다.

1 발암기전

흡연의 발암기전은 니코틴 중독에서부터 시작한다. 니코틴은 그 자체로는 암을 발생시키지 않지만, 중독성을 가지고 있어 흡연자의 금연을 방해하고 발암물질인 담배연기에 더 많이 노출시킨다. 담배연기에 포함된 대표적인 발암물질로는 다환방향족 탄화수소(Polycyclic Aromatic Hydrocarbon, PAH), 니트로사민(nitrosaminee), 방향족아민(aromatic amine), 포름알데하이드(formaldehyde), 아세트알데하이드(acetaldehyde) 등이 있다.

발암물질을 포함하여 담배연기에 포함되어 있는 화학물질들은 대부분 인체에 낯선 물질로, 이들을 해독하도록 디자인된 대사 효소들에 의해 분해된다. 사이토크롬 P450(Cytochrome P450), 글루타티온 S-전달효소(glutachione S-transferase), UDP-글루

쿠론산 전이효소(UDP-glucuronosyl transferase) 등이 대표적인 효소들이다. 이 효소들은 외부물질을 체외로 배출하기 쉽도록 수용성으로 바꾸는 과정을 촉진한다. 하지만 그 과정에서 카르보카티온(carbocation) 같은 반응성 대사물질(reactive metabolite)이 발생할 수 있다. 반응성 대사물질은 DNA의 친핵성 위치(nucleophilic site)에 결합할 수 있으며, 반응성 대사물질과 결합한 DNA를 DNA 부가물(DNA adduct)이라고 부른다.

DNA 부가물은 DNA 복제 과정에서 DNA 중합효소에 잘못된 뉴클레오티드(nucleotide) 배치를 유도해 miscoding을 일으킬 수 있다. 이 변이는 DNA 염기서열에 항구적으로 적용된다. 특히 이 변이가 KRAS와 같은 종양유전자(oncogene)나 TP53과 같은 종양억제유전자(tumor suppressor gene)에서 발생할 경우, 정상적인 성장 조절 메커니즘에 변화를 일으켜 암을 유발할 수 있다. 최근 연구에서는 DNA 부가물이 비흡연자보다 흡연자의 폐에 더 많으며, 그중에는 KRAS와 TP53과 같은 성장 조절 유전자가 포함되어 있음이 밝혀졌다.

담배연기는 수용체에 직접 결합하는 방식으로도 암을 유발할 수 있다. 담배연기에 포함된 화학물질과 그 대사물질은 수용체에 결합하여 단백질키나아제(protein kinase)와 같은 다양한 반응경로를 활성화할 수 있다. 활성화된 반응경로는 발암 과정에 기여한다. 또한 담배연기는 유전자 촉진자(gene promoter)를 메틸화하여 종양억제유전자(tumor suppressor gene)의 활성화를 억제하고 암생성을 돕는다.

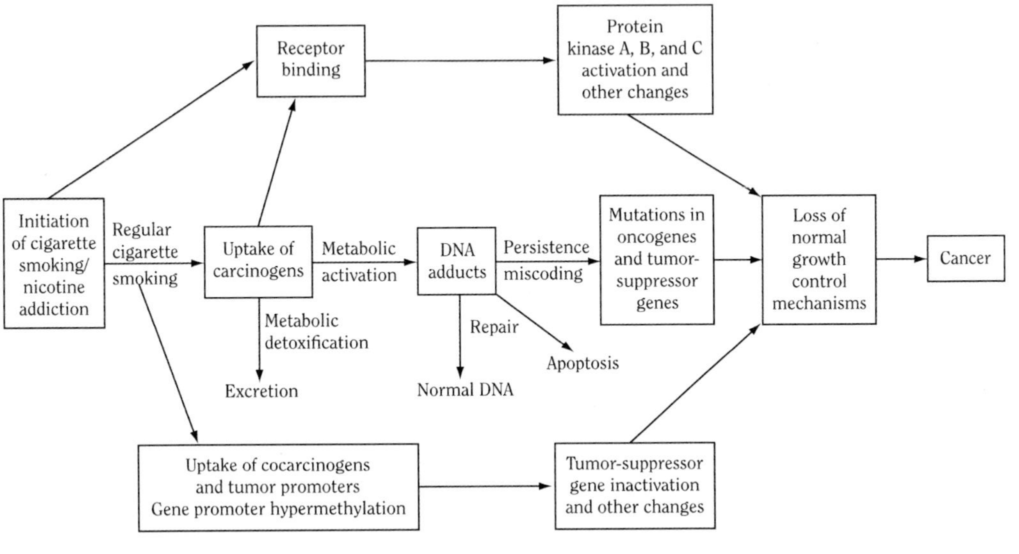

[그림 1] 흡연의 발암 유발 과정 (Surgeon General, 2010)

2 해당 위험요인과 관련된 암종들

흡연이 암을 비롯한 다양한 질병의 발생원인이라는 사실은 1930년대부터 시작된 다양한 역학적 연구를 통해 밝혀졌다. 외과의사 옥스너(Ochsner)와 데바키(Debakey)는 1939년 폐절제술을 실시한 7명의 폐암 환자들에 관한 논문에서 흡연이 폐암의 원인일 수 있다고 덧붙였다. 펄(Pearl)은 1938년에 볼티모어(Baltimore)에서 살았던 가족들을 추적관찰한 결과를 바탕으로 흡연자들이 흡연을 하지 않는 사람만큼 오래 살지 못한다는 사실을 보고했다.

1940년대 후반과 1950년대에 폐암과 관상동맥질환에 대해 역학적 접근방식을 사용한 더 체계적인 연구들이 시작되었다. 폐암, 뇌졸중, 만성폐쇄성폐질환의 증가와 같은 질병 패턴 변화를 설명하기 위해 수행된 역학적 연구들에서 흡연이 질병과 관련되어 있다는 중요한 관찰이 이루어졌다.

그 이후 흡연과 질병에 관한 기념비적인 연구들이 진행되었다. 1940년대 초반에는 폐암에 관한 환자-대조군 연구가 게재되었으며 프레이밍햄 심장 연구(Framingham Heart Study), 영국 의사 연구(British Doctor's Study), 그리고 각각 100만명의 미국인이 포함된 두 건의 미국암협회(American Cancer Society, ACS) 코호트 연구(Cancer Prevention Study, CPS)가 시작되었다. 이 초기 연구들은 흡연이 질병을 발생시키는 메커니즘을 설명하기 위한 실험연구를 촉발시켰다. 담배에 관한 다학제적인 접근이 흡연과 다양한 질병들 간의 연결고리를 제공하였고, 관찰연구가 흡연이 질병을 유발하는 메커니즘에 대한 이해를 도왔다. 흡연의 위해성에 관한 연구는 폭발적으로 증가하였다.

[표 1] 프레이밍햄 심장 연구에서 밝혀진 흡연과 사망과의 관계 (Joseph, 1962)

흡연 분류	관찰된 사망		관찰된 사망과 기대된 사망의 비		
	Albany	Framingham	Albany	Framingham	Combined
비흡연자	10	29	44	59	54
흡연 미경험자 (Never smoked)	5	13	54	79	70
과거 흡연자 (Former smoker)	2	4	36	30	32

시가 혹은 파이프 담배 (Cigar or pipe only)	3	12	39	62	56
흡연자	41	91	141	123	129
< 20/day	8	23	101	106	105
20/day	14	33	133	111	117
> 20/day	19	35	179	156	164

정부위원회는 1950년대 후반과 1960년대 초반까지 증가한 증거들에 대한 공식적 조사와 평가를 통해 명확한 결론을 이끌어냈다. 1962년 영국의 왕립의사협회(the Royal College of Physician)는 보고서에서 흡연이 폐암과 기관지염의 원인이고 관상동맥질환의 기여요인이라고 결론을 내렸다. 1962년에 미국의 자문위원회(Advisory Committee)는 흡연이 폐암과 만성 기관지염의 원인이라는 기념비적인 보고서를 Surgeon General에 제출하였다. 이후 폐암뿐 아니라 인두암, 식도암, 위암, 간암, 췌장암, 신장암, 방광암, 대장암 등이 흡연에 의해 발생한다는 사실도 밝혀졌다.

간접흡연이 건강에 미치는 위험도 지적되었다. 1960년대에 첫 역학조사가 시작되기 전에 간접흡연과 건강에 관한 산발적인 증례보고가 있었다. 이후 Surgeon General은 1972년에 출간한 보고서에서 처음으로 간접흡연을 "공공장소에서 담배연기로 인한 대기오염에 노출되는 것"으로 정의하고 간접흡연에 대한 관심을 촉구하였다. 간접흡연과 흡연을 하지 않는 사람에서의 폐암에 관한 주요 연구는 1981년에 처음 게재되었으며, 해당 증거들은 1986년에 간접흡연이 비흡연자에게서 폐암을 발생시킨다는 결론을 지지하는 데 도움을 주었다.

1-1 폐암

폐암은 흡연과 인과관계가 밝혀진 첫 번째 질병이다. 비록 흡연 이외에도 폐암을 일으키는 원인들이 있지만, 흡연은 폐암 발생에 지배적인 영향을 미치며 흡연이 폐암의 원인으로 처음 확인된 지 50년이 지난 지금도 폐암과 폐암으로 인한 사망의 주요 원인으로 남아 있다. 미국 질병관리본부(CDC)에 따르면 매년 15만 6,900명의 사람이 흡연과 관련된 폐암으로 사망하며 전세계적으로 매년 540만명의 사람들이 사망한다. 폐암

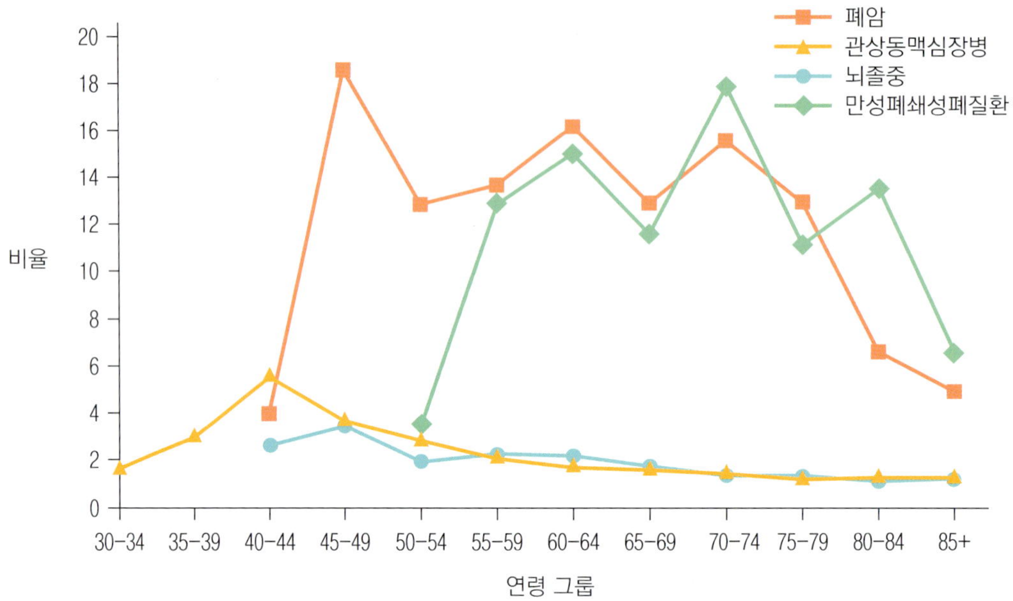

[그림 2] CPS에서 나타난 백인 남성 흡연자의 연령별 질병 비교 위험도

은 크게 편평상피세포암(squamous cell carcinoma), 소세포암(small cell carcinoma), 선암(adenocarcinoma)으로 구분된다. 흡연과 가장 연관이 깊은 것은 편평상피세포암이지만, 비흡연자에게서 가장 많이 발생하는 것은 선암이다.

1920년대 초 폐암 발생이 증가하기 시작하면서 그 원인에 대한 연구가 시작되었다. 이러한 초기 연구들은 대부분 환자-대조군 연구로, 1940년대에 시작되어 1950년대에 계속되었으며 폐암과 흡연 사이의 연관성이 반복적으로 관찰되었다. 환자-대조군 연구의 후속 연구로 여러 코호트 연구가 시작되었으며, 코호트 연구에서도 환자-대조군 연구와 같은 결과가 나타났다. 1954년 미국암협회(ACS)는 처음으로 CPS 코호트 결과를 발표하였다. 18만명이 포함된 해당 연구에서는 중증 흡연자(heavy smoker)의 경우 비흡연자에 비해 폐암으로 인한 사망이 5-16배 높은 것으로 나타났다. 비슷한 시기에 돌과 힐(Doll & Hill, 1954), 돈(Dorn, 1958)이 비슷한 결과를 발표하였다. 이 연구들은 1964년 Surgeon General의 흡연과 암에 대한 보고서에서 흡연이 폐암을 일으킨다는 결론을 내리게 도왔다.

비테 페쉬(Beate Pesch)는 2012년 환자-대조군 연구에서 폐암의 종류에 따른 비교위험도(Relative Risk, RR)를 계산하였으며, 편평상피세포암 103.5(95% CI 74.8-143.2), 소세포암 111.3(95% CI 69.8 - 177.5), 선암종 21.9(95% CI 16.6 - 29.0)로 나타났다.

흡연자들의 폐암 위험은 흡연 기간과 하루에 흡연하는 담배 개비 수에 따라 증가한다. 돌과 페토(Doll & Peto)는 영국 의사들에 대한 코호트 데이터를 바탕으로 폐암 위험에 대한 정량적인 모델을 제안하였다. 이 모델은 하루 흡연량보다 흡연 기간이 더 강한 효과를 발휘할 것이라고 예상하였다. 즉 하루에 피는 담배 개비 수가 3배로 늘면 폐암 발생 확률이 3배로 증가하는 반면, 흡연 기간이 3배로 늘면 위험이 100배 증가할 것으로 추정하였다. 이러한 흡연과 폐암 사이의 양-반응 관계는 청소년 흡연자에게 더 중요한데, 흡연 기간이 폐암 위험에 미치는 기하급수적인 영향은 어린 시절에 일반 흡연자가 되는 사람들의 폐암 발생 위험을 현저하게 증가시키기 때문이다. 위험을 증가시키지 않는 흡연 수준은 확인되지 않았으며, 담배 연기에 무의식적으로 노출된 간접흡연자의 경우에도 폐암 위험이 증가한다.

금연은 모든 연령대에서 효과가 있으며, 금연할 경우 흡연자에 비해 폐암에 걸릴 확률이 감소한다. 금연 기간이 늘수록 폐암의 위험이 줄어들지만, 담배를 피우지 않은 사람들의 위험수준까지 감소하지는 않는다. 금연으로 인한 이득은 이전에 흡연했던 기간과 반비례한다.

1-2 간암

세계의 많은 지역에서 간암은 암 사망률의 주요 원인으로 남아 있다. 간암은 대부분 간세포암이며 진행 단계(advanced stage)에 나타난다. 2020년 기준, 전세계적으로 간암은 여섯 번째로 많이 발생하지만 암과 관련된 사망의 세 번째로 흔한 원인이다. B형간염 바이러스나 C형간염 바이러스(HBV, HCV), 아플라톡신(aflatoxin) 노출, 알코올 관련 간경변 등이 간세포암에 대한 강력한 위험요인으로 확인되었는데, 이들은 흡연과 간세포암 사이의 연관성을 왜곡할 수 있어 연구 시 통제가 필요하다.

상당한 증거가 흡연과 간암 사이에 인과성이 있음을 입증한다. 간이 몇 가지 발암물질들의 1차적인 대사 장소임이 알려져 있으며, 이러한 간의 역할은 흡연과 간세포암 사이의 인과관계에 강한 생물학적 신뢰성을 제공한다. 2004년에 국제암연구소(International Agency for Research on Cancer, IARC)는 흡연을 간세포암의 원인으로 분류하였으며, 해당 보고서를 기반으로 한 메타분석에서 흡연자의 간암 발생 위험이 비흡연자에 비해 약

50% 증가한 것으로 추정되었다.

Surgeon General은 2014년 보고서에서 흡연과 간암의 위험에 대한 113개의 연구에 대하여 메타분석을 수행하였다. 현재 흡연자와 비흡연자의 간세포암 발생 위험에서는 비흡연자의 비해 현재 흡연자의 간세포암 위험이 약 70% 증가되어 있었다. 잠재적 교란요인을 통제한 11개 연구의 메타분석에서는 흡연으로 인한 간세포암 위험 증가 60%로, 이전 연구보다 약간 완화되었다. 과거 흡연자의 간세포암 발생 위험은 비흡연자에 비해 증가되어 있었지만, 현재 흡연자의 간세포암 발생 위험보다는 작았다. 과거 흡연자와 현재 흡연자를 합한 흡연 경험자의 경우 간세포암 발생 위험이 40% 증가되어 있었으며, 잠재적 교란요인을 통제하였을 때는 오히려 간세포암 위험이 더 증가되었다. 양-반응 관계를 평가한 연구는 결과가 일관되지 않았다.

흡연으로 인한 간암의 위험 증가는 지역이나 연구 설계에 관계없이 대체로 일치했다. 지역적으로는 아시아에서 유래된 연구가 가장 많았으며, 아시아 연구들의 메타분석 결과, 흡연으로 인한 간암의 위험이 50% 증가했음을 보여주었다. 아프리카와 미국의 연구들의 메타분석에서는 흡연으로 인한 간암 위험이 70-80%로, 아시아 결과보다 더 높게 추정되었다. 유럽 연구들의 메타분석에서는 연구들 간 이질성이 크게 관찰되었을 뿐 아니라 흡연에 의한 간암 위험이 1보다 약간 높게 추정되어 다른 지역에 비해 흡연에 의한 간암 위험이 매우 작게 관찰되었다. 흡연에 의한 간암 위험이 유의하게 관찰되지 않았고, 따라서 유럽 연구들의 메타분석 결과, 흡연에 의한 간암 위험은 1보다 약간 높게 관찰되었다.

간세포암에 있어서는 B형간염 바이러스와 C형간염 바이러스가 일차적 발암요인으로 작용한다. 따라서 흡연에 대한 간암 간 연관성에 대한 연구를 시행할 때는 일차적 발암요인을 우선 통제하여야 한다. 또한 흡연이 간암의 발암요인으로 작용할 때 간염 바이러스와의 상호작용에 의해 위험성이 더 증가되는지, 아니면 간염 바이러스에 대한 영향 없이 독립적으로 간에 대해 발암을 유발하는지에 대한 연구가 더 필요하다. 인구집단별로 연구결과를 보면, 독립적 영향인지 혹은 상호작용에 의한 영향인지가 명확하지 않다. 예를 들어, 유럽과 중국의 연구에서는 B형간염 바이러스에 감염된 집단에 비해 비감염 집단에서 흡연에 의한 간세포암 위험이 더 높게 관찰되었다. 그러나 이와는 반대로, 아시아, 유럽, 미국의 연구에서는 B형간염 바이러스 및 C형간염 바이러스에 감염된 집단에서 흡연에 의한 간암 위험이 더 높음을 확인하였다. 따라서 더 많은 연구에서 이를 입증하여야 할 것이다.

1-3 대장암

대장암과 직장암은 미국에서 세 번째로 흔한 암이며, 암 사망의 원인으로도 3위를 차지하고 있다. 미국암협회(ACS)는 2013년에 10만 2,480명의 대장암 신규 환자, 4만 340명의 직장암 신규 환자, 5만 1,710명의 직장·대장암 사망자가 발생했다고 추정했다. 대장암 발병률과 사망률은 국가별로 큰 차이가 있으며, 호주/뉴질랜드, 일본, 북미 및 서유럽에서 많이 발생한다. 이는 대장암의 발생이 식습관이나 운동, 비만 같은 생활습관(life-style)에 큰 영향을 받기 때문이다.

장기간 흡연이 대장암의 위험을 증가시킨다는 가설을 처음 제시한 것은 지오반누치(Giovannucci)로, 1994년 코호트 연구에서 장기 흡연자의 선종성 폴립(ademoatous polyp)과 대장암 발생률이 높은 것을 밝혀내 자신의 가설을 뒷받침하였다. 후속연구로 테리(Terry, 2002)는 흡연이 대장암보다 직장암과 더 강한 연관성을 가지고 있음을 밝혔다. 2004년 국제암연구소(IARC)는 대장암과 관련된 연구들을 검토하여 "전향적 코호트 연구와 환자-대조군 연구들에서 흡연자의 대장암 발생 위험이 증가하는 경향을 보이지만, 다양한 잠재적 교란요인이 증가된 위험을 일부 설명할 수 있다"고 결론 내렸다. 같은 해 Surgeon General도 흡연과 선종성 폴립과 대장암의 인과관계를 설명하기에는 증거가 충분하지 않다고 보았다. 보테리(Botteri, 2008)와 리앙(Liang, 2009), 티소이(Tsoi, 2009)는 흡연과 대장암 발생에 대한 메타분석을 시행하였으며, 흡연자에게서 대장암보다 직장암 사망 위험이 더 높게 나타났다. Surgeon General은 2014년에 발표한 보고서에서 대장암에 대한 메타분석을 수행하였으며, 2008년에 보테리가 수행한 메타분석이 옳았음을 보였다. 공변량에 대한 조절은 메타분석에 포함된 연구 전반에 걸쳐 어느 정도 차이가 있었지만, 오랜 흡연은 대장암의 위험 증가와 일관되게 관련이 있었다.

이러한 역학연구 결과는 대장암의 생물학적 병인론의 맥락에서 해석되어야 한다. 연구자들은 이제 정상 세포가 폴립을 거쳐 암으로 발전하는 과정에서 발생하는 유전자 변화의 순서에 대해 매우 잘 이해하고 있다. 현재 밝혀진 역학적 증거들은 흡연이 암 발생의 전 단계인 폴립을 증가시키는 데 강력한 영향을 미치는 것을 보여주며, 암의 성장에도 그러한 영향을 미칠 수 있을 것으로 보인다. 게다가 최근 시행된 대장암에 대한 전향적 연구들은 오랜 흡연이 남성과 여성 모두에게서 대장암의 발생률과 사망률 증가와 관련이 있음을 시사한다. 몇몇 연구들에서 대장암의 발생률과 사망률의 위험은 담배를 오래 피거나 담배 시작연령이 어릴수록 증가하였고, 금연 성공 나이가 어리고 금연을 오래 유지할 수록 감소하였다.

흡연의 대장암에 대한 인과적 역할을 평가할 때 영양, 신체활동, 대장암 선별검사 참여 등과 같은 교란요인에 대한 통제가 필요하다. 기존 연구들마다 선정한 교란요인은 다르지만 여러 연구들에서 다양한 교란요인을 통제하였음에도 대장암 발생 위험이 일관되게 증가하였는데, 이는 흡연이 대장암 발생과 관련이 있음을 뜻한다. 또한 대부분의 전향적 코호트 연구들은 신체활동, 알코올 사용 및 기타 잠재적 위험요인을 통제하였다.

종합적으로 봤을 때, 역학적 증거들은 장기간의 흡연이 대장암의 발생률과 사망률을 증가시키며 흡연이 대장암과 직장암 모두에서 초기 암 형성에 관여한다는 지오반누치와 마르티네스(Giovannucci & Martinez)의 가설을 지지한다. 대규모 전향적 코호트 연구는 20년 이상의 흡연이 대장암과 직장암의 위험을 증가시킴을 보여주며, 흡연과 선종과의 연관성에서 볼 수 있듯 흡연이 발암 초기 단계에 작용함을 유추할 수 있다. 또한 현재 흡연자들의 직장암 사망률의 지속적인 증가는 흡연이 발암 후기에도 작용할 수 있다는 것을 암시한다.

3 한국의 해당 위험요인 노출률 및 추이

국민건강영양조사 결과에 따르면 2017년 한국의 만 19세 이상 성인 흡연율은 22.3%(남성 38.1%, 여성 6.0%)로, 2016년에 비해 남자는 2.6%p, 여자는 0.4%p 감소하였는데, 남자의 경우 이는 1998년 이후 가장 낮은 결과이다. 만 19세 이상 전자담배 현재사용률은 2017년 남자 4.4%, 여자 0.9%였다. 현재비흡연자의 간접흡연노출률은 지속적으로 감소하여 2017년 가정실내는 남자 2.3%, 여자 6.3%, 직장실내는 남자 17.3%, 여자 8.5%이고, 공공장소실내의 경우는 남자 26.0%, 여자 17.9%로 나타났다. 하루 평균 흡연량은 13.3개비(남성 14.0개비, 여성 7.8개비)로 성인 남성의 흡연량이 성인 여성보다 약 2배가량 높았다.

국립암센터에서 2010년에 진행한 연구에 따르면, 흡연으로 인한 남성의 비교위험도(RR)는 구강 및 인두암 2.19, 식도암 2.25, 위암 1.50, 대장암 0.79, 간암 1.40, 췌장암 1.50, 후두암 4.65, 폐암 3.73, 신장암 1.10, 방광암 2.00이었다. 한편 여성의 비교위험도는 구강 및 인두암 6.70, 식도암 1.60, 위암 1.50, 대장암 0.79, 간암 2.50, 췌장암 1.20, 후두

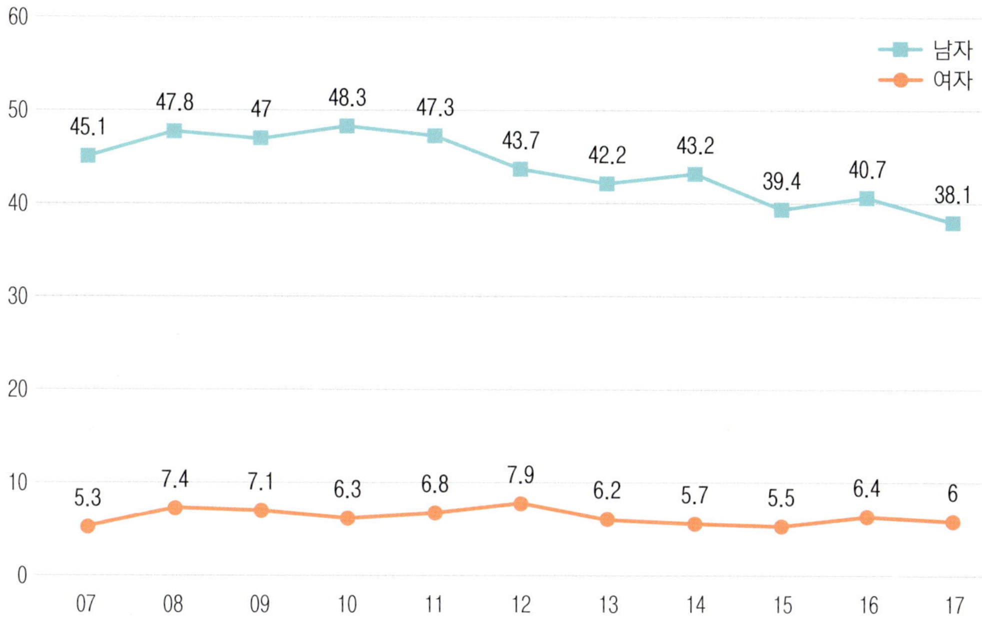

[그림 3] 연간 현재흡연률 추이 (국민건강영양조사, 2017)

암 9.10, 폐암 2.30, 자궁경부암 1.04, 신장암 1.00, 방광암 1.73이었다. 간접흡연과 폐암에 대한 여성의 비교위험도는 가정에서 노출된 경우 1.38, 직장에서 노출된 경우 1.32였다.

흡연으로 인한 기여위험도는 남성의 경우 전체 암 사망의 31%가 흡연에 기인하며, 이는 독일, 프랑스, 중국 등과 비슷한 수치이다. 여성의 경우 전체 암 사망의 5.6%가 흡연으로 인해 발생한다. 이 수치는 독일, 프랑스에 비해 매우 낮은 수치로, 한국 여성의 흡연율이 낮기 때문으로 보인다.

4 해당 위험요인을 줄이기 위한 한국의 보건사업

한국의 금연사업은 1986년 담배사업법에 의해 담뱃갑 경고문구를 표기하고 담배광고를 제한한 것에서 시작되었다고 볼 수 있다. 이후 1995년에 국민건강증진법이 제정되면서 본격적으로 금연정책이 추진되었으며, 금연구역 지정·담배광고 제한 및 경고문구 표시, 담배자동판매기 설치 규제 등이 시행되었다. 또한 국민건강증진법에서는 5년마다 국민건강증진종합계획을 세워 이에 따라 보건정책을 시행하도록 하고 있다. 국민건강증진종합계획(2020)에서는 성인 남성 흡연율 29.0%를 목표로 하였다.

한편, 세계보건기구는 담배규제를 우선 과제로 정하고 이를 해결하기 위해 TFI(Tobacco Free Initiative)를 신설하였다. 이를 계기로 담배규제에 관한 국제 협력이 본격적으로 논의되어 2003년 담배규제를 통한 공공보건 확립을 위해 담배규제 기본협약(FCTC)이 채택되었다. 담배규제 기본협약은 보건 분야 최초의 국제협약으로서 담배수요 감소조치·담배공급 감소조치·환경보호·정보교류 등을 골자로 하고 있다. 한국도 2005년 담배규제 기본협약을 비준하면서 해당 협약에 따른 금연정책을 수행하고 있다. 현재는 국가금연지원센터, 지역금연지원센터, 보건소, 국립암센터, 국민건강보험공단, 병의원, 교육청, 학교 등의 기관에서 국가금연지원서비스를 제공하고 있다. 아울러 금연클리닉, 금연캠프, 찾아가는 금연서비스, 금연상담전화, 온라인 금연서비스, 병의원 금연치료, 군의경 금연서비스, 유아 흡연위해예방교실, 학교흡연예방사업과 같은 다양한 금연 및 흡연예방사업을 시행하고 있다.

[표 2] 한국의 'FCTC 주요 조항' 이행 사항

FCTC 주요 조항		한국 이행 사항
6조	가격 및 조세 조치	담배가격 인상(2,500원 → 4,500원) 궐련소매가의 74% 수준의 세금 부과 궐련 포함 모든 담배제품에 유사한 수준의 담뱃세 부과
8조	담배연기 노출로부터 보호	공중이용시설 금연 지정 금연구역 지정 조례제정 권한 부여 금연지도원 위촉
9조	담배제품 성분에 관한 규제	저발화성 담배 인증 의무화 담배연기 성분 중 타르와 니코틴 함량 단뱃갑에 표기
10조	담배제품 공개에 관한 규제	담배연기 성분 중 타르와 니코틴 함량 담뱃갑에 표기
11조	담배제품의 포장 및 라벨	그림과 문구로 구성된 건강경고 담배제품 광고 및 담뱃갑에 부착 담뱃갑 앞·뒷면 면적의 50% 이상 크기의 건강경고 부착 건강경고의 정기적 순환 및 오도문구 사용 금지
12조	교육, 의사소통, 훈련 및 대중 인식제고	청소년 대상 흡연예방 교육 실시 금연 상담 및 전문가 대상 교육 실시
13조	담배광고·판촉·후원 규제	담배 제품의 품종별 광고 연 60회에서 10회로 축소
14조	담배의존 치료 및 금연지원	보건소 금연클리닉 운영 금연상담전화 및 온라인 상담 금연캠프 운영, 병의원 금연치료
15조	담배제품의 불법거래	담배제조업 허가 및 판매업 등록을 통한 생산 및 유통관리 위조 및 밀수 담배제품의 판매 금지
16조	미성년자의 담배판매 및 구매	만 19세 미만에게 담배 판매 금지 청소년유해물건으로 지정된 담배유사제품 등 만19세 미만에게 판매 금지

02 음주

1 발암기전

주류(alcohol)를 마시는 행동, 음주는 암 발생의 원인이 된다. 세계보건기구(WHO) 산하 국제암연구소(IARC)는 알코올의 발암성 정도(carcinogenicity)를 1987년 이래 지속적으로 검토해왔으며, 최근의 자료에 근거하여 검토한 보고서에 의하면 음주는 인체 암 발생의 원인이 된다는 충분한 근거(sufficient evidence)가 있는 것으로 파악하고 있다. 음주는 구강암, 인두암, 식도암, 간암, 유방암, 직장/대장암의 발생과 강력한 인과관계를 가지고 있다. 최근의 연구들에서는 췌장암과 전립선암 및 흑색종과 같은 피부암 발생과도 인과관계가 있다고 보고되었다.

알코올과 암 발생 간의 인과관계는 용량-반응 관계(dose-response relationship)로 마시는 양이 증가하면 발생 위험이 지속적으로 증가하는 양상이다. 이같이 증가하는 양상을 보일지라도 어느 음주수준에 이르면 더 이상 위험이 증가하지 않는 한계치(threshold)가 있을 수 있지만, 지금까지 연구에서는 그런 한계치를 관찰할 수 없었다. 또한 많이 마실수록 그에 비례하여 암 발생 위험이 지속적으로 선형적(linear) 또는 지수적(exponential)으로 증가하였다. 이런 인과관계는 맥주, 소주, 양주 및 와인에 따라 차이가 있는 것이 아니라 알코올이 함유된 주류이면 주종에 관계없이 동일한 양상이었다.

인과관계 크기의 정도는 암 발생 위치에 따라 달랐다. 구강암, 후두암 및 식도암의 인과관계 강도[예컨대 금주자에 비해 하루에 소주 한 병 정도(정확하게는 순수 알코올 50그램 이상) 마시는 사람의 이런 암 발생 위험이 4-7배 높음]는 간암, 유방암의 강도(하루에 소주 한 병 정도 마시는 사람은 금주자에 비해 이런 암 발생 위험이 1.5배 높음)보다 높았다.

음주를 하던 사람이 금주를 할 경우에는 암 발생 위험이 감소하였다. 예컨대 음주자가 금주를 20년 동안 할 경우에는 식도암과 머리나 목에 발생하는 암 발생 위험이, 23년 금주할 경우에는 간암의 발생 위험이, 30년 동안 금주할 경우에는 인두암과 후두암의 발생 위험이 각각 평생 동안 금주를 한 사람의 수준으로 감소하였다.

이와 같은 맥락에서 국제암연구소(IARC)의 보고서에서는 알코올에 포함된 에탄올(ethanol)과 에탄올 섭취의 대사산물인 아세트알데하이드(acetaldehyde)를 인간에게 발암이 가능한 물질 중에서도 가장 가능성이 높은 일급으로 분류하였다. 따라서 음주라는 행동은 인간에게 일급 발암성 생활습관이라고 할 수 있다.

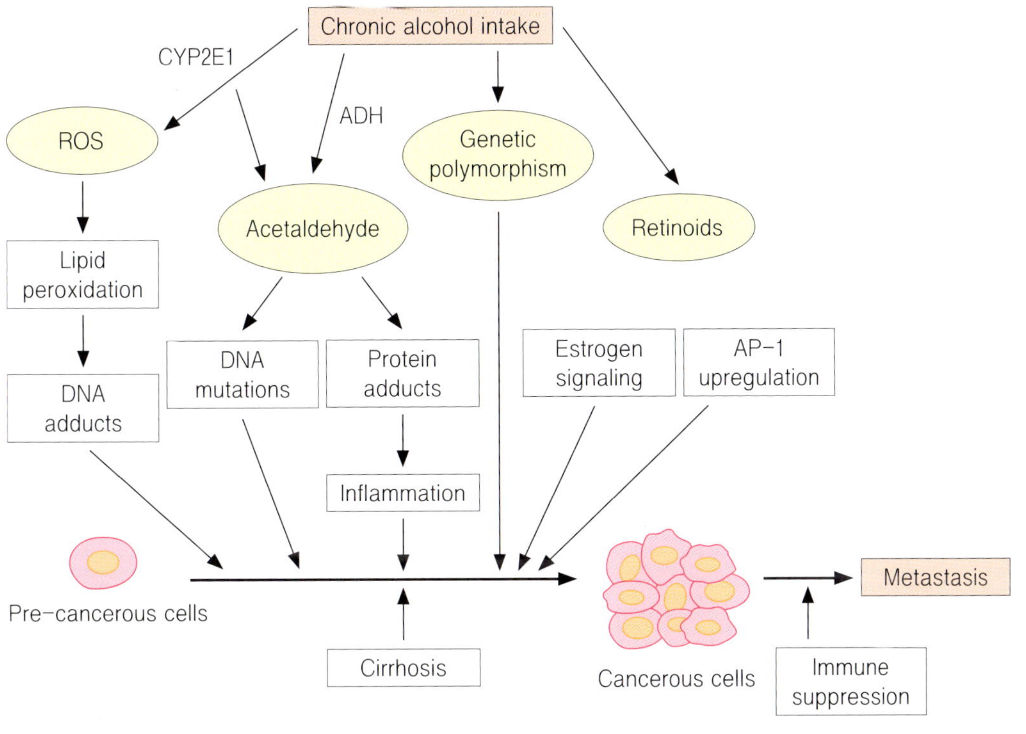

[그림 1] 알코올의 발암기전

출처: Ratna, A and Mandrekar, P. Alcohol and Cancer: Mechanisms and therapies. *Biomolecules*, 2017, 7(3), 61-80.

알코올이 암 발생의 원인이 되는 기전은 여러 가지가 있다[그림 1]. 첫째는 아세트알데하이드의 독성효과에 의한 것이다, 인체로 들어온 알코올은 대사과정을 거쳐 아세트알데하이드라는 독성물질로 변화하고, 이 물질은 세포의 DNA에 손상(변형)이나 단백질 부가물을 생성시켜 암 발생을 높이게 된다. 둘째는 산화스트레스(oxidative stress)에 의한 것이다. 알코올은 간에서 대사되는 과정에서 CYP2E1라는 효소를 유발하여 인체 내에 ROS(Reactive Oxygen Specifies)를 생성하여 산화스트레스를 유발한다. 이 산화스트레스는 과산화지방질의 축적을 가져오고 단백질 부가물 생성을 통해 세포에 염증반응을 유도하여 암 발생에 기여하게 된다. 셋째는 유전적 다형성(genetic polymorphism)에 의한 것으로 알코올 대사과정이 유전자 변형에 의해 다른 양상을 가질 수 있게 된다. 한국인을 포함한 아시아계 사람들에게서 발견되는 알코올 분해 유전자 변형을 가진 사람(일명 홍조증을 가진 사람)은 그렇지 않은 사람에 비해 음주와 관련된 암 발생 가능성이 높다. 이런 유전자 변형을 가진 사람은 알코올을 분해할 수 있는 능력이 약하기 때문이다. 넷째는 레티노산 대사(retinoic metabolism)의 장애에 의한 것이다. 알코올은 비타민A와 그 화학물질군인 레티노이드의 대사과정을 방해하여 암세포의 성장에 기여한다. 또한 만성적으로 음주를 할 경우에는 암세포를 감시할 수 있는 면역체계가 약화되어 암 발생이나 전이가 생기게 된다.

이와 같은 기전들은 각각 독립적으로 작동되는 것이 아니라 상호작용을 통해 시너지를 내는 방식(multiplicative interaction)으로 암 발생에 기여한다. 이런 기전을 통해서 음주는 암 발생에 기여하지만, 이외의 다른 요인(흡연이나 영양실조)들과의 상호작용을 통해서 암 발생 가능성은 높아질 수 있다.

2 음주와 관련된 암종

음주와 인과관계를 가지고 있다는 암들의 역학적 근거를 국제암연구소(IARC)의 보고와 최근 영국의 연구를 중심으로 살펴본다.

2-1 상기도 및 소화관 관련 암 전체

머리와 목 또는 상기도 및 소화관에 생기는 암에는 구강, 인두, 후두 및 식도암이 포함되며 이들 암은 대부분 이들 신체기관의 점막 내벽(mucosal lining)에 있는 편평상피세포에 생기는 암(squamous cell carcinoma)이다. 이들 암 발생에 기여하는 가장 큰 위험요인은 흡연이며 그다음 위험요인은 음주이다. 이 두 위험요인은 상호작용을 통해 암 발생에 상당한 정도로 기여한다.

음주가 이들 암 발생에 미치는 관계에서는 용량-반응 관계가 명확하며 주종이나 성별에 따라 차이를 보이지 않았다. 몇 가지 역학연구에서 밝혀진 관계는 다음과 같다.

- 암 발생 위험 가능성은 하루에 순수 알코올을 37.5그램 이상 마실 경우에는 금주자에 비해 1.91배 높았으나, 이 정도로 마시면서 흡연자일 경우에는 14.2배로 증가하였다.
- 암 발생 위험 가능성은 하루에 순수 알코올을 5그램 미만으로 마실 경우에는 비교위험도가 1.11이었지만, 5 - 15그램 미만일 경우에는 1.15배, 15 - 30그램 미만일 경우 1.52배, 30그램 이상일 경우에는 2.74배로 증가하였다.
- 하루에 순수 알코올을 12.5그램 이하로 마실 경우 이러한 암으로 인한 사망률은 1.26배이었지만, 12.5 - 49.9그램으로 마실 경우에는 사망률이 1.79배이었고 50그램일 경우에는 사망률이 3.63배로 증가하였다.

음주는 머리와 목에 발생하는 이들 암 발생의 원인이 되며 음주량이 증가할수록 그 위험정도도 증가하는 용량-반응 관계라고 볼 수 있다. 이런 관계는 과음자에게서만 관찰된 것이 아니라, 하루에 한두 잔 정도로 적당히 마시는 음주자(하루에 순수 알코올 12.5그램)에게서도 통계적으로 의미 있는 인과관계가 관찰되었다.

2-2 구강암

일반적으로 구강암이라고 할 때는 구강암과 인후두암을 포함하는 개념으로 연구되었다. 이에 준하여 IARC에서는 음주와 이들 암과의 인과관계가 용량-반응 관계이며, 주종에 관계없이 동일하며 남녀 모두에서 동일한 양상을 띤다고 보고하였다. 하지만 인후두암과 구강암을 별도로 구분하여 음주가 구강암에 미치는 영향을 살펴보면, 인과관계 관찰은 명확하지 않다. 상당히 많이 마시는 과음자(하루에 순수 알코올 60그램 이상을 마시는)에게서만 암 발생 가능성이 통계적으로 높아지는 양상을 보인다.

2-3 인두암

음주와 인두암 발생과의 관계는 구강암과 통합해 관찰할 경우에는 용량-반응 관계가 주종에 관계없이 관찰되었으며 남녀 모두 차이가 없었다. 하지만 인두암만 별도로 구분하여 연구한 역학연구들에서는 적어도 하루에 순수 알코올을 50그램 이상 마시는 집단에서만 금주자 집단과 비교해볼 때 암 발생 위험 가능성이 높았으며, 그 이하로 마실 경우에는 통계적으로 의미 있는 인과관계를 관찰할 수 없는 연구도 있었다.

2-4 후두암

음주는 후두암 발생과 인과관계를 가지며 이는 용량-반응 관계로 주종에 관계없이 관찰되었고 남녀 모두 차이가 없었다. 하루에 순수 알코올 12.5그램 이상을 마시는 음주자는 금주자 또는 간헐적 음주자 집단에 비해 후두암 발생 위험이 증가하였으나, 그 이하로 마시는 경우에는 위험성이 통계적으로 유의하지 않았다. 하루에 순수 알코올 12.5그램 이하를 마시는 음주자의 후두암 발생 비교위험도(RR)는 0.87, 12.6-50그램 이하인 경우의 비교위험도는 1.44이었으며, 50.1그램 이상인 경우에는 비교위험도가 2.65로 증가하였다.

2-5 식도암

대부분의 식도암은 편평상피세포암이거나 선암(adenocarcinoma)의 2가지 유형으로 분류된다. 음주는 편평상피세포에 발생하는 식도암 발생과 용량-반응의 인과관계를 가지나 선암 발생과는 통계적으로 유의한 관계가 나타나지 않았다. 용량-반응 관계는 주종에 관계없이 관찰되었으며 남녀 모두 차이가 없었다. 금주자나 간헐적 음주자에 비해 하루에 순수 알코올 12.5그램 이하를 마시는 음주자의 식도암 발생 비교위험도는 1.26, 12.6-50그램 이하인 경우의 비교위험도는 2.23이었으며, 50.1그램 이상인 경우에는 비교위험도가 4.95로 증가하였다.

2-6 유방암

음주는 유방암 발생과 인과관계를 가지며 발생 위험 가능성은 용량-반응 방식으로 증가하였고, 전반적으로 소량의 음주에서도 암 발생 위험이 관찰되었다. 금주자나 간헐적 음주자에 비해 하루에 순수 알코올 12.5그램 이하를 마시는 음주자의 유방암 발생 비교위험도는 1.04, 12.6-50그램 이하인 경우의 비교위험도는 1.23이었으며, 50.1그램 이상인 경우에는 비교위험도가 1.61로 증가하였다. 하루에 순수 알코올 10그램 정도를 추가적으로 더 마실 경우, 유방암 발생 가능성이 12% 증가하는 양상을 보였다. 이런 관계는 주종이나 흡연 여부와 관계가 없었으나, 호르몬대체요법 여부나 호르몬수용체에 따른 차이는 명확하게 밝혀지지 않았다.

2-7 간암

음주는 간암 발생과 용량-반응의 인과관계를 가지고 있으나 이런 연구 결과들은 다른 요인들(예컨대 간염 이환 여부, 알코올분해효소 변이 등)을 통제하지 않았다는 점에서 제한점이 있다는 지적이 있다. 금주자에 비해 하루에 순수 알코올 12.5그램 이하를 마시는 음주자의 유방암 발생 비교위험도는 1.06, 25그램의 비교위험도는 1.13, 50그램의 비교위험도는 1.29, 75그램의 비교위험도는 1.46, 100그램의 비교위험도는 1.66으로 선형적인 용량-반응 인과관계를 보였다.

2-8 직장/대장암

최근의 메타분석 결과를 종합해보면, 음주는 직장/대장암 발생과 인과관계를 가지는데 이런 관계는 남녀 간에 유사하며 주종에 따른 차이가 없었다. 하지만 음주자의 흡연 여부와 엽산 섭취 정도에 따라서 주종별로 인과관계에 차이가 있었다. 메타분석과는 달리 최근의 코호트 연구들은 음주와 직장/대장암의 인과관계가 정(positive)의 상관관계라는 것을 확인하지 못하였다. 메타분석에 의하면, 금주자에 비해 하루에 순수 알코올 12.5그램 이하를 마시는 음주자의 직장/대장암 발생 비교위험도는 0.99, 12.6-50그램 이하인 경우의 비교위험도는 1.17, 50.1그램 이상인 경우의 비교위험도는 1.44로 증가하였다.

3 한국의 음주 수준과 변화 추세

2017년 국민건강영양조사 결과에 의하면, 한국 19세 이상 성인 중에서 1년에 한 번 이상 음주한 경험이 있는 음주자는 전체 인구의 77.2%(남자 85%; 여자 69.5%)이었고, 한 달에 한 번 이상 음주한 경험자는 59.2%(남자 73.1%; 여자 45.4%)이었다. 고위험음주(평균 1회 음주량이 남자는 7잔 이상, 여자는 5잔 이상이며, 주 2회 이상 음주하는 음주 양상)를 경험한 성인의 비율은 13.4%(남자 20.6%; 여자 6.3%)이었다. 이와 같은 음주행동의 변화 양상(2007년-2017년)은 [그림 2]에서 볼 수 있듯이 전반적으로 안정적인 변화 추세를 보인다. 연도별 경험률(표준화율) 변화 추세는 연간음주율, 월간음주율 및 고위험음주율에서 약간의 증가 또는 감소가 있지만 전체적으로 증가하는 양상을 보인다.

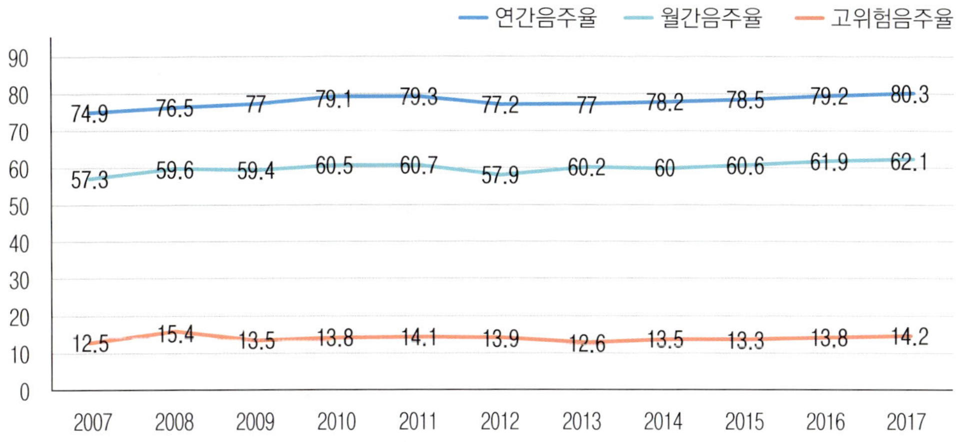

[그림 2] 한국 성인의 연간음주율, 월간음주율 및 고위험음주율의 변화 추세

출처: 질병관리본부, 2017 국민건강통계, 2019.

연간음주율과 월간음주율은 단순히 '해당되는 기간 동안에 음주를 한 번이라도 한 경험이 있는지'에 대한 설문조사에 근거한 통계이기 때문에 암 발생에 얼마나 노출되었는지에 대한 정보를 제공하기에는 한계가 있다. 암 발생과 음주와의 관련성을 측정한 연구들은 일정 기간(예컨대 한 달이나 일주일) 동안에 마신 총 음주량을 근거로 인과관계를 설명하고 있으나 한국의 국가통계는 이런 통계를 생산하지 않고 있다. 음주에 관련된 국가통계 중에서 음주량에 관련된 통계는 평균 1회 음주량으로 가늠해볼 수 있을 것이다. [표 1]은 2017년 연간음주자 중에서 평균 1회 음주량 수준 분포를 기술한 것이다.

[표 1] 한국 성인 연간음주자의 음주량 수준별 분포

평균 1회 음주량* (잔수)	1-2잔	3-4잔	5-6잔	7-9잔	10잔 이상
순수 알코올량** (그램)	8-16	24-32	40-48	56-72	80+
경험자 비율* (%)	33.4	20.2	15.4	16.2	14.8

*; 출처: 질병관리본부, 2017 국민건강통계, 2019.

**: 한국건강증진개발원(이전 한국건강증진재단)은 표준음주잔(소주 1잔)에 포함된 순수 알코올 양을 8그램으로 계산하고 있으며 이에 근거하여 추계된 것임.

음주와 암 발생 간의 관계를 보건부에 권고한 가장 최근의 연구인 영국 보고서에서 기술하고 있는 내용을 한국 음주 양상에 적용해보면, 하루에 한두 잔 이하로 마시는 경우에도 구강암, 인후암, 식도암 및 유방암의 발생이 증가하며 한두 잔 이상(순수 알코올 12.5그램)을 마시는 경우에는 후두암과 대장/직장암의 발생 가능성이 높아진다. 또한 하루에 7잔 이상(순수 알코올 50그램)을 마시는 경우에는 간암과 췌장암 발생 가능성이 높아지는 것으로 요약할 수 있다. 자기보고에 의한 평균 1회 음주수준별 분포가 연간음주자들 중에서 차지하는 비율(경험자 비율)을 [표 1]을 통해 알 수 있다.

4 음주폐해 예방 정책과 한국의 정책

4-1 음주폐해 예방과 감소를 위한 세계보건기구의 정책

UN의 지속가능한발전목표(Sustainable Development Goals, SDGs)와 암을 포함한 비감염성 질환(non-communicable diseases) 예방과 감소를 위한 세계보건기구 전략에서는 음주로 인한 폐해를 예방·감소하여야 한다는 목표를 설정하고 있다. 또한 알코올 소비를 2030년까지 10% 감소시킬 것을 목표로 설정하고 있다. 이와는 별도로 세계보건기구는 음주폐해 예방과 감소를 위한 세계전략을 2010년 채택하여 각 회원국이 시행할 것을 권고하였는데, 여기에서 권고하고 있는 정책들은 효과성이 과학적으로 입증된 것들로 구성되어 있다.

세계보건기구는 이러한 정책들 중에서도 핵심이 되는 정책만을 선별하여 2018년부터 회원국들에게 시행을 촉구하고 있다. SAFER initiative라고 불리는 이 정책대안에서 권고하는 것은 다음과 같다.

- 주류 이용 가능성 제한을 강화할 것
- 음주운전 단속기준을 강화하고 법준수 여부를 철저히 시행할 것
- 문제 음주자에 대한 선별과 간이개입 및 치료서비스 접근을 확대할 것
- 주류광고와 마케팅에 대한 규제를 강화할 것
- 주류가격이나 주세를 인상할 것

이런 정책을 각 회원국들이 충실히 실천할 때, UN이 정한 2030년까지 현재의 알코올 소비수준 10% 감소라는 목표를 달성할 수 있을 것이다. 음주로 발생하는 암을 예방하거나 이로 인한 부담을 감소시키려면, 음주운전에 관한 정책을 제외한 나머지 4가지 분야에서의 정책을 종합적으로 수립하고 시행하여야 할 것이다.

4-2 한국의 음주폐해 예방과 감소를 위한 정책

음주폐해 예방과 감소를 위한 국제기구의 노력에 부응하기 위해 한국의 보건복지부에서는 2018년 음주폐해 예방 실행계획을 수립하였다. 이 계획에 따르면 한국에서는 4개 분야에서 다양한 정책을 추진하고 있는데, 이를 구체적으로 살펴보면 다음과 같다.

- 음주조장 환경 개선
  - 주류광고 및 마케팅에 대한 제한이 형식적 수준이므로 광고환경 변화에 맞게 규제를 개선하도록 함
  - 현재 공공장소를 금주구역으로 지정하고 있는 지역사회가 있으나 이를 법제화할 수 있도록 함

- 절주실천을 위한 지원 환경 개선
  - 절주가 무엇인지를 구체적으로 알 수 있도록 하는 음주 가이드라인을 개발·보급함
  - 음주폐해에 대한 대국민 캠페인을 활성화함
  - 국민들의 절주 실천 역량 강화를 위한 대상자별 교육프로그램을 보급함
  - 미디어 음주 장면 모니터링 강화를 통한 업계의 자율규제를 촉구함

- 알코올 중독자 치료 및 재활을 위한 서비스 강화
  - 알코올 중독 선별과 치료에 대한 서비스 전달체계를 개선함
  - 알코올 중독 당사자(회복자) 활동을 활성화함
  - 입원 중심의 알코올 중독자 치료에 대한 개선을 실시함
  - 알코올 중독자에게 사회적응훈련이나 직업훈련을 제공하는 정신재활시설을 확충함

• 음주폐해 예방을 위한 인프라 구축

- 국가 및 지방자치단체의 음주폐해 예방 및 중독관리 정책을 통합·연계할 수 있는 협력체계를 구축하여 시행함
- 음주행동 및 폐해에 대한 조사 연구사업을 강화함

현재 시행되고 있는 이와 같은 정책대안 중에서 음주에서 비롯된 암 예방과 감소와 직접적으로 관련된 것은 절주실천을 위한 지원환경개선에 해당될 수 있다. 음주폐해를 교육·홍보하는 내용에 음주로 기인한 암에 대한 정보가 제공될 수 있을 것이다. 인프라 구축에서는 음주기인 암 발생으로 인한 폐해(이환자 수, 사망자 수, 건강보험 이용 등에 대한 추계)를 기술하려는 노력이 포함되어 있으나 이들 정책사업은 모두 활발하지 못한 실정이다. 보건복지부가 제정한 국민암예방수칙의 내용 중에는 "암 예방을 위해 하루 한두 잔의 음주도 피하기"가 포함되어 있어 사실상 금주를 권고하고 있고, '음주폐해예방실행계획'에서는 금주가 아닌 절주를 권고하고 있다.

03 비만

1 비만의 정의

비만이란 건강을 위협하는 정도로 비정상적으로 체내 지방이 과다하게 축적된 상태를 의미한다. 비만 정도를 파악하기 위해서는 체내 지방량을 측정해야 하는데 가장 정확한 측정법은 수중지방 측정법이다. 그 외에도 생체전기저항 측정법, 이중에너지 X-방사선 흡수법, 복부지방 전산화 단층촬영을 이용한 측정법 등이 체내 지방량을 비교적 정확히 측정할 수 있는 방법으로 여겨진다.

하지만 대규모 역학연구에서는 이와 같은 검사법을 수행하기에 현실적인 제약이 많다. 이러한 이유로 많은 역학연구에서 비만 정도를 유추할 수 있는 지표를 사용하고 있으며, 가장 많이 사용하는 지표는 체질량지수(Body Mass Index, BMI)이다. 체질량지수는 몸무게를 키의 제곱으로 나눈 값으로 이때 몸무게 단위는 킬로그램(kg), 키 단위는 미터(m)를 사용한다. 체질량지수를 구간으로 나누어 저체중, 정상체중, 비만을 정의하는데, 많은 연구자들이 세계보건기구(WHO)의 기준을 주로 따라 체질량지수 30kg/m^2 이상을 비만으로 정의한다.

이러한 비만 기준을 마련하는 데에는 미국의 프레이밍햄 심장 연구(심혈관계 질환 발생 및 사망 연구), 영국 의사 연구(암 발생 및 사망 연구)로부터 도출된 역학연구 결과가 주요한 근거가 되었다. 그러나 이러한 연구의 대상자는 주로 백인이었으며 아시아인은 대개 서구인에 비해 낮은 체질량지수를 보이는 것으로 알려지면서, 아시아인에 대한 별도의 기준 마련의 필요성이 제기되었다. 이에 세계보건기구 아시아태평양지역 지부에서 아시아인에게 적용 가능한 별도의 비만 기준을 마련하고자 연구자들을 모아 관련 연구 결과를 검토한 결과, 체질량지수 25kg/m^2 이상을 아시아인의 비만 기준으로 제시하였으며 실제 많은 역학연구에서 이를 사용하고 있다. 한국의 대한비만학회에서도 별도의 기준을 제시하고 있으며, 가장 최근에 발표한 2018년도 버전에 따르면 한국 인구에서도 비만이 증가함에

[표 1] 체질량지수를 활용한 비만의 정의 (단위 kg/m^2)

	세계보건기구		세계보건기구 아시아태평양지역		대한비만학회	
저체중	18.5 미만		18.5 미만		18.5 미만	
정상	18.5–24.9		18.5–22.9		18.5–22.9	
비만 전 단계	25.0–29.9		23.0–24.9		23.0–24.9	
비만						
	1단계	30.0–34.9	1단계	25.0–29.9	1단계 비만	25.0–29.9
	2단계	35.0–39.9	2단계	30.0 이상	2단계 비만	30.0–34.9
	3단계	40.0 이상			3단계 비만 (고도 비만)	35.0 이상

따라 1, 2단계로만 나누던 비만의 단계를 3단계로 나눌 것을 제안하고 있다. 이외에 비만의 지표로 사용하는 신체계측법으로 허리둘레, 엉덩이둘레, 허리-엉덩이둘레의 비, 피하지방두께 등이 있다.

2 비만의 발암기전

발암은 6가지 특징적인 세포 내외 기전이 관여하여 발생하는 것으로 알려져 있는데, 비만의 발암 과정에도 이러한 특징이 보인다.

첫째, 암세포는 스스로 성장 유도신호를 생성하거나 정상적인 성장 신호의 변이로 인해 성장과 복제를 영구적으로 지속하게 되는데, 비만의 대사장애 및 내분비 장애 과정에 속하는 호르몬(인슐린, 에스트라디올)과 비만과 연관된 염증성 매개물질 등이 암세포 증식 신호를 유지하여 암세포 성장이 과다하게 유도된다.

둘째, 비만과 관련된 호르몬과 염증성 매개물질 등이 정상적으로 일어나야 할 아포토시스(apoptosis, 세포자연사)를 억제한다.

셋째, 비만세포는 호르몬, 사이토카인, 렙틴, 아디포넥틴과 같은 세포 간 매개물질을 풍부하게 내포하여 암세포 침윤 및 전이에 효과적인 미세환경을 갖추는 데에 기여한다.

넷째, 암 발생의 특징으로 혈관내피세포성장인자(Vascular Endothelial Growth Factor, VEGF)와 같은 혈관성장인자의 과발현으로 인한 신생혈관 생성을 들 수 있는데, 지방 조직에서는 VEGF가 증가됨으로써 암 조직 주변의 혈관 생성이 증가된다.

다섯 번째 특징은 유전자 불안정성, 여섯 번째 특징은 만성염증인데, 이들은 발암의 기본적인 기전이자 비만의 발암기전에도 해당된다. 특히 만성염증은 암의 주요한 특징으로 알려져 있으며, 비만의 대표적인 발암기전으로 여겨진다. 대표적인 만성염증 지표인 사이토카인, IL-6, IL-8, TNFa와 거대세포와 같은 염증유발 세포 등은 비만세포 및 비만한 상태에서 증가하며 이들 인자들은 세포 대사 증가와 발암에 관여한다.

3 해당 위험요인과 관련된 암종들 (역학연구 근거)

문헌의 보고에 따르면 2012년도에 전세계적으로 3.6%의 암(48만 1,000건)이 비만으로 인해 발생한 것으로 추정된다. 비만과 암의 관련성에 대한 역학연구 결과는 무수히 많이 보고되었는데, 세계암연구재단과 미국 암연구협회(World Cancer Research Fund/American Institute for Cancer Research, WCRF/AICR)가 공동으로 수행한 고찰 연구 결과에 그 결과들이 종합적으로 상세히 수록되어 있다. 이 글에서는 여기에 보고된 최신 결과와 그 외 체계적 고찰 및 메타분석의 결과들 위주로 비만과 암종의 관련성에 관한 역학연구 결과를 정리하였다.

비만과 암의 연관성에 대해 강한 근거(strong evidence)가 확보되었으며 비만이 암의 확실한 위험요인(convinced)인 것으로 여겨지는 암종은 식도선암, 췌장암, 간암, 대장직장암, 폐경 후 발생하는 유방암, 자궁내막암, 신장암이다. 특히 폐경 여성의 유방암은 성인의 체중 증가와도 양의 연관성이 뚜렷하다. 비만과 암의 연관성에 대해 강한 근거가 제시되어 있기는 하나 비만이 암의 요인으로 가능성이 높은 수준(strong evidence, probable grade)이라고 평가된 암종은 구강암, 비인두암, 위암(분문부), 담낭암, 난소암, 전립선암(진행성)이다[표 1]. 그 외에도 비만과 갑상선암, 뇌수막종, 다발성골수종과의 연관성도 그 증거가 충분한 것으로 여겨진다. 한편, 비만이 암의 발생 위험을 감소시킬 것으로 추정되는 암도 있다. 폐경기 이전 여성에서의 유방암이 그것이다. 청년기 비만 역시 폐경 이전 여성의 유방암 발생 위험 감소와 관련이 있다.

[표 2] 비만과 암 발생의 관련성에 대한 근거가 충분한 암종과 연관성의 크기

암종	위험요인	단위	연관성의 크기	분석에 포함된 연구 편 수 (대상자 수)	이질성 검사 결과(I^2)	용량-반응 관계 분석 결과
근거가 충분하며 관련성이 확실함						
식도선암	성인 비만	체질량지수 5kg/m^2 증가	RR 1.48 (95% CI 1.35-1.62)	9 (n = 1,725)	37%	R = 1.11 (95% CI 1.07-1.15) per 1kg/m^2
췌장암	성인 비만	체질량지수 5kg/m^2 증가	RR 1.10 (95% CI 1.07-1.14)	23 (n = 9,504)	19%	체질량지수 25 이상에서 비선형적으로 증가
간암	성인 비만	체질량지수 5kg/m^2 증가	RR 1.43 (1.19-1.70)	8 (n = 11,530)	84%	유의한 용량-반응 관계
대장암	성인 비만	체질량지수 5kg/m^2 증가	발생+사망 RR 1.05 (95% CI 1.03-1.07).	38 (n = 71,089)	74%	비선형의 유의한 관련성, 체질량지수 27 이상에서 발생 위험 큼
자궁내막암	성인 비만	체질량지수 5kg/m^2 증가	RR 1.50 (95% CI 1.42-1.59)	26 (n=18,717)	86%	비선형의 유의한 관련성, 체질량지수 30 이상에서 발생 위험 더욱 큼
신장암	성인 비만	체질량지수 5kg/m^2 증가	RR 1.30 (95% CI 1.25-1.36)	21 (n = 14,148)	39%	선형의 관계 (P for non-linearity=0.07)
유방암 (폐경)	성인 비만	체질량지수 5kg/m^2 증가	RR 1.12 (95% CI 1.09-1.15)*	56 (n = 80,404)	74%	선형의 관계 (P for non-linearity=0.08)
유방암 (폐경)	성인 체중 증가	5kg 증가	RR 1.06 (95% CI 1.05-1.08)	15 (n = 16,600)	38%	통계적으로 경계역에 있으나 선형으로 증가 (p = 0.04)

근거가 충분하며 관련성이 유의할 가능성이 높음						
유방암 (폐경)	청년기 비만	체질량지수 5kg/m² 증가	RR 0.82 (95% CI 0.76–0.88)	17 (n = 10,229)	44%	–
유방암 (폐경 이전)	성인 비만	체질량지수 5kg/m² 증가	RR 0.93 (95% CI 0.90–0.97)	37 (n = 16,371)	55%	–
유방암 (폐경 이전)	청년기 비만	체질량지수 5kg/m² 증가	RR 0.82 (95% CI 0.76–0.88)	12 (n = 4,953)	15%	–
구강암, 비인두암 †	성인 비만	체질량지수 5kg/m² 증가	RR 0.94 (95% CI 0.90–0.98) (P trend 0.003)	–	–	–
위암 (분문부)	성인 비만	체질량지수 5kg/m² 증가	RR 1.23 (95% CI 1.07–1.40)	7 (n = 2,050)	56%	비선형의 관계 (p < 0.001), 26 이상에서 급증가
담낭암	성인 비만	체질량지수 5kg/m² 증가	RR 1.23 (95% CI 1.10–1.39)	6 (n = 5,364)	64%	비선형의 관계 (p < 0.01), 24 이상에서 급증가*
난소암	성인 비만	체질량지수 5kg/m² 증가	RR 1.06 (95% CI 1.02–1.11)	25 (n = 15,899)	55%	비선형의 관계 (p < 0.001), 28.4 이상에서 급증가
전립선암 (진행성)	성인 비만	체질량지수 5kg/m² 증가	RR 1.08 (95% CI 1.04–1.12)	23 (n = 11,149)	19%	–

† 통합분석 연구 결과임

*발생 및 사망

3-1 식도선암

비만과 식도선암의 양의 연관성은 비흡연자에서만 유의했는데 체질량지수가 5kg/m² 증가할수록 식도선암의 발생 위험이 62% 증가하였다(RR 1.62, 95% CI 1.23–2.13). 기존 메타분석에 포함된 7개의 코호트와 WCRF/AICR의 분석에 포함된 10개 연구를 통합·분석한 결과, 체질량지수가 5kg/m² 증가할수록 식도선암의 발생 위험은 51% 증가하였다(RR 1.51,

95% CI 1.38–1.65). 한편, 편평상피세포 식도암에서는 체질량지수와 음의 연관성을 보였는데 이는 저체중에서 암 발생 위험이 감소하기 때문으로 추정된다. 허리둘레 증가(RR 1.34, 95% CI 1.17–1.52, 10cm 증가 시; RR 2.52, 95% CI 1.56–4.04, 복부비만 대 정상체형)와 허리-엉덩이둘레 비(RR 1.38, 95% CI 1.10–1.73, 0.1 단위 증가 시)도 식도선암과 양의 연관성을 보였다.

3-2 췌장암

췌장암은 발생과 사망에서 모두 비만과 양의 용량-반응 관계를 보였으며, 체질량지수 5kg/m^2 증가 시 췌장암 발생의 발생 위험도는 1.10(95% CI 1.07–1.14), 사망의 발생 위험도는 1.10(95% CI 1.02–1.19)이었다. 다른 통합분석 결과에서도 발생 위험도가 1.08 내지 1.55 증가하는 것으로 보고되었다. 허리둘레는 10cm 증가 시 RR 1.11(95% CI 1.05–1.18), 허리-엉덩이둘레 비는 0.1 단위 증가 시 RR 1.19(95% CI 1.09–1.31)를 보였다.

3-3 간암

간암의 발생과 사망을 별도로 분석하였을 때에 체질량지수 5kg/m^2 증가 시 발생의 RR은 1.43(1.19–1.70), 사망의 RR은 1.13(1.00–1.28)이었으며, 지역으로 층화 시 유럽에서는 RR 1.59(1.35–1.87), 아시아에서는 RR 1.18(1.04–1.34)이었다.

3-4 대장암

대장암은 체질량지수 5kg/m^2 증가 시 발생 위험도가 5% 증가하였으며, 체질량지수와 대장암 발생 간에 비선형의 유의한 관련성을 보여 체질량지수 27kg/m^2 이상에서 발생 위험이 증가하였다. 이와 같은 양의 관련성은 남성과 여성에서 모두 관찰되었으며, 지역으로 구분했을 때에는 북미와 유럽에서는 유의한 관련성이 보였으나 아시아 인구에서는 유의하지 않았다. 하지만 일본에서 발표된 8개 연구의 통합분석 결과에서는 체질량지수가 1kg/m^2 증가할수록 남성에서는 RR 1.03(95% CI 1.02–1.04), 여성에서는 RR 1.07(95% CI 1.05–1.08)로 대장암의 위험도가 증가하였다. 또 다른 메타분석 결과에서는 해부학적 구조로 구분했을 때에 대장 근위부, 원위부, 직장암 등 모든 부위에서 유의한 양의 관련성이 있었다.

허리둘레도 대장암 발생과 양의 관련성을 보였는데, 한 메타분석 결과에서는 허리둘레 10cm 증가 시 RR 1.02(95% CI 1.01 - 1.03)의 연관성을 보였으며, 다른 메타분석 결과에서는 가장 낮은 허리둘레를 지닌 군에 비해 가장 높은 허리둘레를 지닌 군에서 대장암의 발생 위험이 45% 증가하였다(RR 1.45, 95% CI 1.33 - 1.60). 주요 변수로 층화했을 시 여성, 남성, 북미와 유럽, 아시아, 대장, 직장 모두에서 관련성이 유의하였다. 허리-엉덩이둘레 비도 0.1 단위 증가할 때 발생 위험이 2% 증가하였다(RR 1.02, 95% CI 1.01 - 1.04).

3-5 자궁내막암

자궁내막암은 체질량지수 5kg/m^2 증가 시 발생 위험이 50% 증가하였으며 비선형의 관련성을 보였다. 청년기 몸무게에 비해서 성인이 된 후 몸무게가 많이 증가할수록(RR 1.16, 95% CI 1.10 - 1.22, 5kg 증가 시), 허리둘레가 클수록(RR 1.13, 95% CI 1.08 - 1.18, 5cm 증가 시), 허리-엉덩이둘레가 클수록(RR 1.21, 95% CI 1.13 - 1.29, 0.1 단위 증가 시) 자궁내막암의 발생 위험도가 증가하였다.

3-6 신장암

체질량지수 5kg/m^2 증가 시 신장암 발생의 RR은 1.30(95% CI 1.25 - 1.36), 신장암 사망의 RR은 1.32(95% CI 1.01 - 1.71)이었으며, 사망과 발생을 모두 고려한 경우 RR은 1.31(95% CI 1.24 - 1.39)이었다. 이러한 관련성은 여성과 남성, 북미와 유럽, 아시아 등 성별과 지역에 따라 층화했을 때에도 여전히 유의하였다. 허리둘레(RR 1.11, 95% CI 1.05 - 1.19, 10cm 증가 시)와 허리-엉덩이둘레 비(RR 1.26, 95% CI 1.18 - 1.36, 0.1 단위 증가 시)도 신장암 발생과 유의한 양의 관련성을 보였다. 21개 코호트 연구 결과를 메타분석한 다른 연구 결과에서도 정상체중에 비해 과체중은 신장암의 RR이 1.3, 비만은 1.8이었다.

3-7 폐경 유방암

1) 폐경 유방암과 성인 비만

비만과 폐경 여성에서의 유방암 발생에 대한 연구 결과는 상당히 많이 보고되었으며, 대부분 양의 연관성을 보고하였다. 지역으로 층화했을 때 유럽, 북미, 아시아 모두에서 양의 연관성이 유의하게 보였는데 특히 아시아에서 위험도가 높았다(RR 1.37, 95% CI 1.24 - 1.50). 호르몬 수용체에 따른 유방암 아형으로 구분하여 층화하였을 때에는 호르몬 수용체 양성인 아형에서 유의한 연관성을 보였다(ER+의 RR 1.17, 95% CI 1.09 - 1.25; PR+의 RR 1.47, 95% CI 1.36 - 1.60; ER+PR+의 RR 1.29, 95% CI 1.19 - 1.40). 호르몬보조요법 사용 여부에 따라 층화하였을 때에는 호르몬보조요법을 투여받은 적이 없거나(RR 1.16, 95% CI 1.10 - 1.23), 과거 투여력만 있는 경우(RR 1.20, 95% CI 1.15 - 1.25)의 폐경 여성에서만 관련성이 유의하였다. 221개의 전향적 코호트 연구 결과를 메타분석한 다른 연구 결과에 따르면, 체질량지수 5kg/m^2 증가 시 폐경 유방암의 발생 위험도는 1.12(95% CI 1.08 - 1.16)이었다.

허리둘레와 폐경 유방암의 관련성을 구명한 연구 결과도 수십 편 보고되었으며, WCRF에서 11개 연구 결과를 메타분석한 결과에 따르면(n = 14,033), 체질량지수를 보정하지 않은 연구만 분석하였을 때에는 허리둘레 10cm 증가 시 폐경여성에서의 유방암 발생 위험이 11% 증가하였고(RR 1.11, 95% CI 1.09 - 1.13), 체질량지수를 보정한 연구만 분석하였을 때에는 허리둘레 10cm 증가 시 폐경여성에서의 유방암 발생 위험이 6% 증가하였다(RR 1.06, 95% CI 1.01 - 1.12).

허리-엉덩이둘레 비와 폐경 여성의 유방암과의 관련성을 메타분석한 결과(18개 연구 결과 n = 15,643), 0.1 단위 증가할수록 유방암 발생 위험이 10% 증가하였으나(RR 1.10, 95% CI 1.05 - 1.16), 체질량지수를 보정한 연구 결과만 포함하였을 때에는 발생 위험도가 1.06이었고 관련성이 통계적으로 유의하지 않았다(RR 1.06, 95% CI 0.99 - 1.15). 비선형의 용량-반응 관계 분석에서는 비선형의 관련성이 관찰되어 0.8 단위 이상에서 위험도가 증가하였다.

2) 폐경 유방암과 성인기 체증 증가

성인기 체중 증가와 폐경 여성의 유방암 발생 증가에 대한 근거는 충분하며 체중 증가에 따라 폐경 유방암의 발생이 선형으로 증가하는 양상을 보였다. 이러한 양상은 교란변수를 보정한 연구 결과만 제한했을 때에도 유의하였다. 체중 증가와 폐경 유방암의 양의 관련성은 층화분석 시에도 대부분의 군에서 유의하였는데, 유럽, 북미, 아시아 등 모든 지역에서 호르몬제 사용 여부와 관계없이 유의하였으나 유방암의 호르몬 수용체 여부에 대해서는 차이가 있이 ER+PR+ 군에서만 양의 관련성이 관찰되었다.

3) 폐경 유방암과 청년기 비만

청년기(18-30세) 비만은 폐경 이후 여성의 유방암 발생과 음의 관련성을 보였다. 즉, 체질량지수 증가 시(5kg/m^2) 유방암 발생 위험도가 18% 감소하였다(RR 0.82, 95% CI 0.76-0.88). 이러한 관련성은 연령, 음주, 출산 관련 요인을 보정하거나(RR 0.77, 95% CI 0.70-0.85), 체중 변화 및 현재(성인) 체질량지수, 허리-엉덩이둘레 비 등을 보정한 연구 결과로만 제한하여 분석했을 때에도 유의하였다(RR 0.85, 95% CI 0.79-0.92). 이와 관련된 병리기전은 청소년기나 청년기에 비만한 경우 유방암의 위험요인인 Insulin-like growth factor(IGF)-I가 적게 분비될 가능성, 비만세포에서 유래된 에스트로겐이 조기에 유방세포 분화를 유도하여 성인이 되었을 때 유방조직이 발암 과정에 덜 민감하게 반응할 가능성 등이 제시되고 있으나 전체적인 기전은 복잡하며 아직 완벽히 이해되지 못하고 있다.

4) 폐경 유방암과 성인의 키

성인의 키와 폐경 여성의 유방암 간 관련성에 대한 연구 결과, 키가 가장 작은 그룹에 비해서 키가 가장 큰 그룹의 유방암 발생 위험이 유의하게 증가하였다. 한편, 성인의 키와 폐경 이전 유방암의 관련성에 대해서는 일관된 결과가 나오지 않았다.

3-8 폐경 이전 유방암

1) 폐경 이전 유방암과 성인 비만

체질량지수와 폐경 이전 유방암의 관련성에 대한 연구 결과는 일관되지 않다. 반 정도의 연구에서 체질량지수가 가장 높은 군이 가장 낮은 군에 비해서 폐경 이전 유방암의 발생 위험도가 감소하는 것으로 보고되었으며(14개 연구), 연관성이 없는 결과도 일부 있고(3개), 유의한 양의 관련성을 보이는 연구(1개) 결과도 보고되었다. WCRF에서 37개 연구 결과를 메타분석한 결과(n = 16,371), 체질량지수 $5kg/m^2$ 증가함에 따라 폐경 이전 유방암의 발생 위험도가 7% 감소하였는데(RR 0.93, 95% CI 0.90 - 0.97), 이러한 관련성은 유럽에서만 유의하였다(RR 0.89, 95% CI 0.86 - 0.92).

2) 폐경 이전 유방암과 청년기 비만

청년기(18-30세) 체질량지수가 $5kg/m^2$ 감소함에 따라 폐경 이전 유방암의 발생 위험도가 18% 감소하였는데(RR 0.82, 95% CI 0.76 - 0.89), 이러한 연관성은 북미에서만 유의했다(RR 0.80, 95% CI 0.71 - 0.90).

3-9 구강암, 비인두암

메타분석 결과 비흡연자에서 정상체중군에 비해 비만한 군의 두경부암 발생 위험이 1.4배 증가하였고, 연속변수로 체질량지수 $5kg/m^2$ 증가 시 두경부암 발생 위험이 15% 증가하였다. 암종으로 구분한 결과에서는 비흡연자에서 체질량지수 $5kg/m^2$ 증가 시 구강암(RR 1.10), 구강암과 비인두암(구분하지 않은 경우, RR 1.36), 인두암(RR 1.42)의 발생 위험이 유의하게 증가하였다. 또한 허리둘레, 허리-엉덩이둘레 비 역시 단위가 증가할수록 두경부암 발생 위험이 증가하였다.

3-10 위암(분문부)

분문부 위암은 체질량지수와 양의 관련성을 보였다. 흡연상태에 따라 층화하였을 때에도 이러한 연관성은 흡연자와 비흡연자 모두에서 유의하게 관찰되어 정상체중에 비해 가장 비만한 군의 분문부 위암의 발생 위험도가 흡연자에서 RR 3.39, 비흡연자에서 RR 2.54를 보였다. 비만과 분문부 위암의 연관성은 유럽, 북미에서 체중과 키를 자가보고한 경우에서는 유의한 반면, 아시아인 및 체중과 키를 직접 계측한 경우에서는 유의하지 않았다. 한편, 비분문부 위암은 비만과 유의한 연관성을 보이지 않았다.

3-11 담낭암

체질량지수 5kg/m^2 증가 시 담낭암 발생의 RR은 1.23(95% CI 1.10-1.39), 사망의 RR은 1.31(95% CI 1.18 - 1.46)이었다. 또한 체질량지수 24 이상일 때 비선형의 용량-반응 관계가 있었다. 8개 연구 결과를 메타분석한 다른 결과에서는 체질량지수 25 미만인 군에 비해 30 초과일 경우 RR은 1.69(95% CI 1.48 - 1.92)이었다.

3-12 난소암

비만과 난소암의 관련성에 대해서는 2000년대 후반 이후 대규모 연구 결과들이 보고되었는데, 이를 종합하면 성인 비만이 난소암의 위험요인일 가능성이 높다는 증거가 충분한 것으로 보인다. WCRF에서 메타분석한 결과 관련성은 암의 침습도 및 조직학적 분류에 따라 다른 양상을 보였는데, 장액성 경계영역성 종양, 침습성 자궁내막양 종양 및 침습성 점액성 종양은 체질량지수가 증가함에 따라 발생 위험이 유의하게 증가한 반면, 침습성 장액성 종양의 발생과는 유의한 관련성이 없었다. 또한 양의 관련성은 호르몬보조요법을 사용한 여성에서만 유의하였다.

한편, 호르몬보조요법 사용 여부는 체질량지수와 난소암의 관련성에 있어 폐경 여부와 상호작용을 하였다. 즉, 폐경 이전의 여성에서는 체질량지수(5kg/m^2 증가 시)와 침습성 장액성 종양의 발생 간에 유의한 양의 연관성을 보였으나(RR 1.11, 95% CI 1.04 - 1.18), 폐경 여성에서는 호르몬보조요법을 사용하지 않은 경우에 연관성이 없었으며(RR 0.97,

95% CI 0.92 - 1.03), 호르몬보조요법을 사용한 경우에는 음의 연관성을 보였다(RR 0.92, 95% CI 0.87 - 0.98). 이러한 상호작용의 기전에 대한 이해는 불충분하나, 또 다른 전향적 연구 결과의 통합분석 결과에 따르면 체질량지수 5kg/m^2 증가 시 RR 1.03(95% CI 1.00 - 1.06)이었으며, 전체적으로 비만은 난소암의 발생을 증가시키는 것으로 생각된다.

3-13 전립선암(진행성)

WCRF/AICR 메타분석 결과와 다른 메타분석 결과들(RR 1.09, 95% CI 1.02 - 1.25; RR 1.15, 95% CI 1.06 - 1.25)을 종합해보면, 비만과 진행성 전립선암 간에 유의한 양의 관련성이 있는 것으로 생각된다. 이외에도 허리둘레(RR 1.12, 95% CI 1.04 - 1.21, 10cm 증가 시) 및 허리-엉덩이둘레 비(RR 1.15, 95% CI 1.03 - 1.28, 0.1 units 단위 증가 시)도 전립선암(진행성)과 유의한 양의 관련성을 보였다.

4 비만의 유병률

전세계 인구 중 성인 6억 4,000만명(2014년도 기준), 아동 및 청소년 1억 1,000만명(2013년도 기준) 정도가 비만일 것으로 추정된다. 성인 비만 인구는 1975년도에 비해 6배 증가, 아동 및 청소년 비만 인구는 1980년에 비해 2배 증가한 규모이다.

전세계 인구의 성인 9,700만명, 18 - 19세 남녀 7,400만명, 5 - 17세 아동 및 청소년 2,400만명 등의 신체계측치를 분석한 세계보건기구의 보고에 따르면, 2016년도에 연령표준화 체질량지수가 25kg/m^2 이상인 18세 이상 성인의 분율은 38.9%이었으며, 남성은 38.5%, 여성은 39.2%로 큰 차이가 없었다. 연도별 추이를 살펴보면 체질량지수 25kg/m^2 이상인 18세 이상 성인의 분율은 1976년도 21.8%, 1986년도 25.2%, 1996년도 29.1%, 2006년도 33.6%로 비만한 인구가 꾸준히 증가해왔음을 알 수 있다. 체질량지수 30kg/m^2 이상인 18세 이상 성인의 분율 역시 1976년도 4.8%, 1986년도 6.1%, 1996년도 7.9%, 2006년도 10.1%, 2016년도 13.1%로 꾸준히 증가해왔으며, 특히 남성보다 여성의 분율이 다소 높았다(여성 1976년도 6.4%, 1986년도 7.9%, 1996년도 9.7%, 2006년도 12.1%, 2016년도 15.1%; 남성 1976년도 3.0%, 1986년도 4.2%, 1996년도 5.9%,

2006년도 8.1%, 2016년도 11.1%). 1975년부터 2016년까지 42년간의 자료 분석 결과, 아동 및 청소년(5 - 17세)의 비만율[2표준편차(2SD) 이상]은 여아에서 1975년도 0.7%, 2016년도 5.6%, 남아에서 1975년도 0.9%, 2016년도 7.8%로 모두 크게 증가하였다. 비만한 아동 인구는 전세계 모든 지역에서 증가하였는데 특히 고소득 국가(평균 30 - 50%, 세대 구간)에서 크게 증가하였다.

한국 국민건강영양조사 결과 성인의 비만 유병률(체질량지수 25kg/m^2 이상)은 2016년에 34.8%로 세계 수준보다 약간 낮은 편이다. 그러나 1998년 26.0%, 2007년 31.7%, 2011년 31.4% 등 연도별 추이를 살펴봤을 때 한국 성인 비만율은 증가하는 추세에 있다. 성별로 층화하였을 때 2016년도 남성의 비만율은 42.3%, 여성의 비만율은 26.4%로 남성의 비만율이 여성의 비만율보다 약 16%p 높았다. 이는 1%p 미만의 차이를 보인 전세계 성인 여성과 남성의 비만율과는 달리 큰 성별 차이다. 한국 남성의 비만율은 1998년 25.1%에 비해 크게 증가한 반면, 여성의 비만율은 1998년 26.2%와 비슷한 수준을 유지했다. 하지만 성별, 연령대별로 비만율의 연도별 증가 추이를 살펴보면 19 - 29세와 70세 이상의 여성에서는 연도에 따라 비만율이 증가하였으며, 남성에서는 모든 연령대에서 비만율이 증가하였다.

한국 아동 및 청소년(6 -18세)의 비만율(소아 · 청소년 표준성장도표 기준 성별, 연령별 체질량지수 95백분위수 이상 또는 체질량지수 25kg/m^2 이상인 분율)은 2007년도 11.6%, 2013년도 15.3%, 2017년도 17.3%로 증가해왔다. 초, 중, 고등학생으로 층화하였을 때 초등학생은 2013년 9.0%에서 2017년 10.1%, 중학생은 2013년 13.7%에서 2017년 15.4%로 증가폭이 크지 않았다. 하지만 고등학생의 비만율은 2013년 17.5%에서 2017년 22.5%로 5%p 증가를 보여 청소년의 비만이 특히 증가하는 것으로 나타났다.

5 해당 위험요인을 줄이기 위한 한국의 정책 방향 또는 보건사업

2013년도 전세계 사망 중 4,500만명의 사망이 과체중이나 비만에 의한 사망일 것으로 추정되며, 비만 관련 암 발생의 질환 부담은 북미 전체 암 부담률의 9%를 차지하는 것으로 추정된다. 한국 인구를 대상으로 비만 및 적은 신체활동량의 암 발생 기여위험도를 산출한 연구 결과, 비만의 암 발생 기여위험도는 성인 남성에서 1.5%, 성인 여성에서 2.2%

[표 3] WCRF/AICR의 '건강한 체중 유지' 권고 내용

권고항목	건강한 체중 유지
내용	건강한 체중 범위를 유지하고 성인기에 체중 증가를 피하라
목표 1	아동기와 청소년기의 체중은 성인이 되면 곧바로 건강한 성인 체중 범위 안에서 가장 낮은 수치가 될 가능성이 높다는 것을 인식하고 있어라
목표 2	평생에 걸쳐 체중을 건강한 범위 안에서 최저수준으로 유지하라
목표 3	평생에 걸쳐 체중 증가를 피하라(이때 체중은 체중 측정과 허리둘레 측정을 의미)

로 보고되었다. 특히 성인 남성에서 대장암의 6.8%, 췌장암의 2.9%, 신장암의 16%, 성인 여성에서 대장암의 6.6%, 췌장암의 3.9%, 신장암의 18.7%, 폐경 유방암의 8.2%, 자궁내막암의 32.7%가 비만으로 인해 발생하는 것으로 추정되었다.

비만으로 인한 암 발생을 줄이기 위한 목적으로 WCRF/AICR에서는 '건강한 체중 유지'라는 항목 내 "건강한 체중 범위를 유지하고 성인기에 체중 증가를 피할 것"을 권고하며 [표 3]과 같은 3가지 목표를 함께 제안하고 있다.

한국에는 보건복지부와 국립암센터가 발표한 국가암예방수칙이 있다. 총 10개의 예방수칙 중 여섯째 수칙이 비만과 관련된 수칙으로 '자신의 체격에 맞는 건강한 체중 유지하기'를 제안하고 있다.

04 신체활동

1 발암기전

신체활동에 의한 발암 예방 기전은 에너지 소비 증가, 특정 호르몬 수치 감소, 면역 활성화 등과 연관되어 있을 것으로 여겨지는데, 이는 암종별로 다른 기전이 관계될 수도 있다. 유방암과 대장암의 경우, 에스트로겐 또는 성장인자의 혈중농도를 낮추고 인슐린의 혈중농도가 높아지지 않게 함으로써 암 발생 위험을 낮출 수 있을 것으로 기대된다. 또한 신체활동을 통해 위장관계 암종의 위험요인으로 알려진 담즙의 대사에 관여하여 담즙 분비를 줄이고 소화를 촉진하여 위장관 내 음식물이 머무르는 시간을 줄임으로써 발암물질로 알려진 요인들의 체내 노출 시간을 감소시키고, 대장암을 포함한 위장관계 암 발생 위험을 낮추는 것이 제시되고 있다. 일반적으로는 신체활동을 통해 에너지 대사를 촉진함으로써 암의 위험요인으로 여겨지는 비만을 방지하거나, 염증을 낮추고, 면역 시스템의 기능을 활성화하여 암 발생 및 예후에 관여하는 것으로 기대하지만 보다 정확한 분자생물학적 기전은 추후 연구가 필요하다.

2 신체활동과 관련된 암종들 (역학적 근거)

2018년 세계암연구재단과 미국 암연구협회(World Cancer Research Fund/American Institute for Cancer Research, WCRF/AICR) 및 신체활동 지침 자문 위원회(Physical Activity Guidelines Advisory Committee, PAGAC)는 기존의 신체활동에 의한 암 예방 역학연구들의 메타분석(meta-analysis), 병합분석(pooled analysis), 체계적 문헌고찰(systematic review) 등의 결과를 종합한 각각의 보고서를 통해 신체활동이 예방효과를 갖는 암종에 대해 요약한 바 있다. WCRF/AICR은 신체활동이 결장암, 폐경 후 유방암에

[표 1] WCRF/AICR과 PAGAC에서 신체활동에 의한 암 예방 근거를 제안한 암종 요약

Cancer	WCRF/AICR	PAGAC		
	Evidence grade	Evidence grade	Approximate % RR reduction	Dose-response
Bladder	-	Strong	15	Moderate
Breast	Strong(probable) (postmenopause only)	Strong	12-21	Strong
Colon	Strong(convincing)	Strong	19	Strong
Endometrium	Limited	Strong	20	Moderate
Esophagus	Limited	Strong	21	Limited
Gastric	-	Strong	19	Moderate
Renal	-	Strong	12	Limited
Lung	Limited	Moderate	21-25	Limited

대해 강력한 예방효과가 있으며, 자궁내막암, 식도선암, 간암, 폐경 전 유방암 및 폐암에 대해서는 기존 결과들이 제한적이지만 예방효과의 가능성이 있다고 제시하였다. PAGAC는 결장암, 유방암에서는 강한 양-반응관계를 포함하여 강한 근거수준을 보고하였고, 신장암, 자궁내막암, 방광암, 식도암(선종, adenocarcinoma), 분문부(cardia) 위암에 대해서는 강한 근거수준 그러나 중등도의 양-반응관계를 보고하였다. 그리고 폐암에 대해서는 중등도의 근거수준, 혈액암, 두경부암, 췌장암, 전립선암, 난소암, 갑상선암에 대해서는 제한된 근거수준을 보고하였다. 두 기구의 보고서는 공통적으로 신체활동이 결장암과 유방암 위험을 감소시킨다는 강력한 근거가 있으나, 그 외의 암종에 대해서는 연구 결과의 일관성이 다소 떨어지는 것으로 보고하였다[표 1].

위 보고서에서 고찰한 기존 역학연구들은 연구마다 다른 종류의 신체활동 설문지를 이용하여 신체활동 정도를 측정하였다. 신체활동 측정을 위한 설문문항으로서 많은 연구에서 전형적인 활동(산보, 달리기 등)별 빈도와 시간을 조사하였고, 일부 연구는 통합적으로 중강도 및 고강도 활동 시간을 조사하였다. 대부분의 연구에서는 여가 활동으로서 신체활동만을 조사하였고, 일부 연구에서는 직업적 신체활동이나 가사와 관련된 신체활동을 조사하였다. 몇 개 연구에서는 이러한 여러 타입의 활동을 종합하여 신체활동 전체

(에너지 소비를 하는 모든 활동으로서 total physical activity)를 추정하기도 하였다. 메타분석에서는 주당 신체활동을 주당 신진대사 해당치(Metabolic Equivalent Task, MET-hours)로 변환하여 계산하였으나, 각 연구에서 사용된 신체활동의 기준, 즉 최고 대비 최저 수준의 활동을 결정하는 기준이 같지 않은 것은 메타분석 연구의 제한점이라고 하겠다. 대부분의 메타분석은 코호트 연구 결과를 이용하였으나 드문 암종의 경우 환자-대조군 연구 결과를 포함하기도 하였다.

비록 결장암, 유방암을 제외한 나머지 암종에 대한 역학적 근거수준이 두 보고서에서 일관적이지는 않으나, 두 보고서에서 모두 현재까지 발표된 연구 결과뿐만 아니라 축적되고 있는 연구 결과들을 통해 더 많은 암종에 대한 중고강도 수준의 신체활동이 중요한 역할을 할 것이라 제시하였다. 그리고 성인에서 주당 150분에서 300분의 중고강도 신체활동 또는 75분에서 150분의 격렬한 신체활동을 수행하도록 권고하는 기존의 가이드라인이 매우 효과적으로 작용할 것이라 명시하였다.

3 한국의 신체활동 참여율 및 추이

신체활동 참여율은 객관적 측정도구 또는 자가보고에 의한 설문 등 조사방식에 따라 개인의 신체활동량 보고에 차이가 생길 수 있다. 칼슨 등은 동기간 동안 미국 내 3가지 건강감시체계인 National Health Interview Survey(NHIS), National Health and Nutrition Examination Survey(NHANES), Behavioral Risk Factor Surveillance System(BRFSS)의 신체활동 조사 결과를 통하여 신체활동 실천율과 시간에 따른 추이 변화에 차이가 있음을 보고하였는데(Carlson et al., 2009) 이는 신체활동 설문항목에 따른 차이 — 신체활동 타입[여가시간의 신체활동인지(NHIS, NHANES) 또는 비직업적인 신체활동인지(BRFSS)], 응답을 위한 적용기간(recall period), 신체활동 중고강도의 정의 등 — 에 기인한 것으로 여겨진다. 따라서 신체활동 참여율의 평가에는 같은 도구(설문문항)를 이용한 조사 자료를 비교하는 것이 타당할 것이다.

국내의 신체활동 실천율을 보고한 결과로는 박주용 등이 국민건강영양조사와 지역사회건강조사에서 한국인 신체활동 실천율의 변화 양상을 비교한 바 있다. 두 자료는 대상자 추출 방식에 차이가 있으나 한국인을 대표하는 자료원으로서, 두 조사에서 모두

2009년부터 2013년까지 International Physical Activity Questionnaire(IPAQ)라는 공통의 설문문항으로 신체활동을 조사한 후, 같은 도구를 사용한 두 자료원에서 한국인 성인 남녀의 신체활동 실천율을 연령표준화하여 결과를 비교하였다. 신체활동 실천율의 기준은 세계보건기구(WHO)의 신체활동 권고기준을 따랐으며 다음과 같이 정의하였다. 걷기나 중강도 신체활동을 각각 1회 최소 10분 이상, 주당 150분 이상 수행하는 대상자를 중강도 신체활동 실천군으로, 고강도 신체활동을 1회 최소 10분 이상, 주당 60분 이상 수행하는 군을 고강도 신체활동 실천군으로 정의하였으며, 걷기 및 중고강도 신체활동을 조합하여 주당 600 METs(min/week) 이상을 수행하는 군을 최종 권고기준 이상을 실천하는 군으로 하였다.

연령표준화한 후 한국인의 걷기, 중강도, 고강도 신체활동 실천율은 남자에서 45%, 10%, 17% 내외, 여자에서 45%, 10%, 10% 내외로 두 자료 간 유의한 차이가 있었으나 그 정도는 5% 이내였다[표 2]. 이는 비슷한 시기에 IPAQ로 조사한 다른 나라에 비하여 다소 낮은 수치라고 할 수 있다. 역학적 요인에 따른 신체활동 실천율은 비교 시 자료원에 따라 그 정도에 차이가 있었으나 대체적으로 연령이 높은 그룹(60세 이상), 사회경제적 수준이 낮은 경우(교육 수준 또는 수입 정도), 체질량지수가 낮거나 높은 경우(< 18.5 또는 30+)에 남녀에서 모두 낮아졌다.

[표 2] 국민건강영양조사와 지역사회건강조사 자료에 보고된 한국인 신체활동 실천율 비교

	Age standardized prevalence of participating in physical activity*					
	Korea National Health and Nutrition Examination Survey; KNHANES (2009-2013)		Korea Community Health Survey; KCHS (2009-2013)		Difference	
	%	(95% CI)	%	(95% CI)	%	(95% CI)
Men						
Vigorous[1]	19.3	(18.4 - 20.2)	17.2	(17.1 - 17.4)	-2.1	(-3.2 - -1.0)
Moderate[2]	10.6	(9.8 - 11.3)	12.1	(11.9 - 12.2)	1.5	(0.6 - 2.4)
Walking[3]	42.9	(41.8 - 44.0)	46.8	(46.6 - 47.1)	4.0	(2.6 - 5.3)
Recommended level[4]	63.0	(61.9 - 64.1)	64.5	(64.3 - 64.7)	1.5	(0.2 - 2.8)

Women						
Vigorous[1]	12.5	(11.8 - 13.1)	9.4	(9.3 - 9.6)	-3.0	(-3.8 - -2.3)
Moderate[2]	8.2	(7.6 - 8.8)	9.1	(8.9 - 9.2)	0.9	(0.2 - 1.6)
Walking[3]	37.5	(36.5 - 38.4)	43.6	(43.4 - 43.8)	6.2	(5.0 - 7.4)
Recommended level[4]	53.7	(52.7 - 54.8)	56.3	(56.1 - 56.5)	2.6	(1.4 - 3.9)

출처: Park et al. Prevalence of participating in physical activity from 2 Korean surveillance systems: KNHANES and KCHS. *J Physical Activity Health* 2018.

* Population projections for Korea in 2005 was used as the standard population

1 Individuals who participated in 3 or more days of vigorous activity of at least 20 minutes per day were considered as participants of vigorous intensity physical activity.

2 Individuals who participated in 5 or more days of moderate-intensity activity of at least 30 minutes per day were considered as participants of moderate intensity physical activity.

3 Individuals who participated in 5 or more days of walking activity of at least 30 minutes per day were considered as participants of walking.

4 Individuals who participated in 3 or more days of vigorous activity of at least 20 minutes per day or 5 or more days of moderate-intensity activity and/or walking of at least 30 minutes per day or 5 or more days of any combination of walking, moderate-intensity or vigorous intensity activities achieving a minimum of at least 600 MET-minutes/week were considered to meet recommended level of physical activity.

국민건강영양조사는 2014년부터 IPAQ에서 Global Physical Activity Quesionnaire (GPAQ)로 설문도구가 변경되었다. 같은 조사 도구를 이용한 두 자료원을 비교하기 위해 동 연구에서는 비교적 짧은 기간(2009-2013) 동안 신체활동 실천율 추이에 대한 유의성을 평가하였다. 조영태 등은 2005-2010년 국민건강영양조사 자료에서 신체활동 실천율 감소를 보고한 바 있는데, 박주용 등의 연구에서는 한국에서의 신체활동 실천율 감소 추세는 둔화되었지만 국민건강영양조사의 여성에서는 여전히 유의하게 감소하고 있음을 보였다[그림 1]. 따라서 신체활동 부족으로 인한 암 발생 역시 증가할 것으로 예상할 수 있으며, 신체활동을 통해 암을 포함한 질병을 예방할 수 있는 보다 구체적인 신체활동 가이드라인을 제시하는 것이 중요할 것이다.

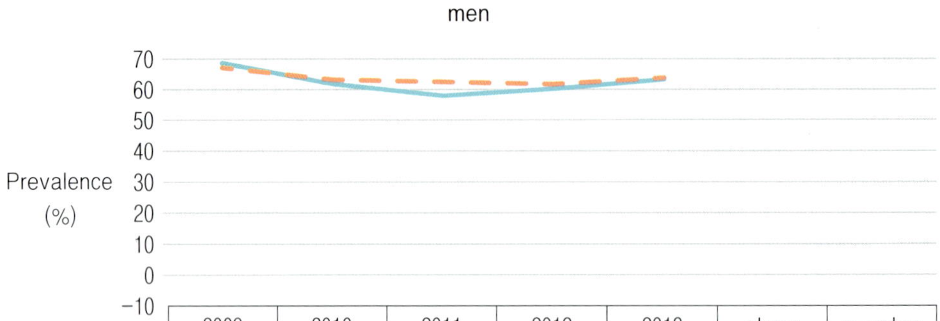

	2009	2010	2011	2012	2013	slope	p-value
KNHANES	69.7	62.9	59.1	60.3	63.2	-1.82	0.2283
KCHS	68.1	64.0	63.5	62.9	63.5	-1.14	0.0962

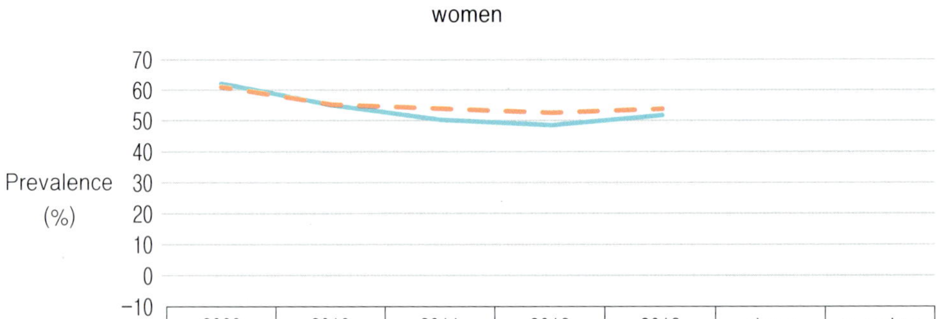

	2009	2010	2011	2012	2013	slope	p-value
KNHANES	62.1	55.8	50.6	49.3	50.9	-3.07	0.0435
KCHS	60.9	55.9	55.4	54.3	55.1	-1.39	0.0926

[그림 1] 한국인 남녀 20세 이상의 신체활동 실천율 추이 (2009-2013)

출처: Park et al. Prevalence of participating in physical activity from 2 Korean surveillance systems: KNHANES and KCHS. *J Physical Activity Health* 2018.

4 신체활동에 대한 국내 정책 방향

암 예방을 위한 신체활동 실천의 일반적 지침으로 국립암센터의 암예방수칙에는 주 5회 이상, 하루 30분 이상, 땀이 날 정도로 걷거나 운동하기를 제안한다. 이는 주당 150분 이상의 중강도 신체활동, 또는 75분 이상의 고강도 신체활동, 또는 이와 동등한 정도의 신체활동을 실천하는 것을 제안하는 세계암연구재단과 미국 암연구협회(WCRF/AICR)의 지침과 유사하다. 미국암협회(ACS)는 중강도 신체활동을 최소 150분에서 300분 사이의 범위에서 실천할 것을 제시하였고, 상한선을 넘어도 좋다는 의견을 추가하였다.

신체활동 실천을 높이기 위한 대표적인 국내 정책으로는 보건복지부 주관으로 수립하는 국민건강증진종합계획이 있다. 2021년 현재 2021–2030년의 계획이 발표되었으며(HP2030), 건강생활실천으로 신체활동 증진이 포함되었다. 신체활동 참여율을 높이기 위한 방안으로 지역사회 및 취약계층을 중심으로 신체활동 친화적 환경·정책·프로그램 구축 및 모니터링, 근거 기반 정책 개발 수립과 국민의 신체활동 수준 파악을 위한 조사도구 개발, 좌식 행동 위험성에 대한 인식 확산을 위한 연구 수행을 수립한 바 있다. 이를 통해 국건영 기준 2018년도의 남녀 유산소 신체활동 실천율 51%, 44%를 2030년 57%, 49%로 높이는 것을 목표로 하고 있다.

05 감염요인

바이러스, 박테리아 및 기생충을 포함한 특정 감염요인(infectious agents)은 암을 유발하거나 암 위험을 증가시킬 수 있다. 이들은 만성염증을 유발하고, 신호전달을 방해하여 세포 성장과 증식을 억제하거나 면역체계를 약화시켜 감염요인에 대응할 수 없도록 하여 암을 유발한다. 암 위험 증가와 관련된 대부분의 바이러스들은 혈액 또는 기타 체액을 통해 다른 사람에게 전파될 수 있다.

1 감염요인에 의한 발암기전

인간의 발암요인으로 볼 수 있는 감염요인은 전체 암 원인 중 15–20% 정도를 설명할 수 있다고 한다. 인간에게 발암을 유발하는 감염요인 중 15%는 종양바이러스(oncoviruses)가 차지한다.

독일의 미생물학자인 코흐(Koch)는 어떤 질환과 그것의 원인이 되는 미생물 간의 관계를 확립하기 위해 4가지 기준을 설정하였고 이를 코흐의 가설(Koch's postulates)이라 한다. 그 기준은 다음과 같다.

- 미생물은 특정 질병 및 질병의 특성과 연관되어야 한다.
- 미생물은 특정 질병을 가진 모든 대상에서 분리될 수 있어야 하고 순수 배양이 가능하여야 한다.
- 배양된 미생물을 건강하지만 감수성을 가진 대상에게 접종하였을 때 특정 질병이 유발되어야 한다.
- 배양된 미생물은 접종된 대상에서 다시 분리되어야 하며, 그때 그 미생물은 처음 발견한 것과 동일한 것이어야 한다.

그러나 종양바이러스는 특징적으로 코흐의 가정을 따르지 않으며, 인체에 감염이 되더라도 증상이 별로 없다. 또한 종양바이러스는 DNA 바이러스와 RNA 바이러스가 모두 가능하다.

감염인자가 발암에 참여하여 암 위험을 증가시키는 기전은 다음과 같다. 첫 번째 기전은 미생물이 세포의 성장 조절에 직접 영향을 주는 기전이다. 발암성 미생물이 자기 유전자를 인간 세포에 삽입함으로써 인체에서는 세포 성장을 조절하는 유전자 대신 삽입된 미생물의 유전자가 작동된다. 그로 인해 인체 세포는 정상적으로 성장 조절을 하지 못하게 되고, 대신 미생물 유전자에 의해 비이상적으로 세포가 성장하게 된다. 두 번째 기전은 만성염증을 일으키는 기전이다. 발암성 미생물의 세포로의 침투는 주변에 면역 세포들을 유발시켜 만성염증을 일으키고 암을 유발하게 된다. 그와 동시에 발암성 미생물은 자연면역을 억제함으로써 자연면역이 암을 제거하는 역할을 차단하게 되어 발암을 가중시킨다. 세 번째 기전은 감염인자 외 다른 요인들이 감염인자에 영향을 주어 암 위험을 증가시키는 기전이다. 예를 들어 고염분 식이와 나쁜 위생상태는 헬리코박터 파일로리 감염 위험을 증가시키는 미세환경(microenvironment)을 만드는데, 이는 헬리코박터 감염을 증가시켜 결국 위암 위험이 증가하게 된다.

발암성 미생물 중 종양바이러스는 원종양유전자(protooncogene)를 종양유전자(oncogene)로 활성화시키거나, 종양억제유전자(tumor suppressor gene)에 작용하여 이를 비활성화시키는 데 작용하여 세포의 악성 변화를 유발하고 암을 발생시킨다. 종양바이러스는 인체에 감염된 후 감염된 인체 세포를 스스로 사멸하지 못하도록 제어하여 숙주의 면역체계를 혼란시켜 바이러스를 제거하지 못하게 한다. 따라서 감염된 인체 세포는 이후 지속적 감염 상태를 유발하여 만성화 상태가 되도록 함으로써 악성 변화 과정을 도와주는 역할을 하게 된다.

발암성 미생물, 즉 감염요인은 인체에 감염 상태를 유발하지 않더라도 암 위험을 증가시킬 수 있다. 그러한 이유는 감염요인에 의한 발암기전은 단일 기전이 아니라 다양한 기전에 의해 발암이 개시(initiation)되기 때문이며, 발암성 바이러스가 발암 과정에 작용할 때 보조인자(cofactor)로서도 발암 개시에 작용할 수 있기 때문이다. 또한 감염요인 이외에도 다른 위험요인들이 암 위험을 증가시킬 수 있기 때문이기도 하다.

2 발암에 있어서 감염요인의 중요성

암은 사람과 사람 간 전파가 불가능하다. 그러나 감염요인은 사람과 사람 간 전파가 가능하다. 감염된 사람은 감염 자체로 인해 암 위험이 증가한다. 그런데 발암성 미생물에 감염된 사람은 감염되지 않은 건강한 비감염자에 비해 암 위험이 증가된 상태이긴 하지만 아직 암이 발생되지 않은 사람일 수도 있다. 따라서 감염된 사람을 조기발견하여 조기치료하게 된다면 암 발생을 예방할 수 있으며, 실제로 이는 위험요인에 대해 노출된 대상자를 조기발견하여 조기치료하는 것이므로 2차 예방이 아니라 1차 예방에 해당된다. 또한 사람과 사람 간 전파가 가능하기 때문에 전파 가능성이 있는 대상자에 대한 환경 위생, 전파경로 차단을 통해 궁극적인 예방도 가능하다. 이는 1차 예방일 수도 있고, 전파가 일어나기 전에 전파를 궁극적으로 차단한다는 입장에서는 본질적 예방(premordial prevention)에 해당될 수도 있다. 후자와 같은 것에는 특이 증상이 없는 인간면역결핍 바이러스(Human Immunodeficiency Virus, HIV), B형간염 바이러스(Hepatitis B Virus, HBV), C형간염 바이러스(Hepatitis C Virus, HCV) 혈청 양성자와의 성교에 대해 콘돔을 사용하는 행위가 속한다.

요약하자면 발암에 있어서 감염요인은 암 위험 증가와 연관된 주요 요인이면서 1차 예방과 본질적 예방이 가능한 매우 중요한 요인이다.

3 감염요인과 관련된 암종

암은 다요인성 복합질환(multifactorial complex disease)이다. 1981년 돌(Doll)과 페토(Peto) 박사는 암의 원인 중 약 70%는 식이, 흡연, 감염이 차지하며 나머지 20% 정도는 그 외 요인인 생식 및 호르몬, 직업, 알코올, 방사선, 환경요인이 차지한다고 보고하였다. 이들의 보고 이후 암 원인에 대해서 추가 보고는 없었지만 2004년 세계보건기구(WHO) 산하 국제암연구소(IARC)의 제안에 의해 프랑스를 시발로 하여 영국과 일본, 중국, 그리고 한국에서 암 원인에 대한 연구가 시작되었다.

세계보건기구 산하의 국제암연구소(IARC)에서는 전문가 집단을 구축하여 인체에 대한 발암성 평가 결과를 주기적으로 발표하고 있다. 여기에서는 인체 발암성에 대한 충분한 증거(sufficient evidence of carcinogenicity in humans)와 제한된 증거를 가진 감염요인, 그리고 그와 연관된 암종들을 보고한다[표 1].

[표 1] 인체 발암성에 대한 충분한 증거와 제한된 증거를 가진 감염요인 및 그들과 연관된 암종들(국제암연구소, IARC)

	IARC에서 제안한 암종들		
	인체 발암성에 대한 충분한 증거	인체 발암성에 대한 제한된 증거	기전
B형간염 바이러스	간세포암	담도암, 비호지킨림프종	염증, 간경화, 만성 간염
C형간염 바이러스	간세포암, 비호지킨림프종	담도암	염증, 간경화, 간 섬유화
인간면역결핍 바이러스-1	카포시 육종, 비호지킨림프종, 호지킨림프종, 자궁경부암, 항문암, 눈 결막암	외음부암, 질암, 음경암, 비흑색종 피부암, 간세포암	면역 억제(간접 작용)
인간 T 세포 백혈병 및 림프종 바이러스 1	성인 T 세포 백혈병 및 림프종		T 세포의 불멸화 및 형질전환
인간헤르페스 바이러스-4(엡스타인-바 바이러스)	비인두암, 호지킨림프종, 비호지킨림프종(면역 억제 관련), 림프절외 NK/T 세포 림프종(비강형), 버킷림프종	위암, 림프 상피종 유사 암종	세포 증식, 세포 사멸 억제, 게놈 불안정성, 세포 이동
인간헤르페스 바이러스-8(카포시육종 헤르페스 바이러스)	카포시육종, 원발성 삼출성 림프종	다심성 캐슬만병	세포 증식, 세포 사멸 억제, 게놈 불안정성, 세포 이동
인유두종 바이러스 알파 16형	자궁경부암, 외음부암, 질암, 음경암, 항문암, 구강암, 인두암, 편도암	후두암	불멸화, 게놈 불안정성, DNA 손상 반응 억제, 항세포자멸사 활성
인유두종 바이러스 알파 유형 18, 31, 33, 35, 39, 45, 51, 52, 56, 58, 59	자궁경부암		
인유두종 바이러스 알파 68형		[2A] 자궁경부암	
인유두종 바이러스 알파형 26, 53, 66, 67, 68, 70, 73, 82		[2B] 자궁경부암	

	IARC에서 제안한 암종들		
	인체 발암성에 대한 충분한 증거	인체 발암성에 대한 제한된 증거	기전
인유두종 바이러스 알파형 30, 34, 69, 85, 97		[2B] 인간에서 충분하거나 제한적인 증거가 있는 HPV 유형에 대한 계통 발생학적 유추에 의해 분류됨	
인유두종 바이러스 베타 유형 5, 8		[2B] 피부 (Epidermodysplasia verruciformis 환자)	
헬리코박터 파일로리	분문부 위암, 저등급 B세포 점막 관련 림프조직 위 림프종(MALT)		염증, 산화 스트레스, 세포 회전율 및 유전자 발현 변화, 메틸화, 돌연변이
간흡충	담관암		
주혈흡충	방광암		염증, 산화 스트레스
타이간흡충	담도암		염증, 산화 스트레스, 세포 증식

출처: A review of human carcinogens-Part B: biological agents.
https://doi.org/10.1016/S1470-2045(09)70096-8

4 감염요인 예방을 통한 암 예방

감염요인 예방을 통해 암을 예방하기 위해서는 다양한 예방 차원에서의 접근이 이루어져야 한다. 발암성 감염요인은 인체에 전파 과정을 통해 감염을 유발하고 면역 단계를 거치게 된다. 감염질환 생성에 대한 6단계에 근거하여 볼 때 발암성 병원체는 병원소에서 성장하고 증식하는데, 다른 사람에게 전파되기 위해서는 먼저 숙주로부터 미생물이 탈출해야 한다. 미생물의 탈출을 통해 다른 사람에게 전파되며, 전파를 통해 감염이 일어난다. 이후 감염된 사람의 저항성 정도에 따라 발암 과정이 진행될지 아니면 초기 단계에서 극복될지가 결정될 수 있다.

감염질환 생성의 6단계를 기반으로 할 때, 감염요인 예방 원칙의 첫 번째는 병원체, 병원소 등 감염원을 제어하는 것이며, 두 번째는 발암성 미생물의 전파를 차단하는 것이다. 그리고 세 번째는 감염에 대항할 수 있도록 사람의 저항성을 증강시키는 것이다.

첫 번째 예방 원칙에 대한 구체적 방법은 감염환자에 대한 적극적 치료와 관리이다. B형간염 및 C형간염 환자에 대해서 적극적 항바이러스 치료, HIV 환자 및 감염자에 대한 항레트로바이러스 약제(antiretroviral drugs, ARVs) 치료와 관리, 헬리코박터의 경우 항생제 제균치료가 여기에 속한다. 헬리코박터 감염의 경우는 감염자의 증상 여부와 관계없이, 무증상일지라도 제균치료가 위암 위험을 감소시키는 데 도움이 된다는 보고가 있어 적극적 제균치료를 요한다. 간흡충은 그 이후 합병증의 문제가 심각하니 조기치료하여 감염원을 제거하는 것이 필요하다. 간흡충에 감염된 경우에는 증상 여부에 관계없이 프라지콴텔(Praziquantel, 상품명은 디스토시드) 4정을 1일 4회 복용하면 치료된다. 대변검사에서 간흡충을 확인하기 때문에 투약 후 2-3주 지나면 대변검사를 재시행하여 완치되었는지 확인하는 것이 좋다. HPV 감염은 생식기의 사마귀를 유발하기 때문에 사마귀 등이 발생하였을 때 적극적으로 치료하는 방법이 감염원 제거 방법 중 하나이다. 그러나 HPV에 대한 항바이러스제 등은 개발되지 않았다. 빌하르트 주혈흡충(Schistosoma haematobium), 타이간흡충(Opisthorchis viverrini)은 한국에서 생존·증식하지 않는 기생충이다.

두 번째 원칙인 발암성 미생물의 전파 차단 원칙에 의거한 암 예방 방법에 대해 논의하려면, 먼저 각 미생물의 전파 방법을 이해해야 한다. B형간염, C형간염 바이러스와 HIV는 감염된 사람의 혈액이나 체액을 통해 전파된다. 주요 감염경로는 감염자의 혈액이나 체액이 다른 사람의 손상된 피부나 점막에 노출되는 경우, 즉 수혈, 오염된 주사기를 적절히 소독하지 못하여 일어나는 전파 감염, 침습적인 검사 및 시술을 통한 감염, 성접촉 등이 그에 해당하며 이를 수평감염이라 한다. B형간염 바이러스에 감염된 산모가 분만하면서 체액을 통해 신생아에게 감염을 유발하는 주산기감염도 주요 경로 중 하나이며 이를 수직감염이라 한다. B형간염은 음식 나누어 먹기나 모유수유 등으로는 전염되지 않는다고 알려져 있으며, 감염된 후 급성 B형간염을 거쳐 만성 B형간염으로 진행되는데 연령이 낮을수록 만성감염화 가능성이 높다. HCV와 HIV 또한 수혈, 오염된 주사기, 침습적 검사와 시술, 성접촉 등을 통해 전파된다. HIV와 HPV는 성접촉에 의해서 전파되며, 질 및 항문 성교, 구강 성교 및 생식기 사이의 접촉 등으로 전파될 수 있다. HIV는 면역저하 상태와 연관성이 있으며, HPV는 HPV로 인한 생식기 사마귀로도 전파된다. 따라서 혈액이나 점막에 의해 전파가 되는 병원체에 대해서는 혈액, 장기, 조직, 정자 등의 기증자에 대해 HBV, HCV, HIV 등 감염 여부를 확인하는 등의 사전 양성자 선별 체계가 필요하며, 주사바늘에 의해 피부 자상이 생기지 않도록 주의하는 것과 그에 대한 보건안전교육 등이 중요할 것이다. 또한 감염 노출을 줄이기 위한 보건안전교육 및 상담서비스 등의 1차 예방이 필요하다.

성접촉을 통해 전파되는 병원체의 경우, 성적으로 활동적인 성인은 소수로 성적 파트너 수를 제한하고 건강한 관계를 유지할 수 있는 파트너와 관계를 유지하는 것이 필요하다. 또한 콘돔 사용을 통해 암 위험을 줄일 수 있다. 단, 콘돔이 적용되지 않는 부분에 대해서는 바이러스에 노출될 수 있으며, 성 파트너가 감염된 다른 성 파트너와 관계한 경우 평생 단일 성 파트너를 가진 사람도 성접촉을 통해 해당 병원체에 감염될 수 있음을 기억해야 한다. HPV로 인한 생식기 사마귀의 경우 적절한 치료를 하는 것이 HPV 전파를 예방하는 방법이기도 하다.

면역상태 저하 및 성적 접촉이 감염과 관련되어 있는 병원체는 HHV 8(human herpesvirus)과 HTLV(human T-lymphotropic virus) 1이다. HHV는 HIV 감염이나 이식 후 면역체계 저하 상태인 경우 카포시육종(Kaposi sarcoma)의 발생 위험이 증가된다. HHV 8과 HTLV 1은 전파경로가 HIV와 유사하다. 이들은 모유수유에서도 신생아, 영아에게 전파될 수 있어 감염자에 의한 모유수유는 권장되지 않는다.

면역상태 저하만 병원체 감염과 연관된 경우는 엡스타인-바 바이러스(Epstein-Barr Virus, EBV)가 있다. EBV는 미국 질병통제예방센터(CDC) 통계에 따르면, 40세까지의 감염률이 95%에 달하는 매우 흔한 감염으로 주로 타액을 통해 전파된다.

간흡충(C. sinensis)은 민물고기를 날로 먹거나 덜 익힌 상태에서 섭취하게 되면 감염되는 식품매개성 기생충질환이다. 한국 남쪽 경상도와 전라도의 민물고기가 있는 강, 호수 주변 지역의 주민들에게서 많이 분포되고 있다. 민물고기 섭취 자체를 하지 않는 방법이 노출 근절 방법이 될 수 있지만, 만약 민물고기 섭취를 선호한다면 섭취 이후 정기적 대변 기생충 검사와 프라지콴텔 복용에 대해 의료진과 상의하여야 한다.

헬리코박터는 전파 방법이 명확하지는 않지만 가족 내 군집성이 있고, 입과 입을 통해 전파된다는 가설과 대변-구강 경로(fecal-oral route)에 의해 전파된다는 가설이 있다. 전자인 경우 엄마가 아기에게 음식물을 씹어서 먹여주는 등의 행위는 삼가해야 할 것이며, 후자 가설이 맞다면 손 위생이 강조되어야 한다.

세 번째 원칙인 감염에 대항하는 사람의 저항성을 증강시키는 방법에는 능동적 예방법인 예방접종이 있다. 그러나 예방접종은 HBV와 HPV에 대해서만 가능하며 다른 발암성 병원체에 대해서는 불가능함을 기억해야 한다.

HBV 예방접종은 1995년 국가예방접종으로 포함되어 모든 신생아를 대상으로 시작되었고, 2002년부터는 수직감염예방사업이 시행되었다. HBV 예방접종은 출생한 신생아, 영아에 대해 0, 1, 6개월에 3회 접종함을 원칙으로 한다. B형간염 표면항원(HBsAg) 양성 산모인 경우 수식감염을 예방하기 위해 면역글로블린(HBIG)과 B형간염 1차접종을 생후 12시간 내 각각 다른 부위에 접종하며, 이후 B형간염 백신을 1, 6개월에 접종한다. 예방접종력이 없거나 항체가 없는 성인에서 HBV 노출 위험이 높은 경우, 즉 HBV 보유자의 가족이거나, 자주 수혈받는 환자, 혈액투석 환자, 주사용 약물 중독자, 의료기관 종사자, 수용시설 근무자 및 수용자, 성매개질환의 노출 위험이 큰 대상일 경우에는 HBV 예방접종이 3회 권고된다. HCV에 대해서는 예방백신이 없다. HCV 간염인 산모의 신생아에 대해서는 면역글로불린이나 예방적 항바이러스제 사용이 권장되지 않기 때문에 감염을 확인하기 위한 검사를 실시하여 조기에 진단하는 것이 바람직하다.

HPV에 대한 예방백신은 HPV 16과 18 감염을 예방하기 위한 접종 방법이다. 이 두 병원체는 자궁경부암의 70%를 유발하기 때문에 그에 대한 백신이 개발되었고, HPV 예방접종은 9-26세 성경험이 없는 여성에 대해 예방접종이 시행되었다. 그러나 남성 HPV 감염이 줄어들면 여성 HPV 질환도 감소되며, 여성 단독으로 접종하는 것보다 남녀 모두에서 접종하는 것이 HPV 유병률이 더 감소한다는 보고에 따라 한국에서도 식품의약품안전처가 2019년 7월부터 9가 HPV 백신을 여자 9-45세와 남자 9-26세로 확대하여 실시하고 있다.

모든 발암성 병원체에 대해서는 감염된 환자를 조기발견하여 이후 질병의 진행과 발생을 예방하기 위한 2차 예방이 중요하다. 한국에서는 HBV 고위험군에 대해서 국가건강검진을 시행하고 있다. HPV에 대해서는 HPV에 감염된 이후 정상적인 자궁경부 세포에서 이형성(dysplasia) 상태를 거쳐 전암병변인 자궁경부 상피내종양(Grade 1 → 2 → 3)을 거쳐 실제 자궁경부암이 되기까지 노출로부터 최소한 10년 이상이 걸린다고 본다. 따라서 자궁경부도말검사(Pap smear)와 같은 자궁경부암 국가암검진을 통해 자궁세포이형성, 자궁경부상피내종양 등을 조기발견하여 조기치료하는 것이 중요하다. 위암도 국가암검진을 시행하고 있으며, 헬리코박터 파일로리도 내시경을 통해 확인하여 제균치료를 시행하고 있다.

06 직업요인

세계보건기구(WHO) 산하 국제암연구소(IARC)는 2019년 현재 120개의 유해요인을 인간에서의 발암성이 확인된 물질(carcinogenic to humans)로 분류하고, 82개의 물질을 인간에서의 발암 가능성이 상당한 물질(probably carcinogenic to humans)로 분류하고 있다. 약 200개의 물질 중 상당수는 직업적 환경에서 노출 가능한 것들이다.

직업성 발암물질은 물질 사용에 대한 규제 도입과 노출에 대한 관리, 개인 보호구 지급 등을 통해 대부분 예방이 가능하기 때문에 암 예방에 있어서 매우 중요하다. 따라서 산업구조가 변화하고 예방에 대한 규제가 충분히 작동한 역사를 가진 선진국의 직업성 암의 질병부담은 전체 암의 2-8% 정도이며, 이러한 암의 대부분은 제조업, 광업, 건설업 등 특정 산업의 남성 육체노동자에서 발생한다. 특정한 위험요인에 노출되는 집단, 또는 중피종(mesothelioma)과 같은 특정한 암의 경우에는 많은 수가 직업적 노출에 의한 것으로 보고 있다.

1 발암기전

직업성암의 발생에 있어 다른 위험요인에 비해 특이적으로 작용하는 기전이 있는 것은 아니며, 대부분 직업적 노출에 의한 발암기전은 다양한 가능성이 제기되고 있는 수준이라고 할 수 있다. 최근 한 연구에서는 국제암연구소(IARC)에서 제시한 발암물질들의 핵심 발암기전을 ① 직접적으로 또는 대사성 활성화 과정을 거쳐 친전자체(electrophile)로 작용, ② 유전독성, ③ DNA 복구(repair)의 변화 또는 유전적 불안정성(genomic instability), ④ 후성변화(epigenetic alteration) 유발, ⑤ 산화스트레스 유발, ⑥ 만성염증 유발, ⑦ 면역억제, ⑧ 수용체 매개(receptor-mediated) 효과 변화, ⑨ 세포불멸화, ⑩ 세포 증식, 사멸, 양분 공급의 변화 10가지로 정리하였다.

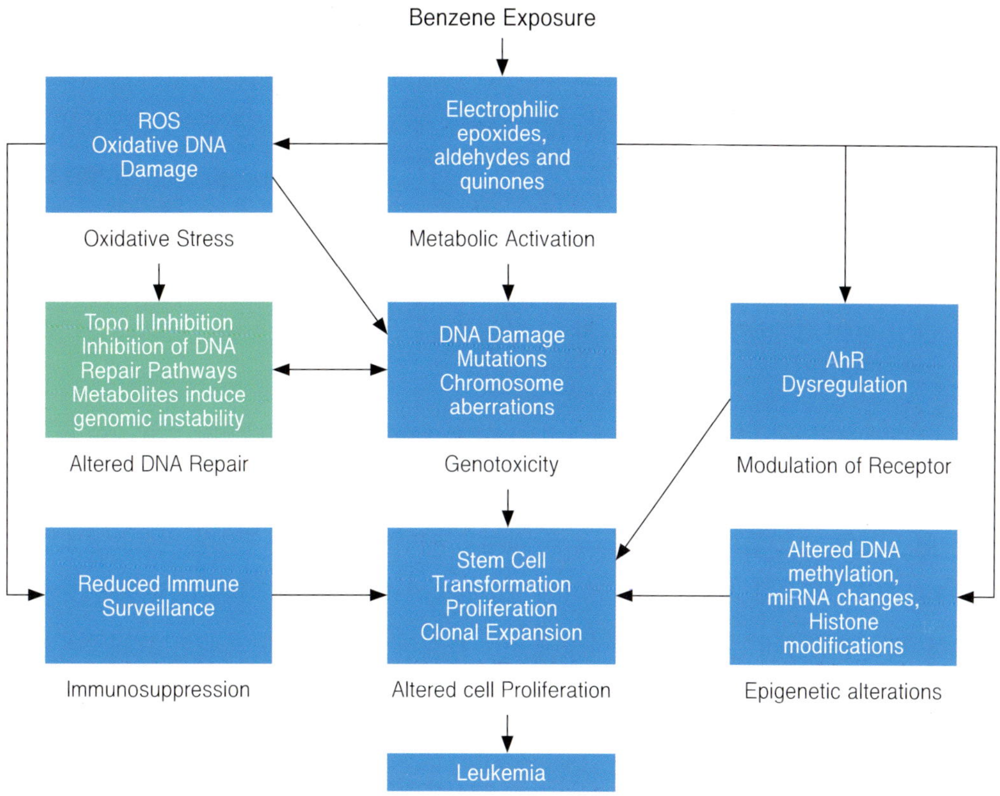

[그림 1] 벤젠의 가능한 핵심 발암기전 개요
출처: *Environ Health Perspect*, 2016 Jun, 124(6), 713-721.

예를 들어 발암기전에 대한 연구가 가장 많이 이루어져 있는 경우에는 [그림 1]에서 제시한 바와 같이 8가지의 핵심 기전이 작용한다고 볼 수 있다.

2 해당 위험요인과 관련된 암종들 (역학적 근거)

2-1 직업성암의 특징과 진단

비직업성암과 명확하게 구분되는 직업성암을 진단할 수 있는 조직학적 검사, 각종 임상검사, 영상의학적 검사상 방법은 없다. 직업성암의 진단은 직업적 노출이 의심되는 위험요인에의 직업적 노출여부와 노출수준을 파악하여 진행할 수 있다. 직업적 노출이 있었다면 노출부터 발생까지의 잠복기를 검토하는데, 일반적으로 폐암과 같은 고형암은 최소 10년, 조혈기계암은 최소 1년의 잠복기가 있다. 한편 직업성암은 역학적으로 상대적으로 젊은 나이에 발생하는 것으로 알려져 있으며, 발암물질에 노출될 수 있는 산업의 특성상 남성이 여성에 비해 호발하는 것으로 알려져 있다. 발암물질의 종류에 따라 암이 발생하는 표적장기가 있다.

2-2 대표적인 직업성 발암요인과 표적암종

최근 국제암연구소(IARC)에서 발간한 모노그래프를 검토하여 직업적 발암요인을 정의한 한 연구에서는 인간에서의 발암성과 관련하여 충분한 근거가 있다고 결론을 내린 근거가 된 역학적 연구들이 직업적 노출을 가지고 이루어진 경우 직업적 위험요인으로 분류하였다. 이에 따라 모노그래프 1권부터 120권까지에 포함된 120개의 1군 발암요인 중 47개를 직업적 위험요인으로 분류하였다.[1] 이 47개의 위험요인과 충분한 관련성이 있는 표적암종의 종류는 다음 [표 1]과 같다.

[표 1] 인간에서의 발암성의 증거가 충분한 직업적 요인과 표적암

표적암	발암요인	개수
폐	6가 크롬 화합물; X-선과 감마선; 간접흡연; 검댕; 결정형 유리규산 먼지(석영이나 크리스토발라이트 형태); 니켈 화합물; 디젤엔진 배출물질; 대기오염; 라돈-222와 그 붕괴물질; 베릴륨과 그 화합물; 비소와 무기비소 화합물; 비스클로로메틸에테르와 클로로메틸 메틸에테르; 석면(모든 유형, 석면섬유가 함유된 탈크와 버미큘라이트 포함); 옥외작업 시 노출되는 분진; 용접흄; 카드뮴과 그 화합물; 콜타르피치; 플루토늄; 황화머스터드(sulfur mustard)	19
피부	X-선과 감마선; 검댕; 불완전하게 처리가 된 광물유(mineral oil); 비소와 무기비소 화합물; 셰일유; 자외선; 콜타르피치; 태양광선	8
골(유돌기 포함)	X-선과 감마선; 라듐-224와 그 붕괴물질; 라듐-226과 그 붕괴물질; 라듐-228과 그 붕괴물질; 플루토늄	5

1 2019년 9월 현재 국제암연구소(IARC)에서 발간한 모노그래프는 모두 120권이므로 해당 논문에서는 가장 최근까지의 모노그래프를 모두 포함하여 검토한 것임.

표적암	발암요인	개수
혈액암(백혈병, 비호지킨림프종 포함)	1,3-부타디엔; X-선과 감마선; 린단; 벤젠; 콜타르피치; 펜타클로로페놀; 포름알데하이드	7
백혈병	X-선과 감마선; 벤젠; 콜타르피치	3
비호지킨림프종	린단; 펜타클로로페놀; 포름알데하이드	3
방광	2-나프틸아민; 4-아미노비페닐; X-선과 감마선; 벤지딘; 비소와 무기비소 화합물; 오르소-톨루이딘	6
비강, 부비강	6가크롬 화합물; 가죽분진; 니켈 화합물; 목분진; 무기 강산 미스트	5
갑상선	X-선과 감마선; 131-요오드를 포함한 방사성 요오드	2
유방	X-선과 감마선	1
신장	X-선과 감마선; 트리클로로에틸렌	2
후두	무기강산 미스트; 석면(모든 유형, 석면섬유가 함유된 탈크와 버미큘라이트 포함)	2
간	염화비닐; 플루토늄	2
비인두	목분진; 포름알데하이드	2
모든 종류 복합	2,3,7,8-테트라클로로디벤조-파라-다이옥신	1
담도	1,2-디클로로프로판	1
뇌와 중추신경계	X-선과 감마선	1
대장	X-선과 감마선	1
식도	X-선과 감마선	1
눈	자외선	1
악성 흑색종	폴리클로리네이티드비페닐	1
중피종	석면(모든 유형, 석면섬유가 함유된 탈크와 버미큘라이트 포함)	1
난소	석면(모든 유형, 석면섬유가 함유된 탈크와 버미큘라이트 포함)	1
침샘	X-선과 감마선	1
위	X-선과 감마선	1

한편 최근 업데이트된 모노그라프 124권까지를 포함하여 인간에서의 발암 가능성에 대하여 역학적 근거가 제한적인 직업적 발암물질과 표적암종을 정리하면 다음과 같다.

[표 2] 인간에서의 발암성 증거가 제한적인 직업적 요인과 표적암

표적암	발암요인
폐	무기강산미스트; 벤젠; 비비소계 살충제; 유리공예; 인쇄 공정; 탄소전극 생산; 텅스텐 카바이드가 포함된 급속 코발트
피부	석유 정제
골(유돌기 포함)	131-요오드를 포함한 방사성 요오드
혈액암(백혈병, 비호지킨림프종 포함)	벤젠(다발성 경화증)
백혈병	벤젠(만성골수성백혈병, 만성림프구성백혈병); 스티렌; 트리클로로에틸렌
비호지킨림프종	벤젠
방광	검댕; 드라이클리닝; 디젤엔진배출물질; 미용사 또는 이발사; 인쇄 작업; 직물생산; 콜타르피치; 테트라클로로에틸렌
비강, 부비강	6가크롬 화합물; 목수; 포름알데하이드; 직물 생산
유방	산화에틸렌; 야간근무; 폴리클로리네이티드비페닐
신장	비소 및 무기비소 화합물; 용접흄; 인쇄공정; 카드뮴과 그 화합물
후두	간접흡연; 고무생산공정
간	X-선과 감마선; 메틸렌클로라이드; 비소와 무기비소 화합물; 트리클로로에틸렌
인두	간접흡연; 석면(모든 유형, 석면섬유가 함유된 탈크와 버미큘라이트 포함); 인쇄 공정
췌장	X-선과 감마선; 토륨-232와 그 붕괴물질
대장	석면(모든 유형, 석면섬유가 함유된 탈크와 버미큘라이트 포함); 야간근무
식도	고무생산공정; 드라이클리닝
눈	태양광선
난소	X-선과 감마선
전립선	X-선과 감마선; 고무생산공정; 비소와 무기비소 화합물; 야간근무; 카드뮴과 그 화합물
침샘	131-요오드를 포함한 방사성 요오드
위	무기납 화합물; 석면(모든 유형, 석면섬유가 함유된 탈크와 버미큘라이트 포함)

3 직업성암의 질병부담

한국에서 직업성암의 전체 규모를 추정할 수 있는 연구는 매우 부족한 상황이다. 한국에서의 직업성암의 현황은 산재보상 자료를 통해서만 확인할 수 있다. 그러나 이는 객관적 자료로 확인되는 근거 자료만을 기반으로 한 승인자료로 전체 현황을 대표한다고 보기에는 한계가 있다. 산재 승인 자료를 기반으로 작성된 논문들을 검토해보면 한국에서의 직업성암의 대부분은 폐암과 혈액암이라고 볼 수 있으며, 폐암의 경우 약 절반 정도가 석면이 주요한 위험요인 중 하나로 작용하였고, 혈액암의 경우 대부분 벤젠 노출과 관련이 있는 것으로 되어 있다. 벤젠의 경우에는 주로 세척액이나 시너 등에 불순물로 포함된 것을 직업적 노출로 인정한 경우가 많았다.

직업적 노출과 관련하여 특정 위험과 표적암종 사이의 비교위험도를 계산한 국내 연구나 노출률을 확인할 수 있는 자료가 매우 제한적이다. 이러한 자료의 희소성 때문에 한국에서의 직업성암의 질병부담에 대한 연구는 매우 적은 상황이다. 핀란드의 직업보건연구원이 개발한 발암물질 노출 데이터베스(CARcinogen Exposure, CAREX)를 활용하여 노출률을 산출하고 외국의 연구들을 기반으로 산출된 비교위험도를 이용하여 석면에 의한 직업성암의 인구집단기여분율(Population Atrributable Fraction, PAF)을 계산한 결과 폐암의 약 3.5%, 후두암의 약 1.9%, 난소암의 3.3%가 석면에 의한 것이라고 추정한 바 있다. 그러나 이 연구 결과는 석면 산업의 구조가 한국과 매우 다른 북유럽의 노출률을 가지고 한 연구로서 한국의 상황이라고 판단하는 데 큰 제한이 있다.

국내 자료를 활용하여 직업성암의 부담을 산출한 유일한 연구는 2010년에 발표된 바 있다. 이 연구에서는 IARC 1군 발암요인 중 9개의 발암물질과 이에 대한 7개의 표적암종을 포함하였다. 이 연구에서는 노출률 산출을 위하여 해당 위험요인에 대해 특수건강진단을 받은 근로자 수를 활용하였으며, 전리방사선처럼 일부 발암요인에 대해서는 국가 감시체계 자료를 활용하였다. 이렇게 산출한 인구집단에서 9개 발암물질의 노출률은 9.7%였으며 암 발생의 인구집단기여분율(PAF)은 1.1%였고, 폐암의 7%, 백혈병의 4%가 직업적 요인에 기여한 것이라고 산출한 바 있다.

4 해당 위험요인을 줄이기 위한 한국의 정책 방향 또는 보건사업

직업성암은 정책적 접근을 통해 예방이 가능하다. 특히 1차 예방으로서 발암물질의 사용을 금지하거나 제한하는 것은 매우 효과적이다. 또한 작업 중 노출을 줄이기 위해 환기 및 보호구 착용 등 다양한 접근을 시도하고 이를 통해 노출농도를 기준치 이하로 낮출 수 있는 경우 비교적 효과적일 수 있다. 2차 예방 차원에서는 정기적인 건강진단을 수행할 수 있다. 이에 직업성암이 잠복기가 길다는 점을 감안하여 건강관리수첩 발급 등의 제도를 운영하고 있다. 즉 이직이나 은퇴한 이후에도 암 발생 여부에 대해 정기적으로 모니터링이 가능한 것이다.

이러한 1차 예방과 2차 예방의 구체적 조치는 산업안전보건법에 구체적으로 명시되어 있으며, 각각의 발암물질별로 특성에 맞는 제도적 조치를 취하도록 하고 있다. 산업안전보건법상 직업성암 예방을 위한 관련 규정의 내용은 물질 제도 등의 금지 및 허가, 건강관리수첩 발급, 노출기준 대상물질 및 관리대상 유해물질 선정, 작업환경 측정대상 유해인자 측정, 특수건강진단 대상 유해인자별 특수건강진단 실시, 허용기준 설정대상 유해인자 평가, 물질안전보건자료 및 경고표시 대상 유해인자 선정 등 다양하다.

07 환경요인

환경이라는 말은 '사람이나 동식물의 생존에 커다란 영향을 미치는 자연적 조건'이나 '사람이 생활하는 주위의 상태나 생활하기 위해 만든 물리적 조건'을 뜻한다. 환경을 구성하고 있는 모든 요소들은 서로 연결되어 있으며, 사람을 포함하는 환경계(environmental system)를 이루어 서로 영향을 주고받고 있다. 따라서 사람의 건강이 환경에 영향을 받는다는 것은 자명한 일로, 일찍이 히포크라테스는 사람의 질병을 치유하기 위해서는 질병과 관계된 "공기, 물, 장소에 대해서(On airs, waters, places)" 풍부한 지식을 가지고 있어야 한다고 주장하였다. 의과학의 발전에 힘입어 현대 의학은 히포크라테스가 언급한 요인들의 실체 — 예를 들면 더러운 물을 마셔서 생기는 감염병은 실제로는 물속의 미생물에 의한 것 — 에 대해 더 잘 알게 되었으나 여전히 많은 환경요인들이 그 자체로 건강과 질병의 결정에 중요한 요인으로 작용하고 있다.

넓은 의미에서 환경요인은 [표 1]과 같이 분류할 수 있다. 넓은 의미에서 생활습관이나 미생물 등도 환경요인이라고 할 수 있으나 일반적으로 환경역학에서는 물리화학적 요인과 일부 사회적 환경에 의한 질병 발생의 관련성을 밝혀내고자 한다.

[표 1] 환경적 요인

분류		예시
자연적 환경	생물학적 요인	동물, 식물, 미생물 등
	물리화학적 요인	우주, 공기, 물, 빛, 흙, 소리 등
사회적 환경	인공 환경	산업, 의복, 식생활, 주거, 교통 등
	사회 환경	문화, 경제, 정치, 교육, 종교 등

이전 연구에서 많은 환경요인이 암을 일으키는 물질로 밝혀졌다. 이런 연구 결과를 바탕으로 국제암연구소(IARC)는 화학물질, 복합물질, 직업적 노출, 물리적 요인, 생물학적 요인, 생활습관 등의 요인을 평가하여 포름알데하이드, 벤젠 등과 같은 화학물질, 실외대기오염, 콜타르 등과 같은 복합물질, 전리방사선, 자외선 등과 같은 물리적 요인을 비롯해 많은 환경적 요인을 1군으로 분류하고 있다.

환경요인들이 암을 일으킨다는 것이 잘 알려져 있기 때문에 암 클러스터가 발견되는 경우 환경요인이 흔히 원인으로 지목되기도 한다. 예를 들면 전라북도 익산의 장점마을에서는 2001년 비료공장이 설립된 후 주변지역 주민들 사이에 암이 많이 발생하였다는 민원이 제기되어 2017년에서 2019년까지 노출조사와 역학조사가 수행되었다. 조사 결과 해당 비료공장에서는 퇴비로만 사용되어야 하는 연초박(담뱃잎 찌꺼기)을 불법으로 건조하여 사용하였다는 것이 밝혀졌고, 연초박 건조 모의실험에서는 발암물질인 다환방향족 탄화수소(Polycyclic Aromatic Hydrocarbons, PAHs)와 담배특이니트로사민(tobacco specific nitrosaminees)이 배출되는 것이 확인되었다. 이들 발암물질은 공장이 가동을 중단한 후 공장과 주변지역에서 채취된 환경시료에서도 역시 검출되었다.

역학조사에서는 주변지역 주민들의 암 발생을 직접 확인하는 한편, 건강보험공단자료와 암등록자료 등의 2차 자료를 사용하여 표준화발생비를 산출하고 공장 가동 시기에 거주한 기간을 반영하여 대조지역 거주민들과 암 발생 위험을 비교하는 후향적 코호트 분석을 통해 위험비(Hazard Ratio, HR)를 산출하였다. 전체 암의 전국대비 표준화발생비는 2.05, 기타 피부암은 21.14, 남자의 담낭 및 담도암은 16.01이었으며 모두 통계적으로 유의하였다. 공장 가동 기간에 주변지역에서 7년 이상 거주한 사람들과 같은 기간 대조지역에 거주한 사람들을 대상으로 한 후향적 코호트 분석에서는 모든 암의 경우 위험비가 1.99, 간암이 6.63, 담낭 및 담도암은 15.24, 기타 피부암은 11.60이었고 모두 통계적으로 유의하였다.

이러한 역학조사 결과는 2차 자료를 사용하였기 때문에 교란의 가능성을 배제할 수 없고 지역 주민들이 과거에 발암물질에 노출된 정도를 직접 확인할 수 없다는 제한점이 있지만, 사후 조사 결과로 제시할 수 있는 최선의 근거를 제시하였다는 의의가 있다. 환경부에서는 이러한 제한점에도 불구하고 발암물질의 노출 경로를 추정할 수 있고 암의 발생이 다른 지역보다 높은 것이 확인되었기 때문에 비료공장에서 불법으로 사용한 연초박을 건조하는 과정에서 앞에 언급한 발암물질들이 대기 중으로 비산되어 주변지역 주민들에게 암이 발생한 것으로 판단하고 보상 등 사후 관리에 착수하였다.

1 대기 오염

실외 대기 오염(outdoor air pollution), 특히 미세먼지는 발암물질로 잘 알려져 있다. 미세먼지는 흔히 크기에 따라 미세먼지(PM_{10})와 초미세먼지($PM_{2.5}$)로 분류되는데 $PM_{2.5}$는 인위적 발생원에서 생성되어서 유해한 구성성분이 많고 지름이 작아 호흡기에 더 깊이 침투할 수 있기 때문에 PM_{10}에 비해 독성이 더 높다고 알려져 있다. 한국의 대기환경은 꾸준히 개선되고 있으며, 미세먼지 농도도 계속해서 낮아지고 있으나 여전히 개선이 필요한 상태이다. 미세먼지에 대한 노출 평가는 연구대상자의 위치정보에 해당하는 지점의 대기질측정소의 측정값이나 이에 기반한 수치 모델의 예측값을 연구기간 동안 산출하여 이루어진다. 이러한 방법은 연구대상자의 이동을 반영하지 못해 오분류의 가능성이 있기는 하나 개인의 장기간 노출을 평가하는 가장 현실적인 방법이다. 최근 들어 간이 센서 등을 사용하는 노출 평가가 시도되고 있으나 아직 정확성이 떨어진다고 평가된다.

미세먼지 장기노출의 건강영향은 주로 코호트 연구를 통해 보고되고 있다. 대표적으로 미국의 하버드 6개 도시 연구(Harvard Six Cities Study)와 미국 암협회 연구(American Cancer Society Study), 유럽의 ESCAPE 연구 등이 폐암과 미세먼지 노출의 유의한 관련성을 보고하였다. 미세먼지에 대한 장기적인 노출은 폐암으로 인한 사망의 위험을 1.1-1.2배 높이는 것으로 보고되었다. 흡연과 같은 다른 폐암 발생의 위험요인에 비해 관련성의 크기가 작지만, 미세먼지는 노출되는 사람의 수가 많고 노출이 대체로 비자발적이기 때문에 보건학적으로 중요한 의미를 가진다. 폐암 이외에도 소아백혈병, 방광암, 뇌암 등과의 관련성이 보고되고 있으나 일관적이지 않다.

2 자외선

자외선은 태양으로부터 발산되는 전자기장의 일부로, 태양방사선 스펙트럼 중 400nm-10nm 사이의 파장을 차지한다. 자외선의 대부분의 파장은 비전리방사선으로 분류되나 DNA에 손상을 줄 수 있는 수준의 에너지를 가지고 있어 장기노출 시 암을 일으키며 전체 각질세포암(keratinocyte cancer)의 95%, 전체 악성흑색종(malignant melanoma)의 대부분(60-90%)의 원인이라고 알려져 있다.

자외선과 피부암 사이의 관련성은 1970년대부터 수행된 코호트 연구와 환자-대조군 연구에서 보고되었다. 자외선의 노출은 햇볕에 타는 정도, 자외선 차단제 사용 여부, 실외 활동 시간, 거주지의 자외선 조사량, 자외선에 대한 생물학적 반응 정도 등을 기반으로 평가되었다. 1990년에 보고된 한 코호트 연구에서는 얼굴이나 팔이 햇볕에 타는 정도가 가장 높은 그룹은 가장 낮은 그룹에 비해 기저세포암(basal cell carcinoma) 발생 위험이 2배 가까이 높은 것으로 보고되었고(RR 1.90, 95% CI 1.50-2.40) 양-반응관계도 유의하였다. 악성흑색종의 관련성을 분석한 한 환자-대조군 연구에서는 15-20세 사이의 거주지의 위도가 12.6도 남쪽으로 내려갈 때의 오즈비(Odds Ratio, OR)가 2.2(95% CI 1.1-4.2)라고 보고하였다.

성층권의 오존층은 태양으로부터 오는 자외선을 막아주는 역할을 한다. 그러나 인위적으로 배출된 염소에 의해 성층권 오존층 파괴가 일어나 문제가 되고 있다. 이와 관련해서 오존층의 두께가 1% 감소하면 각질세포암이 2% 증가한다는 추산이 보고되기도 하였다. 인위적으로 배출된 염소는 대부분 프레온가스라는 상품명으로 잘 알려진 염화플루오린화탄소(chlorofluorocarbon, CFC)에서 떨어져 나온 것인데, CFC는 냉방기나 냉장고의 냉매, 스프레이 충진재 등으로 1980년대까지 사용되었다. CFC 등의 오존층 파괴 물질에 의해 오존층이 파괴되어 오존구멍(ozone hole)이 관측되기에 이르자 오존층 파괴 물질의 규제 필요성이 대두되었다. 1987년 몬트리올 의정서에 따라 오존층 파괴 물질의 사용 금지와 감축이 시작되었으나 오존층의 두께는 21세기 중반을 넘어서야 1980년대 이전 수준을 회복할 것으로 예상되고 있다.

3 식수 오염

비소는 유기비소와 무기비소로 구분되는데, 유기비소는 주로 해산물과 같은 음식을 통해 노출이 일어나며 무기비소보다 독성이 현저히 적다. 무기비소는 공기, 음식, 흡연 등으로 노출되기도 하지만 식수 오염이 가장 주된 노출 경로이다. 비소는 자연에 존재하는 원소로 처리되지 않은 지하수를 식수원으로 삼는 경우에 흔히 노출된다. 정확한 발암기전은 아직 확정적으로 밝혀지지 않았으나 비소 노출은 체내에서 산화손상을 일으키고 이 산화손상으로 인한 유전자독성이 암을 일으키는 것으로 생각되고 있다. 경구노출 시 비소의 체내 반감기는 49-59시간 사이로 추정되고 있어서 소변 비소 농도가 노출의 유용한 생체지표로 사용되며, 머리카락이나 손톱의 비소 농도도 노출 평가에 사용된다. 코호트 연구와 환자-대조군 연구에서 폐, 방광, 피부 등의 암과 관련성이 보고되고 있는데, 예를 들어 대만의 한 코호트 연구는 거주지 식수의 비소 농도가 300μg/L 이상인 경우 10μg/L 미만인 경우보다 요로상피세포암 발생의 비교위험도(RR)가 10.8(95% CI 2.90-40.3)에 이르며, 폐암의 경우 2.25(95% CI 1.43-3.55)인 것으로 보고하였다. 그러나 고농도 비소 노출에 의한 암 발생은 확고한 근거가 있으나 저농도 노출에 대해서는 일관되지 않은 결과들이 보고되고 있다.

또 다른 식수 오염 물질로 살균부산물(disinfection byproduct, DBPs)을 들 수 있다. 전염병 시대에 식수 오염의 가장 큰 위험요인은 세균이었지만, 살균법의 발달로 현대의 상수도는 살균 처리되어 공급되고 있어 세균은 더 이상 큰 위험요인으로 작용하지 않는다. 그러나 살균 처리에 사용되는 화학물질은 그 자체로, 또는 물속의 다른 물질과 반응하여 생긴 2차 물질로 암의 위험요인으로 작용할 수 있다. 대표적인 DBPs로는 트리할로메탄(trihalomethane, THM)이 있다. THM은 상수원수에 존재하는 유기물과 살균 처리에 사용되는 염소가 반응하여 생성되며 클로로포름(chloroform), 브로모디클로로메탄(bromodichloromethane), 디브로모클로로메탄(dibromochloromethane), 브로모포름(bromoform) 등의 화학물질이 포함되어 있다. 최근까지 THM 노출과 방광, 대장, 결장의 암 발생의 관련성에 대한 연구 결과들이 보고되고 있다. 유럽에서 수행된 3개의 환자-대조군 연구의 메타분석은 거주지에서 측정된 총 THM 농도가 50μg/L 초과인 경우에 5μg/L 이하인 경우보다 방광암 발생의 오즈비가 1.5(95% CI 1.05-2.05)인 것으로 보고하였다. 대장-결장암의 경우 방광암보다 수행된 연구가 적으며 일관되지 않은 결과들이 보고되고 있다.

08 농약 및 살충제

농약(또는 살충제, pesticide)은 pest(불쾌함 또는 골칫거리)와 cide(라틴어에서 유래된 살인자 또는 살인 행위)가 결합된 용어이다. 오늘날 농약은 경제적, 사회적 또는 건강에 해로운 원치 않는 곤충, 식물, 곰팡이, 해충 또는 미생물을 죽이는 데 사용되는 수천 가지의 제품에 적용되는 일반적인 용어이다. 세계보건기구(WHO)에 따르면 살충제는 곤충, 설치류, 곰팡이 및 원치 않는 식물(잡초)을 포함하여 해충을 죽이는 데 사용되는 화합물로 정의되며, 공중보건에서는 모기와 같은 벡터를 없애고 농작물을 손상시키는 해충을 죽이는 데 사용된다.

농약은 종류가 다양한데 사용목적에 따라 크게 살충제, 제초제, 살응애제, 살선충제, 살서제 등으로 구분한다. 또한 살충제에는 유기인계, 피레스로이드계, 카바마이트계, 유기염소계 등이 있다. 여기에서는 자세한 종류는 생략하기로 하고, 농약에 대한 일반적인 정보는 농촌진흥청 국립농업과학원에서 운영하는 농약정보서비스를 참조하기 바란다(http://pis.rda.go.kr).

1 발암기전

유기인제 농약은 일반적으로 체내에서 대사와 배출이 빠르게 진행되는 편이나, 유기염소계 농약의 경우 체내 지방조직에 축적되는 경향이 있다. 농약에 의한 암은 다양한 기전에 의해 발생한다고 알려져 있지만, 대표적으로 산화스트레스와 수용체 매개 기전, 그리고 염증, 후성유전학 등이 있다. 산화스트레스에 의한 기전은 인체가 농약에 노출될 때 항산화 방어 기전을 넘어설 경우 활성산소류를 생산하게 되는데, 이러한 활성산소류에는 불안정한 과산화, 하이드록시 등의 유리기가 포함되어 있다. 활성산소류는 결국 세포의 DNA와 단백질에 손상을 주게 된다.

대부분의 농약은 유전독성 검사에서 돌연변이를 유발하지 않음에도 불구하고, 농약과 암의 관련성에 대한 역학적 증거는 지속적으로 증가하고 있다. 이에 기본적인 DNA 손상, 돌연변이 등에 의한 암 발생 이외의 기전이 존재할 것으로 추정할 수 있다. 환경에서 발견되고 있는 내분비계장애물질은 호르몬의 작용을 봉쇄 또는 모방하여 다양한 병적 상태를 유발한다. 농약에 의한 안드로겐 및 에스트로겐 수용체의 부적절한 활성화는 농약으로 인한 과도한 암 발생, 특히 유기염소계 농약에 의한 전립선암 및 유방암 발생에 기여할 수 있다는 가설 중 하나이다. 즉 농약 자체가 유전독성을 일으키지는 않지만, 수용체에 변화를 주어 암을 조절하는 유전자 발현 프로그램에 영향을 미칠 수 있다는 것이다.

2 암 역학 연구

농약과 암에 대한 역학은 사실 그리 많이 알려져 있지 않다. 농약과 관련해 우리가 배우고 접한 것은 급만성 중독이지 암에 대해서는 별로 관심을 갖지 않았던 것이다. 최근 들어 한국에서도 암과 관련된 연구 결과가 발표되기는 하지만, 여전히 중독에 비해 관심을 받지 못하고 있다.

2-1 국내

한국에서 농약과 암과의 관련성을 연구한 경우는 2002년 강화코호트 연구가 대표적이다. 이 연구는 코호트 내 환자-대조군 연구(nested case-control study)로서 남성 농업인에서 농약을 사용하는 경우 전체 암의 발생률이 높았고 특히 위암, 담낭암, 간암 등 소화기계암의 발생률이 높게 나타났다. 이외에도 최근 국립암센터에서 발간한 연구보고서(2017)에 의하면 농약을 사용하지 않은 사람에 비해 농약을 사용한 사람의 폐암 발생 위험도가 2.5배 높았으며, 특히 남성의 경우 3.4배 높았다. 농약에 직접 노출된 기간이 길수록 남성의 담낭·담도암 발생 위험도가 1.04배 높았고, 여성은 농약을 사용하지 않은 경우에 비해 농약 노출기간이 약 30년 이상인 경우의 간암 발생 위험도가 4.6배 정도 높았다. 이외에도 농촌 어린이에서 도시 어린이보다 백혈병으로 인한 사망률이 높다는 연구(후향적 코호트 연구)와 농업인에서 다른 인구보다 암으로 인한 사망률이 높다는 연구(생태학적 연구)

등이 있지만, 이러한 연구 이외에는 농약과 암 발생과의 관련성을 특정화하여 연구한 경우는 없다.

2-2 국외

국제암연구소(IARC)의 발암성 평가기준에 따른 농약의 발암성 평가는 [표 1]에 제시하였다. 1987년부터 이루어진 평가에서는 농약과 암 발생과의 관련성을 국제암연구소(IARC) 분류로 Group 3(미분류)에서 Group 2B(발암 가능)로 분류하였다. 주요 암으로는 전립선암, 비호지킨림프종, 성인백혈병, 다발성골수종 등이 보고되었다. 미국 농업인 건강연구의 암 발생에 따른 농약 분류에서 미국환경청(Environmental Protection Agency), 캐나다 농약관리청(Pest Management Regulatory Agency), 국제암연구소(IARC)의 암 관련 분류에서 볼 수 있듯이 대부분의 농약에서 미평가(또는 미분류), 동물 발암성 없음, 발암성 추정(가능) 등으로 그 관련성은 없거나 낮은 수준이다.

여러 살충제 중에 유기염소계와 전립선암, 비호지킨림프종과의 관련성이 많았으며, 성인백혈병과 다발성골수종에 대한 관련성은 아직 평가되지 않았거나 미분류 상태이다. 최근 국제암연구소(IARC)는 유기인계 살충제와 제초제인 글라이포세이트(비호지킨림프종, glyphosate), 말라치온(비호지킨림프종, 전립선암, malathion), 다이아지논(비호지킨림프종, 백혈병, 폐암, diazinon) 등을 Group 2A(발암 추정)로 분류하였다. 그리고 테트라클로르빈포스(tetrachlorvinphos)와 파라치온(parathion)을 Group 2B(발암 가능)로 분류하였다.

유기염소계 농약은 전립선암, 췌장암, 폐암, 흑색종, 백혈병, 비호지킨림프종 등과 관련성이 있고, 유기인계는 전립선암, 폐암, 흑색종, 백혈병 등과 관련성이 있으며, 카바마이트계는 결장암, 흑색종 등과 관련성이 있는 것으로 보고하였다. 이 중에서 대표적으로 전립선암은 서구에서 많이 발생하는 암종인 만큼 많은 연구가 되어 있으며, 원인물질로는 유기인계와 유기염소계 농약이 대표적이다. 또한 최근 메타분석 연구에서도 전립선암은 농약, 특히 유기염소계 농약 노출에 의해 증가하는 것으로 보고되고 있다. 비호지킨림프종의 경우에도 대표적으로 농약과 관련성이 있는 암종인데, 보통 유기염소계 농약에 의한 것이 대부분이다. 이외에 간암의 경우 유의한 증가는 관찰할 수 없다는 것이 최근의 주요 연구 결과이며, 유기염소계 농약의 경우 유방암, 방광암, 뇌종양, 고환암, 갑상선암 등에 영향을 미칠 수 있다는 보고도 있다.

[표 1] 주요 농약과 암 발생과의 역학적 연구 결과

주요 암	농약 종류	IARC 분류 (연도)
전립선암	Malathion(유기인계)	Group 2A (2017)
	Permethrin(피레스로이드계)	Group 3 (1991)
	Aldrin(유기염소계)	Group 2A (2019)
	Chlordecone(유기염소계)	Group 2B (1987)
	Lindane(유기염소계)	Group 1 (2018)
	DDT(유기염소계)	Group 2A (2018)
	Dieldrin(유기염소계)	Group 2A (2019)
	Atrazine(트리아진계)	Group 3 (1999)
	Methyl bromide(훈증소독제)	Group 3 (1999)
	Oxychlordane(유기염소계)	Group 2B (2001)
	HCB(유기염소계)	Group 2B (2001)
	Mirex(유기염소계)	Group 2B (1987)
비호지킨림프종	Lindane(유기염소계)	Group 1 (2018)
	Dieldrin(유기염소계)	Group 2A (2019)
	Toxaphene(유기염소계)	Group 2B (2001)
	2,4-D(제초제)	Group 2B (2018)
	MCPA(제초제)	Group 2B (1987)
	β-Hexachlorobenzene(유기염소계)	Group 2B (2001)
	HCB(유기염소계)	Group 2B (2001)
	DDT(유기염소계)	Group 2A (2018)
	Chlordane/oxychlordane(유기염소계)	Group 2B (2001)
	Mirex(유기염소계)	Group 2B (1987)
성인백혈병	Chlordane/heptachlor(유기염소계)	Group 2B (2001)
다발성골수종	Captan(프탈이미드 살진균제)	Group 3 (1987)
	Permethrin(피레스로이드계)	Group 3 (1991)
	Carbary(카바마이트계)	Group 3 (1987)

주요 암	농약 종류	IARC 분류 (연도)
피부암(흑색종)	Carbaryl(카바마이트계)	Group 3 (1987)
	Maneb(카바마이트계)	Group 3 (1987)
	Toxaphene(유기염소계)	Group 2B (2001)
	Malathion(유기인계)	Group 2B (2017)
췌장암	DDT(유기염소계)	Group 2A (2018)
	EPTC(카바마이트계)	Group 3 (1987)
폐암	Diazinon(유기인계)	Group 2A (2017)
	Dieldrin(유기염소계)	Group 2A (2019)
대장암	Aldicarb(카바마이트계)	Group 3 (1991)
	Trifluralin(유기염소계)	Group 3 (1991)
	Chlordane/heptachlor(유기염소계)	Group 2B (2001)

3 농약의 종류

2018년 '농업인의 업무상 질병 및 손상 조사'에서 한국 농업인 중 직간접적으로 농약을 살포하는 농업인의 비율은 66.1%로 나타났다. 농약 총사용량은 10년 전에 비해 점차 감소하는 경향을 보였다. 2018년 기준으로 국내에서 출하한 농약은 1만 8,716톤이었고 이 중 화학농약은 84.4%를 차지하였다. 용도별로는 제초제가 31.7%로 가장 많았고, 살충제 30.3%, 살균제 29.8%, 기타 8.2% 순이었다.

한편 2012년 전세계 농약 사용량은 제초제(48.9%), 훈증제(19.1%), 살충제(18.3%), 살균제(13.7%) 순으로 나타났다. 농업 분야에서 가장 많이 사용되고 있는 농약 25개 중 발암성 평가가 이루어진 농약은 7개로 국제암연구소(IARC) 발암물질 분류 group 3에서 group 2A, 2B 등이었다.

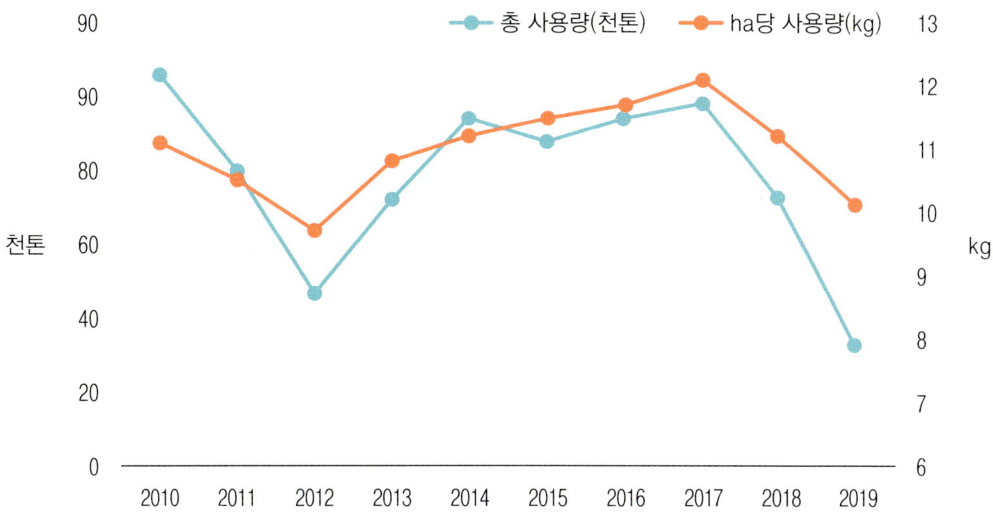

[그림 1] 연도별 농약 사용량 추이

출처: 농림축산식품부. 〈농림축산식품 통계연보〉. 2020.

[표 2] 국제암연구소(IARC)의 농약 발암성 분류

분류	농약
Group 1	2,3,7,8-Tetrachlorodibenzo-para-dioxin Lindane(see also Hexachlorocyclohexanes)
Group 2A	DDT(4,4'-dichlorodiphenyltrichloroethane) Diazinon Dieldrin, and aldrin metabolized to dieldrin ***Glyphosate**** Malathion Non-arsenical insecticides(occupational exposures in spraying and application of)
Group 2B	***1,3-Dichloropropene(technical-grade)**** 2,4,6-Trichlorophenol(see also Polychlorophenols) ***2,4-D(2,4-dichlorophenoxyacetic acid) (See also Chlorophenoxy herbicides)**** Chlordane Chlordecone(Kepone) Chlorophenoxy herbicides ***Chlorothalonil**** Hexachlorobenzene Hexachlorocyclohexanes Mirex Parathion Tetrachlorvinphos Toxaphene(Polychlorinated camphenes)

분류	농약
Group 3	2,4,5-Trimethylaniline Aldicarb ***<u>Atrazine*</u>*** Captan Carbaryl Maneb ***<u>Methyl bromide*</u>*** Permethrin Simazine ***<u>Trifluralin*</u>***

* ***<u>bold, italic and underline</u>***: the most common usage pesticides in world and USA

4 예방과 관리

4-1 일반적 예방

최근 유기염소계 농약의 사용이 금지되면서 일부 식품에 잔류하여 노출되는 문제는 거의 없다. 다만 직업적으로 노출되는 농업인에 대한 관리는 필요하다. 개별 농약에 대한 국제암연구소(IARC)의 분류는 대부분 2A 이하로 평가하고 있지만, 농약을 살포하는 작업 자체를 group 2A로 분류하고 있는 만큼 작업 시 철저한 관리가 필요하다.

농약에 대한 급성 노출에 대한 일반적인 치료 원칙은 노출된 옷을 벗고 피부와 머리카락을 씻는 등 외부 오염을 제거하고, 해독제(활성탄)를 통한 내부 오염을 제거하는 것이다. 관리적 측면에서 농약 관리는 농약함을 사용하여 보관과 폐기를 철저히 하고, 최소한의 독성을 가진 농약을 선택하는 것이 우선이다. 농약 살포 시에는 농업인이 되도록 농약에 노출되지 않도록 장비와 도구를 이용하고 노출을 최소화하는 기술 역시 필요하다. 무엇보다 농업인 각자가 농약 노출의 위험성을 인식하고 농약 살포 시 마스크, 장갑, 보호복 등의 개인보호구를 철저히 착용하며 살포 후에는 샤워와 목욕 등을 통한 개인위생을 철저히 하여야 한다.

4-2 역학연구

현재까지 국제암연구소(IARC)에서 평가한 대부분의 농약에 대하여 인체 자료가 부족한 실정이다. 이처럼 아직 평가해야 할 농약이 많은 점은 농약에 대한 연구가 활발히 이루어져야 하는 당위성을 보여준다. 농약과 암과의 관련성을 파악하기 위해서는 충분한 대상자 확보, 정량적인 노출 자료, 노출-반응 자료 등의 역학적 자료를 확보해야 한다.

농약과 암의 관련성을 파악하는 역학연구에는 다음과 같은 몇 가지 제한점이 있다. 첫째, 노출되는 특정 농약에 대한 정보가 부족하고, 일반적으로 다양한 농약에 노출된다. 둘째, 대상자 수가 적고 암의 발생빈도가 낮다. 즉 낮은 위험성의 농약에 노출되는 인구는 많은 반면에 높은 위험성의 농약에 노출되는 인구는 적다. 셋째, 역학연구를 위해 필요한 정확한 노출평가가 어렵고, 따라서 용량-반응 자료가 부족하다. 이러한 제한점에도 불구하고 잘된 노출평가를 기반으로 하는 많은 코호트 연구와 환자-대조군 연구는 농약과 암 발생과의 관련성을 파악하는 주요한 근거로서 충분히 가치가 있다.

한국에서도 농약 노출에 대한 평가가 아직 제대로 이루어지지 않고 있다. 한국의 현실에 맞는 노출평가 방법을 마련하는 것은 농업인의 암 발생에 기여할 수 있는 가능성이 높기 때문에 이에 대한 연구가 지속적으로 이루어져야 할 것이다.

1 방사선 관련 용어

방사선은 에너지의 흐름으로서 물질 내 원자나 분자를 전리(이온화)할 수 있는지 여부에 따라 전리방사선(ionizing radiation)과 비전리방사선(nonionizing radiation)으로 나뉜다. 전리방사선에는 X선, 감마선, 알파 및 베타입자, 중성자 등이 포함되어 있으며 비전리방사선에는 자외선, 태양광선, 적외선, 마이크로파, 전자기파, 극저주파 등이 있다.

방사선량을 나타내는 종류에는 흡수선량, 등가선량, 유효선량, 예탁선량 등이 사용된다. 흡수선량(absorbed dose)은 조직이나 장기에 흡수된 단위질량당 방사선 에너지량을 말하며 Gy라는 국제표준단위로 표현된다. 등가선량(equivalent dose)은 방사선의 종류에 따라 주변에 전달되는 에너지가 다른 방사선가중치(엑스선이 1, 알파입자는 20)를 반영한 선량으로 Sv라는 국제표준단위를 사용한다. 유효선량(effective dose)은 인체 각 장기별 방사선에 대한 위험도가 다른 조직 가중치(골수가 0.12, 갑상선은 0.04 등)를 반영한 인체 전체에 미치는 영향을 나타내는 선량 값(Sv)이다. 예탁선량(committed dose)은 체내에 들어온 방사성 물질의 반감기에 따라 감소하는 방사선량을 적분한 값으로 방사능 섭취 후 그로 인한 생애선량을 의미한다. 한편 생체 시료를 통해 체내 노출된 방사선량을 평가하는 것을 생물학적 선량(biological dose)이라고 하며 말초혈액 림프구 세포에서 관찰되는 염색체 이상(이동원염색체, 염색체 전좌 등)의 수를 선량-반응표준 곡선에 대입하여 인체의 전신흡수선량을 추정하는 방법을 가장 많이 사용한다. 방사선 역학에서는 이러한 선량 단위들을 근거로 단위 선량당 위험도(risk per unit dose)를 산출한다.

방사선 노출의 형태는 외부피폭(external exposure)과 내부피폭(internal exposure)으로 나누며 2가지 모두 동시에 일어날 수도 있다. 외부피폭은 방사선 발생이 인체 외부에서 이루어지는 것으로 대부분의 의료 및 직업 노출 형태가 해당한다. 반면 내부피폭은 방사성핵종을 섭취하고 이들 핵종이 몸에서 붕괴할 때 내는 방사선에 피폭되는 것으로서 호흡을 통해 체내에 흡수되는 라돈 피폭, 방사성 물질로 오염된 음식물 섭취, 또는 치료를 위해 방사성 약제를 투여받는 경우들이 해당한다. 외부피폭의 경우 방사선 발생원이 차단되면 (즉 장비의 전원이 꺼지면) 방사선 노출이 없어지지만, 내부피폭의 경우 방사성 물질이 반감기에 따라 일정 기간 존재하며 체내 축적될 수 있다.

2 방사선 노출량

방사선은 발생 원천에 따라 자연방사선(natural radiation)과 인공방사선(artificial radiation)으로 나누지만, 방사선 자체로서의 본질적인 차이는 없다. 이러한 분류는 방사선의 각 발생원에 따른 규모와 경향성을 파악하여 예방 가능성을 모색하는 것에 도움이 된다. 한국 국민이 노출되는 자연방사선량의 개인당 연간 평균은 3.08mSv로 평가되었으며(우주방사선 0.26mSv, 지각감마선 1.04mSv, 방사능 핵종의 음식물 섭취 0.38mSv, 라돈과 토론 핵종 흡입 1.40mSv), 이 수치는 세계 평균(2.4mSv)보다 약간 높은 값이다. 한국 국민이 노출되는 인공방사선량의 2016년 기준 개인당 평균 의료 노출은 1.84mSv, 직업적 노출은 0.001mSv로 산출되었다. 따라서 2016년도 기준으로 한국 국민은 자연과 인공방사선 모두 합해서 개인별 연간 평균 총 4.92mSv의 방사선에 노출되고 있다. 그러나 건강검진에서의 방사선 노출량은 공식적인 산출 과정에 포함되지 않아 실제 인공방사선 노출량은 훨씬 높을 것으로 예측된다. 인공방사선량은 자연방사선과 달리 매년 변화가 커서 조사연도 및 사용된 자료원에 따라 값의 차이가 발생한다.

한국에서 직업적 방사선량에 대한 체계적 모니터링은 1984년(방사선작업종사자)과 1996년(방사선관계종사자)부터 시작되었다. 방사선관계종사자의 경우 1996년 연간 평균선량이 1.75mSv에서 2019년 0.45mSv로 지속적으로 감소해왔으나 아직도 선진국들에 비해서는 여전히 높은 수준이다. 핵의학과와 종양치료 분야 의료종사자의 2019년 평균선량은 0.41mSv로 진단관계종사자들의 노출량과 비슷하였다. 한편 작업종사자들의 2019년도 연간 평균선량은 0.30mSv이며, 직종별 차이가 커 방사선투과검사업체 종사자가 0.57mSv로 가장 높았다.

의료방사선은 진단 및 치료 과정(진단, 중재시술, 핵의약품, 방사선 치료 등)에서 환자나 일반인에게 노출되는 것으로, 다양한 의료기술의 발전과 의료접근성의 향상으로 인해 매년 증가하고 있다. 미국의 경우 1980년대에 일인당 전체 방사선 노출량이 3.6mSv였으며 의료방사선량이 이 중 약 15%를 차지하였으나, 2006년에는 전체 노출량이 6.2mSv로 증가하였고 의료방사선량이 약 50%(3.0mSv)를 차지하였다. 2016년에는 CT 사용의 감소로 의료방사선량이 다소 감소(2.2mSv)하였다. 한국에서도 의료방사선 노출이 증가하고 있으며 그중에서 CT 사용으로 인한 방사선량은 전체 의료방사선 노출량의 약 60%로 가장 많다.

3 방사선의 발암성 및 관련 요인

국제암연구소(IARC)에서는 방사선(엑스선 및 감마선, 중성자, 알파 및 베타 핵종)을 발암성 확인 물질(carcinogenic to humans, Group 1)로 분류하였다(IARC. 2012). 엑스선 및 감마선의 경우 침샘암, 식도암, 위암, 대장암, 폐암, 골암, 피부기저세포암, 여성 유방암, 신장암, 방광암, 뇌종양 및 중추신경계암, 갑상선암, 백혈병(만성림프구성 백혈병 제외) 등이 인체 발암성에 충분한 근거가 있는 것으로 평가되었다[표 1]. 알파와 베타 핵종에 의해 발암성이 확인된 암종은 폐암, 골암, 간암, 백혈병, 갑상선암, 담낭암, 고형암, 부비동암, 간외 담도암 등이다. 중성자는 역학연구에서는 근거가 불충분하지만 동물실험 결과에 근거하여 발암성 확인 물질로 분류되었다.

[표 1] 방사선 종류에 따른 인체 발암성이 확인된 암종

방사선 종류	암종
알파 및 베타 핵종	폐암, 골암, 간암, 백혈병(만성림프구성 백혈병 제외), 갑상선암, 담낭암, 고형암, 부비동암, 간외 담도암
엑스선 및 감마선	침샘암, 식도암, 위암, 대장암, 폐암, 골암, 기저세포암, 여성 유방암, 신장암, 방광암, 뇌종양 및 중추신경계암, 갑상선암, 백혈병(만성림프구성 백혈병 제외)
태양광선	피부암
자외선	피부암, 안구암

방사선의 영향은 세포의 증식 활동에 비례하며 세포의 분화 정도와는 반비례한다. 따라서 증식 활동이 많은 골수는 방사선에 민감하여 백혈병이 방사선에 의한 중요한 질환(cardinal disease)으로 간주된다. 방사선 노출에 의한 암 발생 기전은 DNA에 대한 직접적인 손상뿐 아니라 후생유전학적 기전 및 다른 세포들과의 상호작용 등 다양한 기전들이 관여한다. 단 한 번의 방사선 노출도 평생 암 위험도를 증가시키며 고선량뿐 아니라 적은 양에 여러 번 노출된 경우도 암 위험도를 증가시킨다. 방사선에 의한 암 발생 최소 잠복기는 백혈병의 경우 노출 후 2년, 갑상선 및 전체 고형암은 10년으로 알려져 있으나, 방사선에 노출된 나이와 암의 종류에 따라 다르다. 방사선 노출과 암 위험도에 대한 선량반응 관련성을 설명하기 위해 여러 모델이 제시되었다. 각 모델은 방사선량이 증가함에 따라 암 발생 위험이 증가한다는 것에서는 같지만, 문턱선량의 존재 여부와 암 발생 위험 증가의 형태는 다르게 가정되었다. 이 중 문턱 없는 선형비례 모델(linear no-threshold model)이 가장 합리적이라고 평가되고 있다.

방사선 노출에 의한 암 발생 영향 요인(modifier)으로는 노출선량 및 노출형태, 성별, 노출 시 나이, 노출 후 시간, 도달연령 등이 있다. 고선량 방사선에 노출될수록 암 위험도가 높으며 방사선의 노출량 및 속도에 따라(선량선량률효과) 위험도가 다를 수 있다. 노출 시 연령(age at exposure)이 어릴수록 방사선에 의한 암 위험도는 높게 나타난다. 특히 갑상선암 위험도는 어릴 때 노출된 경우 매우 높고 20세 이후에는 적게 나타난다. 그러나 각 암종별로 다른데, 폐암의 경우 노출 시 연령이 높을수록 초과비교위험도가 증가하며 유방암의 경우 청소년기에 노출 시 위험도가 가장 높다. 여성이 남성보다 단위 방사선량에 의한 암 위험도가 대체로 크다. 노출 이후 시간(time since exposure)이 길수록 그리고 도달연령(attained age)이 증가할수록 암 위험도는 증가한다. 이때 같은 노출 이후 기간이라고 하더라도 노출 시 연령에 따라 위험도가 달라질 수 있으며, 같은 도달연령이라도 노출기간이 긴 경우 위험도가 더 높게 나타난다. 예를 들어 20세 때 노출 이후 10년 뒤인 30세 때의 위험도와 50세 때 노출 이후 60세 때의 위험도는 다르다. 또한 방사선 노출 후 시간이 많이 경과해도 고형암 위험도는 평생 정상으로 돌아오지 않는다.

방사선 노출에 의한 악성종양과 유전영향은 확률론적 영향(stochastic effect)으로, 그 외 건강영향들은 결정론적 영향(deterministic effect) 혹은 조직반응(tissue reaction)으로 나누어 설명된다. 확률론적 영향은 방사선 노출량 증가에 비례하여 질병이 발생하는 데 반해 결정론적 영향은 일정 용량(문턱선량) 이상의 방사선에 노출될 때에 거의 필연적으로 발생되는 것을 말한다. 그러나 확률론적 영향과 결정론적 영향이 서로 배타적으로 구별된 것은 아니며, 비악성종양 질환들도 확률론적 특성을 지닌 경우가 있다.

4 방사선 역학 지표

방사선 역학에서는 일반적인 역학 지표들 외에 방사선에 의한 초과위험도를 나타내는 지표로 초과비교위험도(Excess Relative Risk, ERR)와 초과절대위험도(Excess Absolute Risk, EAR) 지표를 사용한다. 초과비교위험도는 방사선으로 인한 암 위험을 기저암 위험도(방사선 외 다른 요인) 대비 상대적인 위험도로 나타내는 지표로(비교위험도에서 기저위험도 1을 뺀 값), 방사선 노출군이 비노출군보다 몇 배 높은 암 발생을 보이는지 나타내는 상대지표이다. 초과절대위험도는 방사선 노출군의 위험도와 비노출군의 위험도 차이로서 방사선으로 인한 암 발생이 인구집단에서 얼마나 되는지를 나타내는 절대지표이다.

초과비교위험도와 초과절대위험도 모델은 기저위험도에 추가적인 위험이 곱해지거나 더해진 형태로 각각 $\lambda0(a,s)[1+\rho(d)]$과 $\lambda0(a,s)+\rho(d)$으로 산출한다. 이때 $\lambda0(a,s)$는 연령(a)과 성별(s)의 기저발생률을 의미하며, d는 방사선 노출량, ρ는 단위 선량당 초과비교위험도이다[즉 $\rho(d)$는 선량-반응 함수를 의미함]. 따라서 초과비교위험도 및 초과절대위험도 산출을 위해서는 우선 암 발생에 영향을 주는 요인들을 통해 기저위험모델을 구축하고 여기에 방사선에 의해서 추가적으로 증가되는 위험도를 상대적 혹은 절대적으로 적용한다.

만약 초과비교위험도가 0.5라면 기저위험도(율)보다 50% 증가하였다는 것을 의미하며, 초과절대위험도가 10만명당 10이라면 방사선 노출로 인해 10명의 질병 발생이 추가로 생긴다는 것을 의미한다. 즉 초과비교위험도는 위험도의 비(ratio)를 나타내며 방사선 노출과의 관련성의 크기를 설명하고, 초과절대위험도는 위험도의 절대적 차이(difference)로서 방사선으로 인한 질병의 크기에 대한 정보를 제공한다. 초과비교위험도와 초과절대위험도는 서로 다른 측면에서의 위험도를 표현하는 것으로, 비교위험도 지표가 크다는 것이 반드시 절대위험도가 크다는 의미는 아니다.

5 방사선 암 역학 연구들

다양하고 많은 방사선 역학연구들이 국제적으로 진행되고 있으며 방사선 노출 형태별로 분류한 주요 연구들은 [표 2]와 같다. 이러한 연구들은 방사선 노출과 악성종양을 비롯한 건강영향에 대한 관련성 및 기전 파악에 기여해왔으며, 인구집단에서의 방사선 방호에 대한 과학적 근거들을 제공하고 있다. 대표적인 일부 역학연구들을 소개하면 다음과 같다.

[표 2] 방사선 노출 형태별 주요 역학연구

노출 형태	연구 종류
핵폭탄 노출	원폭생존자 연구(Life Span Study, Adult Health Study, In Utero Study, F1 cohort)
핵시설 사고	체르노빌 사고 연구(지역주민, 정화작업자)
	후쿠시마 사고 연구
의료 노출	방사선 치료 환자 연구(자궁경부암, 소아암, 유방암, 호지킨림프종, 위궤양, 혈관종, 두부백선, 방사선요오드, 양성자 치료 등)
	방사선 진단 환자 연구(투시촬영, CT 검사, 유방촬영술, 치과검사 등)
직업 노출	핵산업종사자 연구(INWORKS, Mayak 종사자, Million Person Study 등)
	의료종사자 연구(미국 방사선사 코호트 등)
	광부 및 기타 직업 연구(우라늄 광부, 비파괴작업자, 항공승무원 등)
환경 노출	고준위 거주 연구(인도, 중국, 브라질, 이란 등), 자연방사선과 어린이 백혈병 연구(영국, 스위스, 핀란드, 프랑스 등)
	핵시설 주변 거주 연구(미국 Three Mile Island, 독일 KiKK, 프랑스 Geocap, 스위스 CANUPIS, 영국 COMARE 등)
	기타 환경 방사성 노출 연구(Techa River, Marshall Islands, Hanford, 방사성 코발트 오염 빌딩 코호트, 방사능 낙진 연구 등)

5-1 원폭생존자 연구

일본 방사선영향연구재단(Radiation Effects Research Foundation)에서는 1945년 8월 핵폭탄에 의해 방사선에 노출된 일본 원폭생존자들을 대상으로 Life Span Study, Adult Health Study, In utero study, 생존자 자녀 연구(F1), 생존자 자녀 임상연구(FOCS) 등의 다양한 역학연구를 진행하고 있다(https://www.rerf.or.jp/). 이러한 연구들을 통해 산출된 방사선 노출의 암 위험도에 대한 결과들은 방사선 역학에서의 교과서적인 참고 값으로 평가되고 있다.

악성종양에 관한 연구는 약 12만명을 포함하고 있는 Life Span Study를 통해 보고되었다. 이 연구를 통해서 방사선 노출 후 암 위험도는 노출 후 수십 년이 지나도 계속되며, 방사선에 의한 암 위험도는 여성이 남성보다 높고, 어릴 때 노출될수록 방사선의 위험도가 증가되며, 방사선에 의한 위험도는 각 장기별로 다르다는 사실을 대규모 인구집단에서 직접 관찰하였다. 방사선에 의한 백혈병은 노출 후 5-8년에 최고의 발병빈도를 보였고 이후 감소하였으며, 고형암은 10년 뒤부터 지속적으로 증가하였다. 초과비교위험도는 도달연령이 증가함에 따라 감소하고, 초과절대위험도는 도달연령이 증가함에 따라 증가하였다[그림 1].

1958-2009년까지 추적된 연구에 의하면, 초과비교위험도는 Gy당 남성은 0.36, 여성은 0.65의 값을 보였으며 이러한 값들은 흡연의 보정 여부에 따라서 큰 차이가 없었다.

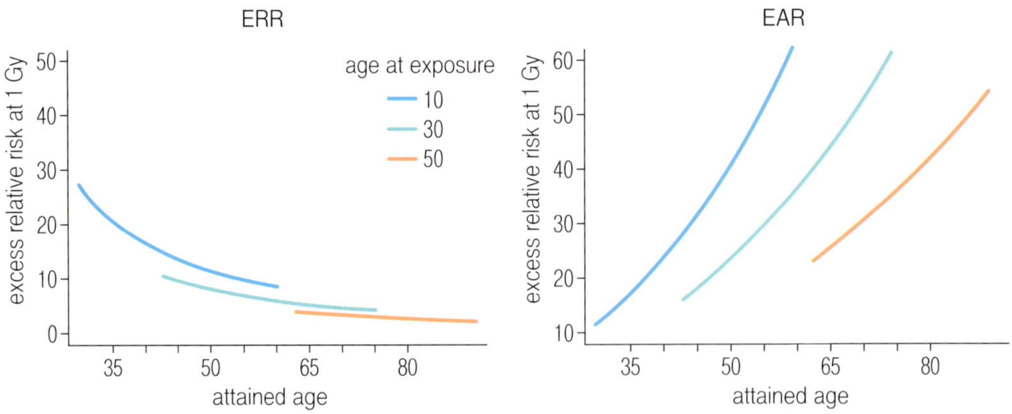

[그림 1] 원폭생존자들의 방사선 노출에 따른 고형암의 초과비교위험도(왼쪽)와 초과절대위험도(오른쪽)
출처: Preston et al., 2007.

초과절대위험도는 남성과 여성에서 10,000인년당 각각 42.9명과 54.7명이었다. 이 연구에서 선량과 고형암의 관련성이 여성에서는 선형 관련성을 보였으나 남성에서는 비선형성(upward curvature)이 관찰되었다. 기존에 고형암은 선형 관련성을 보이고 백혈병은 선형-이차(linear quadratic) 관련성을 보여왔던 결과와 차이가 있어 논란 중이다. 한편 유의한 위험도를 보이는 가장 낮은 선량은 100–200mGy 수준으로 보고되고 있으며 추적이 증가할수록 점차 감소하는 경향을 보인다.

방사선에 의한 기여분율(attributable fraction)은 약 10%로 남성이 6%, 여성은 13%였다. 이를 절대 수치로 표현하면 전체 5mGy 이상 노출자의 고형암 발생 9,946명 중 990명이 원폭 방사선 노출 때문에 추가로 발생한 것이다. 기여분율은 높은 선량에 노출될수록, 노출 시 연령이 어릴수록 증가하였다. 같은 선량에 노출되더라도 여성에서의 기여분율이 더 높았는데, 이는 다른 위해요인들이 남성보다 상대적으로 적기 때문이다. 한편 흡연에 의한 기여분율은 남성에서 42%이고 여성에서는 3%로, 여성의 경우 흡연보다 방사선 노출이 암 발생에 더 큰 기여를 하였다.

갑상선암의 경우 유의한 초과비교위험도(1.28 ERR/Gy)를 보였으며 20세 이하 노출자에서 약 36%의 기여위험도를 보였다. 위험도는 노출 시 연령이 증가할수록 감소하여 20세 이상에서는 유의한 증가가 관찰되지 않았다. 도달연령과 노출 후 시간이 증가함에 따라 위험도가 감소하였지만 어릴 적 노출 후 50년이 지나도 갑상선암의 위험도는 지속적으로 관찰되었다. 대장암의 경우 유의한 선형 관련성을 보였으며 초과비교위험도가 0.63/Gy였으나, 직장암의 경우는 유의한 관련성을 보이지 않았다. 대장암의 초과위험도(절대 및 상대)는 다른 암종들과 달리 노출 시 연령에 따라 유의한 차이가 없었다. 백혈병의 방사선 노출 기여분율은 46%로 다른 암종들보다도 높았으며 골수선량과 선형-이차 관련성을 보였다. 백혈병의 위험도는 대체로 도달연령 혹은 노출 후 시간이 지날수록 감소하는 양상을 보였지만, 급성 골수성백혈병(AML)의 경우는 원폭 이후 지속해서 증가하였다. 그 외 비호지킨림프종은 남성에서만 약한 근거를 보였고 호지킨림프종과 다발성골수종의 경우는 방사선 노출에 의한 관련성이 관찰되지 않았다. 한편 원폭 당시 태아였던 3,268명에 대한 코호트와 당시 6세 미만이었던 1만 5,899명의 코호트를 비교한 결과에 의하면, 두 집단 모두 고형암 발생이 유의한 선량-반응 관련성을 보였으며 위험도의 크기는 소아 때 노출된 경우의 초과비교위험도가 태아 시 노출된 경우보다 컸다.

5-2 체르노빌 사고 연구

1986년 4월 체르노빌에서 발생한 핵발전소 사고는 일본 원폭에서와 같은 일회적 노출과 달리 인구집단이 장기간에 걸쳐 지속적으로 방사선에 노출되었다는 특성을 갖는다. 여러 나라에서 환경적으로 방사능에 노출된 어린이 및 주변 주민들과 사고 후 정화작업에 투입된 종사자들에 대한 코호트 및 환자-대조군 연구들이 진행되었다(http://arch.iarc.fr/index.php). 현재까지의 연구 결과들은 정화작업자(cleanup worker)에서 갑상선암과 백혈병 위험도가 증가하였고, 지역주민의 경우 어린이들에게서 갑상선암이 증가한 것으로 요약된다.

갑상선암의 위험도는 조사 지역, 대상, 기간 등에 따라 다양하지만 어린이 및 청소년에서는 일관되게 증가하였다. 체르노빌 사고 당시 18세 미만이면서 갑상선량 측정 자료가 있는 벨라루스 혹은 우크라이나에 거주하는 사람들에 관한 연구에서 갑상선암 위험도는 갑상선량에 유의한 선형 관련성을 보였으며, 증가한 효과는 노출된 지 30년 이후에도 지속되었다. 암 위험도에 대한 효과변경인자로서는 갑상선 질환이 있었던 경우와 노출 시 연령이 어릴수록 증가하였다. 또한 벨라루스와 러시아 지역의 주민들을 대상으로 한 지역사회 환자-대조군 연구에서는 요오드 섭취 부족이 암 위험도를 더 증가시키는 것으로 나타났다. 태아 시 노출의 경우는 비록 통계적으로 유의하지 않았지만 갑상선암의 위험도가 증가하였다. 이러한 결과는 방사성 물질의 내부 노출에 의한 상황으로서, 주로 감마선의 외부 노출이었던 일본 원폭생존자 연구의 경우 태아 노출이 증가하지 않았던 결과와 대비된다. 체르노빌 사고 연구들은 특히 방사선 관련 갑상선암에 대한 이해(발생기전, 효과조절인자, 잠복기, 진단과 치료 방법 등)에 큰 기여를 하였다.

백혈병 연구는 주로 정화작업자들에게 실시되었다. 백혈병 위험도는 방사선량과 선형적으로 유의하게 증가하였으며 방사선 노출로 인한 기여분율은 약 16%였다. 한편 기존 연구에서 방사선 노출과 관련이 없는 것으로 간주하였던 만성림프구성 백혈병(CLL)의 위험도가 유의하게 증가하였다.

5-3 핵산업종사자 연구

가장 대표적인 핵산업종사자 연구는 국제암연구소(IARC)의 주관하에 실시된 국제공동연구이다. 처음에 영국, 미국, 캐나다 3개국에서 시작하여 2007년에는 참여 나라를 15개국까지 확대하여 약 40만명 이상의 원전종사자를 포함하는 15개국 연구로 확대하였으며, 이후 이들 나라 중 연구의 기여도가 가장 높은 영국, 프랑스, 미국 종사자 30만 8,297명을 중심으로 재편하여 INWORKS(International Nuclear WORKers Study)로 발전하였다. 15개국 연구에 비해 인원 수는 줄었지만 방사선 누적선량(평균 누적 대장선량 24mGy, 평균 골수누적선량 15.9mGy)이 높아 검정력은 증가되었다. 이 연구에서 직업적 방사선 노출이 고형암(ERR/Gy = 0.48) 및 백혈병(ERR/Gy = 2.96) 사망 위험과 유의한 선형적 관련성을 보였다. 선량과의 관련성은 선형 증가 양상을 보였으며 노출선량을 구간별로 살펴보았을 때도 일관된 결과를 보여 연구 결과가 고노출자에 영향을 받지는 않았다.

미국에서는 현재 핵산업 관련 종사자들을 포함하여 100만명 코호트(Million Person Study) 연구를 진행하고 있다. 이들 중 1957 - 1984년 사이 작업한 미국 원전종사자 약 13만 5,000명을 대상으로 한 연구 결과에 따르면(평균 추적기간 30년), 백혈병에 대한 초과비교위험도가 100mGy당 0.15로 유의하게 증가하였으나 전체 고형암과 폐암은 방사선 노출과의 관련성이 적었다. 구소련의 마약(Mayak) 지역에서 1948년부터 1982년까지 근무한 약 2만 5,000명의 종사자를 2008년까지 추적한 연구에서는 초과비교위험도가 대장선량 Gy당 0.16의 유의한 위험을 보였다. 특히 플루토늄이 주로 침착하는 부위인 폐, 간, 골격에 높은 초과비교위험도를 나타냈으며, 여성인 경우 더욱 증가하였다. 한편 1992 - 2005년 한국의 남성 원전종사자 1만 6,236명을 추적한 연구에서는 모든 암에서 초과비교위험도가 Sv당 1.69(95% CI -2.07, 8.21)의 값을 보였다.

5-4 의료종사자 연구

방사선을 직업적으로 다루는 의료인은 전체 방사선종사자 중에 가장 큰 규모를 차지하고 있으며, 의료 및 방사선 기기 이용의 증가로 계속 증가하고 있다. 의료인들은 다양한 방사선 작업에 종사하고 있으며 특히 투시촬영 및 핵의학 작업을 시행하는 의사와 방사선사들이 방사선 노출의 고위험군으로 알려져 있다. 방사선은 발견 초기부터 의료용으로 많이 활용되었기 때문에 방사선에 의한 의료인의 건강영향 연구는 다른 직업군보다도 오랜 역사를 갖고 있다. 미국에서는 1946년에 영상의학과 의사들에서의 백혈병을 보고한 바 있으며 이후 1920년에서 1969년까지 영상의학회 회원으로 등록된 의사들을 추적조사하여 전체 암, 백혈병, 피부암, 폐암, 심혈관계 질환 등으로 인한 사망 증가를 1960년대와 1970년대에 보고한 바 있다. 영국에서도 1897년도부터 영상의학과 학회에 등록된 의사들을 100년에 걸쳐 추적조사한 역학연구를 통해 40년 이상 근무한 영상의학과 의사들의 암 사망 위험도가 유의하게 증가하였지만, 전체 사망률은 일반인보다 감소하였다고 보고한 바 있다.

미국 방사선사 코호트 연구(https://radtechstudy.nci.nih.gov/)에서는 백혈병, 유방암, 피부암의 발생이 방사선 직업력 및 노출과 유의한 관련성을 보였다. 갑상선암 발생은 일부 직업력과 유의한 관련성이 있었으나 방사선량과는 유의한 선량-반응 관계를 보이지 않았으며, 폐암 및 뇌종양 위험도와는 유의한 관련성이 없었다. 백혈병 사망률의 위험도는 1950년도 이전에 종사한 초기 종사자인 경우와 오래 종사한 경우일수록 증가하였으나 선량-반응 관련성은 유의하지 않았다. 유방암 발생의 경우는 전체적으로 방사선량과 초과비교위험도가 유의한 관련성이 없었지만, 1930년대 이전 출생자에서 유의하게 증가된 초과비교위험도가 관찰되었다.

한국의 진단방사선관계종사자들 중 1996-2011년 동안 피폭선량관리센터에 등록된 약 9만명의 의료인들의 표준화암 사망비는 대부분의 각 암종에서 일반인보다 유의하게 낮았으나 전체 사망률을 보정한 이후에는 백혈병, 대장암, 위암 등의 위험도가 유의하게 높았다. 갑상선암의 경우 표준화암 발생비는 남성에서 1.72, 여성은 1.18로 유의하게 증가하였으나 직업적 방사선 노출량과 유의한 선량-반응 관련성을 보이지는 않았다[초과비교위험도 0.07/100mGy(남성), -0.13/100mGy(여성)]. 그리고 2017년도까지 발생한 총 3,392명의 암 발생자를 근거로 한 연구에서는 직업적 방사선 노출에 의한 초과비교위험도가 100mGy당 0.15(95% CI -0.20, 0.50)로 산출되었다.

5-5 의료방사선 연구

진단방사선으로 인해 발생하는 암 위험은 국가별로 약 0.6–3.2% 정도로 파악되고 있다. 한국에서도 2013년 자료에 근거해 진단방사선 노출로 인한 전체 암의 기여위험도가 0.9%로 산출된 바 있는데, 이는 매년 추가로 1,915명의 암 발생 및 637명의 암 사망이 증가하는 규모이다.

진단장비 중에서 사용 빈도와 선량이 높은 CT에 관한 연구들이 유럽과 미국을 중심으로 많이 진행되고 있다. 특히 소아에 관한 연구가 많이 진행되는데, 그 이유는 소아가 방사선에 더 민감하며 신체 크기가 작고 장기와의 거리가 가까워 성인에서보다 노출량이 크기 때문이다. 또한 성인보다 긴 기대여명을 갖고 있어 장기간 추적을 통해 방사선에 의한 건강영향을 살펴볼 수 있기 때문이다. 최근 고찰에 의하면 초과비교위험도가 백혈병 연구의 경우 100mGy당 1.78, 뇌종양은 0.79 수준으로 유의하게 증가하였다. 국제암연구소(IARC)에서는 2011년에 유럽 9개국(영국, 프랑스, 독일, 벨기에, 덴마크, 네덜란드, 노르웨이, 스페인, 스웨덴)의 연구를 통합하여 총 94만 8,174명의 어린이와 청소년을 추적관찰하는 코호트 연구(EPI-CT)를 시작하였다(https://epi-ct.iarc.fr/). 각국의 연구에 따라 차이가 있어 영국, 프랑스, 독일 연구에서는 CT촬영으로 인한 방사선량이 뇌종양 및 백혈병과 유의한 선량-반응 관련성이 있었던 반면, 네덜란드 연구에서는 뇌종양에서만 선량-반응 관련성을 보였다. 이외 미국, 캐나다, 호주, 대만 등에서 진행된 CT 노출 환자들에 관한 연구에서도 비슷한 결과가 보고되었다.

CT 방사선 노출을 비롯하여 의료방사선 역학연구에서는 역인과성(reverse causality)과 적응증에 의한 교란작용(confounding by indication)이 중요한 고려사항이다. 역인과성은 암 초기에 진단을 위해 CT를 촬영한 경우 마치 CT 노출 때문에 암 발생이 생긴 것으로 잘못 해석하는 것으로, 증상과 진단 사이의 지연기간이 상대적으로 긴 뇌종양 같은 질환에서 잘 나타날 수 있다. 반면 혈액종양의 경우 지연기간이 짧고 CT촬영이 우선적인 진단검사가 아니어서 가능성이 작다. 적응증에 의한 교란작용은 암 발생 위험을 높이는 기저질환을 지닌 경우에 이 질환에 의한 위험도가 CT에 의한 영향을 교란시키는 것을 말한다. 예를 들어 다운증후군의 경우, 백혈병의 위험이 20배 이상 높을 뿐만 아니라 반복적인 CT를 포함한 의료 검사들을 받아 CT 검사와 암 발생과의 관련성을 평가하는 데 교란변수로 작용할 수도 있다. 따라서 의료 노출 연구에서는 암 발생 위험을 높이는 질환이나 증후군을 사전에 연구대상자에서 제외하거나 분석에서 보정하고, CT 노출과 암 발생의 간격을 충분히 길게 설정함으로써 바이어스를 줄이는 것이 중요하다.

미국 SEER에 등록된 자료(2002년 말)를 기반으로 한 연구에서는 방사선 치료를 받은 성인들의 2차 고형암 발생의 8%가 방사선 노출에 의한 것으로 추산되었다. 방사선 치료 이후 발생한 2차 암 연구는 생존율이 높은 소아암, 자궁경부암, 유방암, 호지킨암 생존자들에 대해 실시되고 있으며, 방사선 노출로 발생된 2차 암은 주로 백혈병, 뇌종양, 갑상선암, 골암, 피부암 등이다. 방사선 치료에 의한 암 위험도는 진단 시 나이가 어릴수록, 방사선 조사량이 높을수록 증가하였다. 그러나 방사선량당 위험도는 고선량 노출에 의한 세포괴사 효과로 인해 저선량 노출 형태의 위험도보다 낮다. 한편 효과변경인자들로서 방사선 치료 시 연령이 적은 경우, 화학적 치료를 동반한 경우, 여성호르몬이 부족한 경우, 흡연자인 경우, 유전적 소인이 있는 경우 방사선 위험도가 증가되었다.

이외에 폐결핵의 추적관리를 위해 방사선 중재시술을 받은 환자들을 대상으로 한 미국과 캐나다 연구(fluoroscopy cohort study)에서는 유방암 사망이 유의하게 증가한 반면 폐암 사망 위험도는 증가하지 않았다. 그리고 산전(prenatal) 엑스선 검사와 그에 따른 소아암의 위험도 증가에 관해서는 오랜 논란이 있으나, 대체로 선량에 따라 증가하는 것으로 보고되었다. 또한 암검진에 사용되는 방사선 검사(유방엑스선 촬영, 폐암 CT, 컴퓨터 단층촬영, 대장암 조영술 등), 핵의학과에서의 진단과 치료를 위한 방사성핵종 섭취, 치과에서의 방사선 노출 등과 암 위험도와의 관련성에 대한 연구도 진행되고 있다.

5-6 환경방사선 연구

라돈(radon)은 자연방사선의 하나로 국제암연구소(IARC)에서 발암성이 확인된 물질로 분류되었으며, 폐암 발생에 흡연 다음으로 크게 기여하고 있다. 전세계적으로 라돈에 의한 폐암 사망의 인구집단기여분율(populational attributable risk)은 4.2–29.3%로 추정되었으며, 한국은 약 17%였다. 라돈은 폐암과의 관련성에서 흡연과 상호작용이 있어 비흡연자에 비해 흡연자에게서 위험도를 더욱 증가시킨다. 라돈 노출에 의한 폐암 이외의 다른 건강영향들로 피부암, 위암, 백혈병 등이 보고되고 있으나 관련성이 아직 분명하지 않다. 한편 자연방사선 농도가 높은 브라질, 중국, 인도, 이란의 일부 지역에 거주하는 지역주민에 관한 연구들에서는 암 위험도가 대체로 증가하지 않았다. 반면 지각감마선 및 우주선 등의 자연방사선이 어린이 뇌종양과 백혈병의 증가와 유의한 관련성을 보였다.

핵무기 실험 지역인 미국 네바다, 마샬군도, 프랑스령 폴리네시아 지역주민들에게서 방사성 물질 오염으로 인한 갑상선암의 위험도 증가가 관찰되었다. 핵발전소 주변 거주 주민들에 대해서는 국제적으로 여러 나라에서 역학연구가 진행된 바 있다. 현재까지 어린이 백혈병 위험도가 일부 증가한 보고는 있으나, 대체로 핵발전소 주변 거주가 주민들의 암 위험도 증가와 유의한 관련성이 없다고 보고되었다. 대만에서는 방사성 물질(Cobalt-60)에 오염된 철골이 사용된 적이 있으며, 오염된 건물에 거주하는 주민들을 2005년까지 추적한 연구에서 백혈병과 유방암이 유의하게 증가하였다. 그 외에 자연방사선과 생활용품에 오염된 방사성 물질에 의한 많은 역학연구가 진행되고 있다.

러시아 마약(Mayak) 지역의 핵사업장에 의해 오염된 테챠(Techa)강 주변 지역주민들에 관한 역학연구에서는 전체 고형암의 초과비교위험도가 100mGy당 0.077로 유의한 선형모델 관련성을 보였으며, 암 위험도에 대한 남녀별 차이는 분명하지 않았다. 유방암 발생의 초과비교위험도는 100mGy당 0.5로 유의하게 증가하였으며, 관찰된 유방암 발생 중 12%는 방사선 노출에 기인한 것으로 추산되었다. 한편 2007년까지 추적한 백혈병의 초과비교위험도는 100mGy당 0.22로 유의하게 증가하였으며, 전체 백혈병의 47%가 방사선 노출에 의한 것으로 산출되었다. 이러한 백혈병과 고형암 위험도 결과는 원폭생존자 연구에서의 위험도와 대체로 비슷하다.

5-7 암 위험도 추계 연구

방사선 노출에 의한 암 위험도를 인구집단에서 직접 확인하기 위해서는 많은 인구집단을 대상으로 장기간 추적해야 한다. 따라서 상대적으로 단기간에 과거 및 현재 노출에 근거하여 시의적절하게 합리적 추정치를 산출하기 위해서 암 위험도 추계 연구들이 진행되고 있다. 이러한 방법은 전통적인 역학연구의 제한점을 극복하고 보건학적 우선순위 설정 및 방사능 노출에 대한 비상대책 수립을 설정하는 데 장점이 있다.

의료방사선 노출에 의한 생애기여암위험도(lifetime attributable risk) 예측 연구들은 주로 CT촬영에 적용되었다. 대표적으로 미국인의 2007년 CT촬영으로 인한 생애기여암 규모가 약 2만 9,000명으로 추산된 바 있으며(미국 암 발생의 2%), 영국의 경우 2016-2020년에 수행된 CT촬영에 의해서 320명의 암 발생이 추산되었다. 한편 프랑스에서는 5세 때 촬영한 뇌CT 10만건당 8명의 뇌종양과 4명의 백혈병이 추가적으로 발생하며, 흉부CT 10만건당 갑상선암 31명, 유방암 55명, 1명의 백혈병이 증가하는 것으로 산출된 바 있다.

생활환경에서의 다양한 방사선 노출 상황에 암 위험도 추계 연구가 적용되고 있다. 2013년 세계보건기구에서는 후쿠시마 원전사고로 인한 일본 및 인접 지역주민의 생애기여암위험도를 추산하여 사고 시 가까운 지역에서 고형암의 경우 남자 10만명당 394–730명, 여자는 591–1,113명으로 산출한 바 있다. 산출된 성별 연령별 생애기여위험도는 나이가 증가할수록 감소하고 여자가 남자보다 높았다. 암종별로는 방사선에 1세 노출 시 갑상선암의 생애분율위험도(lifetime fractional risk)가 67%로 가장 높게 나타났으며 백혈병과 유방암은 약 6.5% 수준이었다. 한국에서도 2012–2013년 당시 식품 중 방사능 오염으로 인한 10만명당 생애기여암위험도가 고형암의 경우 약 14–18명, 백혈병은 약 2명으로 추산된 바 있다.

6 방사선 관리

방사선 방호는 결정론적 영향을 방지(avoid)하고 확률론적 영향을 최소화(minimize)하는 것을 목적으로 한다. 결정론적 건강영향들은 방사선 노출을 문턱선량보다 낮게 유지함으로써 예방이 가능하나, 확률론적 영향에 대해서는 문턱 없는 선량비례모델에 근거하고 있으므로 조금의 노출도 암 위험도를 증가시킬 수 있다. 따라서 악성종양의 경우 비록 저선량에 노출된다고 하더라도 전체 인구집단에서 암 발생 확률이 높아지는 것은 분명하기 때문에 합리적으로 가능한 범위에서 최소한의 방사선 노출을 원칙(As Low As Reasonably Achievable)으로 해야 한다.

국제방사선방호위원회(ICRP)는 방사선 방호 원칙으로 정당화, 최적화, 선량한계설정을 제시하였다. 정당화(justification)는 방사선을 사용하는 것이 사용하지 않는 것보다 이익이 커야 한다는 것이다. 예를 들어 의료방사선 사용의 경우 방사선 노출이 이루어지더라도 환자의 진단과 치료에 필요한 경우 방사선을 사용할 수 있으나, 정당화되지 못한 방사선은 사용해서는 안 된다. 최적화(optimization)는 방사선 사용 시 합리적으로 달성할 수 있는 한 가장 낮게 유지하는 것을 말하며 의료와 직업적 방사선 사용 모두에 적용된다. 선량한계설정(application of dose limit)은 개인에게 노출허용치를 설정하는 것으로, 정당화와 최적화가 인구집단적 접근이라면 선량한계설정은 개인을 방호하기 위한 접근이다. 의료 노출에는 적용하지 않으며 직업 및 환경적 노출 상황에 적용한다.

한국의 경우 직업적 노출과 관련하여 방사선관계종사자들에 대해서는 보건복지부 규정에 따라 질병관리청에서, 방사선작업종사자에 대해서는 원자력안전법에 의해 한국원자력안전재단에서 일정 기간마다 개인이 피폭한 방사선량을 측정하고 기록으로 보존한다. 산업안전보건법에 따라 방사선에 노출되는 업무에 종사하는 종사자들에 대해 특수건강진단 또는 배치 전 건강진단을 1년에 한 번 실시한다. 직업적 방사선 노출에 대한 기준으로 국제방사선방호위원회의 권고에 따라 연간 50mSv를 초과하지 않는 범위 내에서 5년간 100mSv의 선량한도를 적용하고 있다. 이를 위해서 분기당 5mSv 또는 연간 20mSv 미만 노출되도록 관리하며, 임신 여성의 경우에는 태아의 선량이 연간 1mSv 이하가 되도록 관리하고 있다. 환경방사선 노출에 대해서는 한국원자력안전기술원에서 전국 환경방사능 측정소를 설치하고 공간 감마선량을 실시간 측정하는 국가환경방사선자동감시망(http://iernet.kins.re.kr/)을 운영하고 있다. 의료방사선 노출에 대해서는 질병관리청에서 의료기기에 대한 최적화를 지도·감독하고 있으나, 노출되는 환자나 일반인에 대해서는 관리체계가 구축되어 있지 않다. 그러나 방사선에 의한 건강영향은 평생 누적되는 특성이 있으므로 방사선 노출 이력 관리는 중요하다.

10 유전 및 분자 요인

1 서론

암 발생에 있어 유전적 요인은 환경적 요인과 독립적으로, 또는 상호작용하여 영향을 미친다. 일반적으로 환경적 요인이 암 발생의 대부분에 기여하며, 유전성 암은 전체 암의 5-10%를 차지하는 것으로 알려져 있다. 최근 연구에서는 생활습관과 환경적 요인을 비롯한 외부 요인이 암 발생의 70-90%를 차지하며, DNA 복제 과정에서 무작위로 발생하는 돌연변이가 암 발생의 10-30%에 이른다고 추정하였다. 암 발생의 5-10%를 차지하는 유전성 암은 가족 내에서 유전되는 고침투율 유전자(high penetrance gene)에 의해 발생한다. 유전성 암의 특징으로는 ①젊은 연령에서 발생, ②다장기에서 발생, ③강한 가족력(가족 중 3명 이상에서 발생)을 지님, ④가족 내 젊은 연령에서 발생하는 암, ⑤가족 내에서 발생하는 드문 암 등을 들 수 있다[표 1].

[표 1] 유전성 암을 고려해보아야 하는 지표

개인적 요인	가족력에 의한 요인
젊은 연령에서 발생한 암(45세 이전에 발생한 유방암, 50세 이전에 발생한 대장암 등)	부계·모계 중 같은 쪽의 3명 이상 가족에서 발생한 동일한 암(증후군)과 관련된 암(유방암, 난소암, 대장암, 자궁내막암 등)
다장기에서 발생한 암: 유방/난소암, 대장/자궁내막암	부계·모계 중 같은 쪽의 2명 이상 가족에서 발생한 동일한 암(증후군)과 관련된 암, 이 중 1명은 50세 미만에서 발생함
흔하게 발생하지 않는 성별의 암: 남성유방암	1명 이상의 1도 친척(first degree relatives)에서 젊은 연령에 발생한 암(45세 이전에 발생한 유방암, 50세 이전에 발생한 대장암 등)
난소암, 나팔관암, 원발성 복막암	1명 이상의 1도 친척에서 발생한 다장기암
유방암과 함께 발생한 갑상선, 육종, 부신피질암	2명 이상의 친척에서 발생한 드문 암(육종, 신경모종, 혈관모세포종 등)

다수의 대장 용종 (> 10개)	친척 중 BRCA, APC, MUTYH, 복제실수교정 유전자(mismatch repair gene)에 변이가 있을 때
면역조직화학 검사에서 초위성체불안정(microsattelite instability)이나 복제실수교정 단백(mismatch repair protein)의 발현 부족을 보이는 대장암이나 자궁내막암	다수의 친척에서 암이 발생하였으나 유전자검사를 시행하는 기준을 만족시키지 못하는 경우

출처: *Hered Cancer Clin Pract*, 2013 Oct 28, 11(1), 16. 일부 변형하여 재작성함.

'고침투율 유전자로 인한 암'은 해당 유전자 변이로 인한 암 발생 위험이 매우 크고 가족 내에서 유전되어 해당 유전자 변이를 지닌 사람과 그 가계에 큰 영향을 주지만, 인구집단 내에서는 빈도가 낮아 영향이 낮다. 이번 절에서는 고침투율 유전자로 인하여 발생하는 유전성/가족성 암에 대해 기술하고자 한다.

2 유전성/가족성 암

종양억제유전자(tumor suppressor gene), DNA 복구 유전자(DNA repair gene), 종양유전자(oncogene) 등에 관여하는 고침투율 유전자의 변이로 인해 발생하는 유전성 암은 50가지 이상이다. 대부분 우성(autosomal dominant)으로 가족 내에서 유전되며 일반인구에 비해 암의 누적 평생 발생 위험도를 최대 10배 이상까지 증가시킨다. 최근에는 인구집단에서 빈도가 낮지만 고침투율 유전자와 비교했을 때에는 흔하며, 암의 누적 평생 발생 위험도를 2-5배 이상 증가시키는 중간침투율 유전자(moderately penetrance gene)도 다수 밝혀지고 있다. 이 중 널리 알려진 유전성/가족성 암에는 유전성 유방암·난소암 증후군(hereditary breast and ovarian cancer syndrome), 유전성 비용종증 대장암(hereditary non-polyposis colorectal cancer), 유전성 용종 증후군(hereditary polyposis syndrome), 유전성 위암 증후군(hereditary gastric cancer syndrome), 리-프라우메니 증후군(Li-Fraumeni syndrome) 등이 있다.

2-1 유전성 유방암·난소암 증후군

유전성 유방암·난소암 증후군은 전체 유방암의 5-10%를 차지하며, BRCA1/2 유전자 돌연변이의 상염색체 우성 유전과 밀접한 관련을 보인다. 또한 약 15-20%의 유방암은 가족 내 2명 이상에서 유방암 및 관련 암이 발생하는 가족성 암의 경향을 보인다. BRCA1과 BRCA2는 종양 발생을 억제하는 단백질을 만드는 유전자로, 이 단백질들은 손상된 DNA를 복구하는 데 도움을 주며 그에 따른 유전체의 안정성 유지에 중요한 역할을 한다. BRCA1 유전자는 17번 염색체 장완의 17q21에 위치하며 81kb(1863 amino acid)이고, BRCA2 유전자는 13q12.3에 위치하며 84kb(3418 amino acids)로 크기가 상당히 크다.

서구의 일반인구에서 BRCA1/2 돌연변이의 빈도는 300-500명당 1명(0.2-0.3%)으로 추정되나, 아슈케나즈 유대인에서는 2.1%의 유병률을 보인다. BRCA1/2 돌연변이가 있는 경우 70세까지 유방암이 발생할 위험도는 45-65%, 난소암·나팔관암·복막암 등이 발생할 위험도는 BRCA1 돌연변이에서 39%, BRCA2 돌연변이에서 10-17%로 추정된다. 그 외 BRCA1/2 돌연변이에서는 전립선암, 췌장암, 흑색종, 2차 암, 양측성 유방암 및 유방암의 재발위험도가 증가하는 것으로 나타난다. 미국 질병예방 특별위원회(US Preventive Services Task Force)에서는 일반인구에 대해 BRCA1/2 검사를 권고하고 있지 않으나, 유방암·난소암·나팔관암·복막암의 과거력이나 가족력이 있는 사람 또는 가계 내에 BRCA1/2 돌연변이가 있었던 경우에 대해서는 위험도 평가 도구를 이용하여 BRCA1/2 돌연변이에 대한 위험도 사정을 시행하고, 양성이 나온 경우 유전상담과 BRCA1/2 돌연변이 검사를 시행할 것을 권고한다. 그러나 BRCA1/2 돌연변이가 유전성 유방암·난소암 증후군과 가장 밀접한 관계를 보이고 있음에도 불구하고, 유전성 유방암·난소암 증후군의 약 30-50%만이 BRCA1/2 돌연변이를 보이고 있다.

유전자 시퀀싱 기술의 진보는 다양한 유전자 변이를 동시에 검사할 수 있게 하였고, 이에 따라 유전성 유방암·난소암 증후군과 관련된 고침투율·중간침투율 유전자들이 다수 발견되었다. BRCA1/2 유전자 외에 대표적인 고침투율 유전자에는 TP53, PTEN, SKT11, CDH1, MMR 등이 있으며, 이들 유전자 변이는 유방암의 발생 위험도 증가 외에 각각의 유전성 질환 증후군을 일으킨다. TP53 돌연변이는 리-프라우메니 증후군, PTEN 돌연변이는 카우덴 증후군(Cowden syndrome), SKT11 돌연변이는 포이츠-제거스 증후군(Peutz-Jeghers syndrome), CDH1 돌연변이는 유전성 미만성 위암(hereditary diffuse gastric cancer), MMR 돌연변이는 린치 증후군(Lynch syndrome)을 일으킨다. 이러한 고침투율 유전자 변이는 유방암의 위험을 5배 이상 증가시키며, 돌연변이가 있는 경우 70세까지 유방암 발생 위험도는 약 25-85%에 이른다.

중간침투율 유전자들은 유방암의 위험도를 1.5-5배 증가시키는데 해당 유전자로는 CHEK2, ATM, PALB2, BRIP1, RAD51C, RAD51D, BARD1, MRE11, RAD50, NBS1, FANCM 등이 있다. 최근 차세대 염기서열분석 기술을 이용하여 BRCA1/2 유전자 외 다른 고침투율·중간침투율 유전자를 포함한 유전자패널검사(multi plex-gene panel testing)가 발전하고 임상 적용이 시도되면서 BRCA1/2 검사 음성인 유전성/가족성 암 환자의 약 10%에서 다른 유전자 변이가 발견되었다. 이에 따라 BRCA1/2 유전자 외 다른 고침투율·중간침투율 유전자 변이에 대한 유병률 연구 및 위험도 연구가 활발하게 진행되고 있다. 유전성 유방암·난소암 증후군 환자 및 그 가계는 유방암, 난소암뿐만 아니라 전립선암, 췌장암, 흑색종 등에 대한 모니터링도 필요하다. 아울러 유방암이 발생한 환자에서는 양측성 유방암 및 유방암 재발에 대한 모니터링을 고려해야 한다.

2-2 유전성 비용종증 대장암

대장암 중 2-5%는 유전성 대장암이며 10-25%는 가족집적력 등을 보이는 가족성 대장암에 해당한다. 유전성 대장암은 유전성 비용종증 대장암과 유전성 용종 증후군으로 나눌 수 있는데, 이 중 유전성 비용종증 대장암이 다수를 차지한다.

린치증후군이라고도 불리는 유전성 비용종증 대장암은 복제실수교정 유전자의 돌연변이에 의해 발생하는 암으로, 상염색체 우성 유전으로 유전된다. 유전성 비용종증 대장암에 관여하는 유전자로는 MLH1, MSH2, MSH6, PMS2, EPCAM 등이 있으며, 이 중 MLH1, MSH2 유전자가 70-85%를 차지한다. MLH1과 MSH2 돌연변이가 있는 사람에서 70세까지 대장암이 발생할 위험도는 35% 내외, 40% 내외로 추정되고, 전체 린치증후군 환자에서 대장암이 발생할 위험도는 25-82%까지 추정되기도 한다. 복제실수교정 유전자에 돌연변이가 있는 사람에서는 대장암뿐 아니라 자궁내막암, 난소암, 위암, 간담도암, 비뇨생식기암, 소장암 등의 발생 위험도 증가한다. 특히 여성의 경우 자궁내막암의 발생 위험은 40-60%에 달한다.

일반적인 임상상황에서 유전성 비용종증 대장암 환자의 고위험군을 선정하고 이들을 대상으로 유전성 비용종증 대장암을 진단하기 위한 기준으로 암스테르담 진단기준(Amsterdam Criteria)을 사용한다. 암스테르담 진단기준에서는 3명 이상의 친척이 유전성 비용종증 대장암과 관련된 암을 가지며, 다음 5가지 조건 중 3개 이상을 만족시켜야 한다.

① 3명 중 1명은 다른 2명의 1도 친척임
② 최소 연속된 2세대 이상에서 암이 발생함
③ 최소 1명의 친척은 50세 미만에서 암을 진단받음
④ 유전성 용종 증후군을 제외함
⑤ 종양은 병리학적 검사에 의해 확진되어야 함

그러나 암스테르담 진단기준의 민감도가 50% 미만이 됨에 따라 기준을 완화한 암스테르담 진단기준 및 베데스다 진단기준이 적용되기도 한다.

일반적인 대장암과 마찬가지로 유전성 비용종증 대장암도 선종이 암의 전구병변이 되는데, 유전성 비용종증 대장암의 경우 일반 대장암에 비해 선종의 크기가 크고 고도의 이형성증을 동반하며, 선종에서 암으로의 진행속도가 빠르다. 유전성 비용종증 대장암은 일반 대장암에 비해 우측 대장에서 발생하는 경우가 많으며, 조직학적 분화도가 나쁘고, 초위성체불안정이 흔하며, 점액암이 더 많이 발생하지만, 예후는 좋은 편이다.

유전성 용종 증후군은 대장에서 다발성으로 용종이 생기는 질환들을 총칭하는 것으로 가족성 샘종 용종증, MUTYH 관련 용종증, 포이츠-제거스 증후군, 연소성 용종증, 카우덴 증후군 등이 있다. 이 중 가장 흔한 것은 가족성 샘종 용종증이다. 대부분 젊은 연령에서 발견되며, APC 변이가 있는 경우 대장암의 발생 위험이 매우 높아진다(약 100%). 따라서 서구의 경우 10–12세부터 주기적으로 flexible sigmoidoscopy를 시행하고, 용종이 발견될 경우 대장절제술을 받기 전까지 매년 대장내시경을 받는 것이 권고된다. 또한 십이지장암, 갑상선암, 간, 담도, 췌장 종양의 위험성도 증가하기 때문에 이들에 대한 검진 및 예방도 필요하다.

3 한국의 유전성/가족성 암 역학

3-1 유전성 유방암·난소암 증후군

국내의 유전성 유방암·난소암 증후군에 대해서는 한국인 유전성 유방암 연구를 통해 유전성 유방암에서 BRCA1/2 돌연변이 유병률과 침투율에 대한 연구가 다수 이루어졌다. 한국인 유전성 유방암 연구에서는 2007년 5월부터 2013년 12월까지 모집된 환자 2,953명에 대한 유전상담, BRCA1/2 검사, 설문조사를 시행하였나. 한국인 유선성 유방암 연구 결과, BRCA1/2 돌연변이 유병률은 유방암 또는 난소암의 가족력이 있는 유방암 환자에서 22.3%, 가족력은 없으나 35세 미만에서 조기발병한 유방암에서 8.8%, 양측성 유방암에서 16.3%, 남성 유방암 환자에서 4.8%, 유방암과 난소암이 같이 발생한 환자에서 37.5%였다. 특히 유방암과 난소암의 가족력이 있는 유방암 환자에서 BRCA1/2 돌연변이 유병률은 48.8%였다. 가계 내 유방암의 가족력이 있는 사람 수가 많을수록, 가족 중 유방암 발생 연령이 낮을수록 BRCA1/2 돌연변이 유병률이 높아지는 경향을 보였다. 한국 여성에서 BRCA1/2 돌연변이가 있는 경우 유방암의 발생 위험도는 18배, 11배 증가하였으며, 70세까지 유방암이 발생할 위험도는 49%, 35%로 서구보다는 다소 낮았다.

가족성 유방암 환자에서 BRCA1/2 돌연변이에 관련된 요인으로는 유방암 발생 연령, 양측성 유방암 여부, 삼중음성 유방암 여부, 3도 친척 내 유방암/난소암 환자 수이며, 비가족성 유방암 환자에서는 35세 이전 진단 여부, 양측성 유방암 여부, 유방암과 난소암 동시 발생 여부, 삼중음성 유방암 여부가 BRCA1/2 돌연변이에 독립적인 영향을 미친다. 이러한 연구 결과에 기반하여 건강보험심사평가원에서는 2012년부터 유방암 혹은 난소암이 진단되고 환자의 가족 및 친척에서 1명 이상의 유방암 혹은 난소암이 있는 경우, 환자 본인에게 유방암과 난소암이 동시에 발병한 경우, 40세 이전에 진단된 유방암, 양측성 유방암, 유방암을 포함한 다장기암, 남성 유방암, 상피성 난소암 환자에 대해 BRCA1/2 유전자 돌연변이 검사를 건강보험 기준에 포함하는 것을 인정하였다.

한국의 난소암 환자에서 BRCA1/2 유전자 돌연변이에 대한 연구는 유방암에 비해 많이 이루어지지 않았다. 연구에 따라 다르지만 상피성 난소암 환자의 25-32%에서 BRCA1/2 돌연변이가 발견되었다는 연구들이 있으며, BRCA1/2 유전자 돌연변이 및 미분류변이가 있는 경우 예후가 더 좋다는 연구 결과도 있다.

2017년부터 차세대 염기서열분석 기반 유전자 패널검사가 조건부 선별급여로 건강보험 혜택을 받을 수 있게 되면서 유전성 유방암·난소암 증후군이 의심되나 BRCA1/2 검사상 음성이 확인된 사람들을 대상으로 패널을 이용한 검사가 확대되며, TP53, PALB2 등 BRCA1/2 유전자 돌연변이 외의 다른 유전성 유방암·난소암 증후군 원인 유전자의 유병률을 확인하기 위한 연구들이 진행되고 있다.

3-2 유전성 비용종증 대장암

국내의 유전성 비용종증 대장암 연구는 한국 유전성 종양 등록소를 통해 주로 이루어졌다. 전체 대장암에서 유전성 비용종증 대장암은 약 2% 내외를 차지할 것으로 추정된다. 유전성 비용종증 대장암이 의심되는 141명의 환자에서 복제실수교정 유전자검사를 시행하였을 때 42%(60명)에서 유전자 돌연변이를 확인할 수 있었다. 유전성 비용종증 대장암 환자들은 높은 병기에서 진단되는 경우가 많았으며, 수술 방법으로는 부분 절제술(segmental resection)이 더 많이 시행되었다. 특히 최근 20년 동안 전체 대장암의 생존율과 조기발견율은 증가하였음에도 불구하고 유전성 비용종증 대장암 환자의 생존율과 조기발견율은 악화되는 경향을 보였다.

유전성 비용종증 대장암이 의심되는 환자들을 대상으로 서구에서 개발된 복제실수교정 유전자 돌연변이가 있을 확률 예측모형을 적용했을 때 예측력 지표로 제시되는 ROC 곡선의 넓이가 0.6 – 0.7로 좋은 예측력을 보이지 못했다. 따라서 한국인을 대상으로 하는 복제실수교정 유전자 예측모형의 개발이 필요한 것으로 제시되었다.

4 결론

유전성 암은 인구집단 내에서의 영향은 크지 않으나 해당 유전자 변이를 지니고 있는 사람과 그 가계에 미치는 영향을 고려하였을 때, 고위험군 선정 및 이에 대한 유전상담 및 유전자검사, 그리고 발생 위험도가 높은 질환에 대한 감시 및 질병 발생 예방을 위한 개입이 필요하다. 한국에서 유전성 암에 대한 역학연구는 서구에 비해 활발하지 않다. 그러나 서구와는 다른 한국의 유전적·환경적 요인을 고려하였을 때 한국 인구를 대상으로 하는 유전성 암의 연구가 필요하다. 이러한 유전성 암의 역학연구는 전국을 포괄하는 등록방식으로 이루어져야 하며 가계도, 유전자 돌연변이 정보, 환자의 생활습관, 임상정보 등을 포함한 다면적인 접근이 필요하다. 또 유전성 암 환자의 심리 및 가족에 대한 연구도 필요하다.

유전자검사 기술의 발달로 유전성 암의 원인유전자 발견이 용이해졌다. 이에 기존 기술의 제한점으로 인해 유전성 암 환자로 고려되지 않았던 암 환자들의 원인유전자를 확인할 수 있으며, 이들에 대한 유전상담 및 위험감소전략을 적용할 수 있을 것으로 기대된다.

11 고위험 양성질환

신생물은 여러 가지 특성에 의해 양성과 악성으로 분류된다. 분화의 정도, 성장속도, 기저막침범 여부 등의 특성에 의해 양성과 악성으로 구별된다. 양성종양은 악성종양과 달리 주로 분화가 잘되는 특성을 지니며, 비교적 느리게 진행되고, 결합조직에 싸여 있어 기저막을 침범하지 않는다. 이러한 특성에 의해 악성종양과 구별이 되지만, 양성종양이 진행되는 과정 중에 악성으로 진행되는 위험이 있는 질환들이 있다. 이번 절에서는 악성으로의 진행위험도가 높은 것으로 고려되는 질환들의 역학적 특성에 대해 살펴보기로 한다.

1 자궁내막증과 연관된 암

1-1 역학적 특징

자궁내막증(endometrisosis)은 자궁내막과 유사한 조직이 자궁강 바깥에서 발견되는 것으로 생식연령의 여성에게서 흔한 증상이다. 이 연령대 여성들의 5-12%에서 발생한다. 주요 증상은 생리통, 골반통, 그리고 불임이다.

여러 역학연구에서 자궁내막증은 난소암, 유방암, 대장암, 비호지킨림프종 등 다양한 악성종양의 위험증가와 관련성이 보고되었다. 자궁내막증과 연관된 암(Endometriosis Associated Malignancy, EAM)의 약 80%는 난소에서 발견되며 나머지 20%는 장, 장직장의 중격, 복부와 같은 외음부에 국한되어 발병되는 양상을 보인다. 자궁내막증과 그 외 부인과적 악성종양과의 관련성은 잘 알려지지 않았다.

자궁내막증과 연관된 암의 위험에 대한 연구는 난소암이 연구의 많은 부분을 차지하고 있다. 자궁내막증은 난소의 투명세포암, 자궁내막암과 연관된다고 기술된다. 베르첼리니 등(P. Vercellini et al., 1993)은 자궁내막암의 25.3%에서, 난소의 투명세포암의 21.1%

에서 자궁내막증의 과거력이 있는 것으로 보고하였다. 동시에 자궁내막증이 있는 경우는 난소의 투명세포암의 40.6%, 자궁내막암의 23.1%로 자궁내막증과 난소암과의 관련성에 대한 많은 보고가 있었다.

자궁내막증과 연관된 암의 위험과 관련하여서는 자궁내막증이 흔한 질환이기는 하지만, 자궁내막증과 연관된 암의 전반적인 위험은 낮은 것으로 보고된다. 비교적 큰 규모의 역학연구에서 자궁내막증을 진단받은 사람 중 난소암의 분율은 0.3 - 0.8%로 낮았고, 비교위험도(RR)는 1.32 - 1.92로 중등도의 위험을 보고하였다. 그러나 대상자들이 모두 불임여성에서 2.33배 정도의 더 높은 위험도를 보였으며, 부이스 등의 연구(Buis et al., 2013)에서는 위험비 12.4를 보고하였다. 결론적으로 문헌고찰을 통한 역학연구에서는 자궁내막증과 난소암이 중등도의 연관성을 가지는 것으로 나타났으나, 직접적인 인과성은 설명되지 않은 상태이다.

장 등(Jiang et al., 1998)은 처음으로 자궁내막증과 암 발생의 분자 수준에서의 연관성에 대해 제시하였다. 자궁내막증 병변과 난소암 병변에서 같은 이형접합성상실을 보였고, 그 이후 다른 연구자들에 의해서도 비슷한 소견이 보고되었다. 이후 시퀀싱(sequencing)과 면역화학연구에 의해 자궁내막증과 연관된 암의 돌연변이에 관한 연구가 활발히 진행되고 있다. 특히 깊게 침윤되는 자궁내막증은 자궁내막증의 드문 아형으로 최근 유전체연구의 대상이다. 국소로 깊게 침윤하여 장, 방광, 요관 등의 둘러싼 조직을 침범하지만 전이는 드물게 일어난다. 현재 자궁내막증과 연관된 암에 대한 유전자연구가 활발하게 진행중이므로 양성종양에서 악성 암으로의 전환과정에 대한 기전연구들을 통해 향후 예방과 치료에 도움을 줄 수 있을 것이라 생각한다.

1-2 위험요인

자궁내막증 환자에서 자궁내막증과 연관된 암에 대해 현재까지 보고된 위험요인으로는 먼저 자궁내막증 환자의 자궁내막증의 크기와 폐경기 상태를 들 수 있다. 이는 자궁내막증 환자의 난소암 발생에 대한 독립적 예측 인자로 제기되었다. 또한 내인성 또는 외인성 에스트로겐의 과다 분비가 또 다른 위험요인으로 제기되고 있다.

1-3 예방전략

호르몬 피임, 출산, 난관결찰, 자궁적출술은 자궁내막증과 연관된 난소암의 위험을 낮출 수 있는 것으로 보인다. 경구피임약을 5년간 규칙적으로 복용하면 자궁내막암과 난소의 투명세포암 위험이 20-30% 감소되고, 난관결찰도 자궁내막증과 연관된 난소암의 위험을 50%까지 낮추는 것으로 보고되었다. 여성의 난관절제술 또한 난소암의 심각한 위험을 낮추는 데 비용적인 측면에서 효과적으로 알려져 예방전략으로 고려해야 하는 사항이다.

자궁내막증과 연관된 난소암의 발생률과 위험요인에 대한 기존의 자료에 근거하면, 자궁내막증 환자에서 악성세포전환은 임상에서 진단적 고려사항으로 포함해야 한다. 특히 폐경이 된 여성에서 갑작스럽게 증상이 다시 발생한 경우는 더욱 고려해야 한다. 복합 에스트로겐-프로제스틴치료(호르몬대체요법)를 받는 경우와 자궁적출술 후 호르몬보충요법을 받는 경우에는 악성세포전환의 잠재성 때문에 무저항성 에스트로겐은 피해야 한다.

결론적으로 자궁내막증과 연관된 암의 위험과 예방 가능성 등에 대해서 현재 여러 역학연구의 결과가 보고되고는 있지만, 대부분이 환례보고나 환자군연구이며 많은 환자 집단을 대상으로 한 체계적 연구는 아직 부족하다. 따라서 인구집단에 근거한 체계적인 분석연구가 계속 진행되어야 할 것이다. 특히 자궁내막증의 분자생물학적인 이해를 바탕으로 자궁내막증 환자에서 암 발생 위험이 높은 고위험군을 발견할 수 있는 바이오마커 관련 연구를 통해 고위험군을 정의하고, 고위험군에서의 암 발생 위험을 줄이기 위한 가이드라인이 만들어져야 할 것이다.

2 바렛식도와 식도선암

2-1 역학적 특징

바렛식도(Barrett's esophagus)는 식도의 하단, 즉 위식도 경계부 상단을 덮고 있는 점막의 상피세포가 장상피원주세포로 대체되어 있는 상태이다. 이는 비교적 흔한 질환으로 내시경을 받는 사람의 1-2%, 위식도역류증상이 있는 사람의 5-15%에서 발생한다. 바렛식도는 비만, 흡연, 그리고 위식도역류증상이 가장 강한 위험요인이며, 발생률이 20세기 이후 급격하게 증가하고 있다. 특히 나이가 많은 성인에서 주로 발생하며 남자가 여자보다 2배 정도 더 많이 발생한다. 유병률은 0.5 - 2% 사이이며, 2010년 한국에서 수행된 한 연구에서는 국내 바렛식도의 유병률을 1%로 보고하였다.

바렛식도는 식도선암(esophageal adenocarcinoma)의 전구로서 바렛식도가 있는 사람에서 식도선암의 위험은 일반인구집단의 30 - 125배로 상당히 높다. 그러나 바렛식도를 가진 사람의 소수에서만 식도선암이 발생하며 연간위험도는 과거 0.5%였으나 최근에는 0.1 - 0.3%로 낮은 수준이다. 식도선암은 드물게 발생하지만(식도선암 또는 고도이형성의 발생률은 연간 1.1 - 6.0%, 다른 추정치에서는 연간 13.4%), 예후가 나쁘며, 5년 생존율은 20% 미만이므로 특별한 주의를 요한다.

한국을 비롯한 아시아 지역에서는 바렛식도와 식도선암이 드물고 연도에 따라 변화하는 소견을 보이고 있지 않다. 하지만 위식도역류질환이 증가하고 있으므로 향후 바렛식도와 식도선암이 증가할 가능성이 있다.

2-2 위험요인

바렛식도 이형성은 상피세포가 유전 또는 후생유전적 변화를 통해 악성으로 발전할 수 있음을 보여주는 조직학적 진단이다. 바렛식도인 사람에서 이형성증이 있다면 식도선암의 고위험군임을 예측할 수 있다. 저도이형성에서 식도선암 발생비는 연 7.0 - 8.0% 이상이고 최근의 연구에서는 0.5 - 3.0%로 낮아졌으나, 바렛식도 이형성에 대한 존재와 중증도 확인에 대한 여러 가지 혼란 요소와 이슈가 있기 때문에 저도이형성과 관련된 암 위험에 대해서는 불확실성이 존재한다.

고도이형성 또는 식도선암으로의 이행에서 가장 강한 예측인자는 기저저도이형성이다. 시케마 등의 연구(Sikkema et al., 2011)에서 저도이형성이 있었던 바렛식도 환자는 이형성이 없었던 바렛식도 환자에 비해 식도선암 위험(교차비)이 9.6배 높았다. 종단연구에서도 저도이형성에서 이행률이 더 높았으나 증가 범위는 매우 넓게 다양했다. 저도이형성이 바렛식도에서 암으로 이행되는 위험을 증가시키는데, 관련 지표나 위험증가의 규모에 대해서는 아직 불확실하므로 더 확실한 자료가 필요하다. 바렛식도의 유병기간도 질환 악화의 위험요인으로, 시케마 등의 연구에서 바렛식도의 유병기간이 10년 이상인 경우에서 고도이형성 또는 식도선암의 누적발생률은 9.6%이었고, 10년 미만인 경우의 누적발생률은 3.1%이었다. 식도염이 동반된 경우, 10년 이상과 미만의 발생률은 각각 13.3%, 3.3%로 보고되었다.

바렛식도의 분절 길이도 바렛식도 환자에서 식도선암의 위험요인으로, 바렛식도의 분절이 긴 경우가 짧은 경우에 비해 식도선암의 위험이 크다. 분절 길이와 식도선암의 위험이 언제나 선형관계인 것은 아니지만, 주상 모양의 점막의 표면적 크기는 암 위험과 상관성이 있으며 이형성증의 정도도 상관성을 보였다. 고도이형성인 경우는 저도이형성보다 암 위험이 상당히 높았다. 저도이형성 환자에서는 암 위험이 연간 1.5%였으나, 고도이형성 환자에서는 연간 11.8%이었다. 이형성 움의 수와 식도선암 위험과도 상관성이 있어 광범위한 고도이형성인 경우가 단초점의 이형성보다 4배 이상의 위험을 가진다.

2-3 예방전략

임상적 가이드라인에서는 바렛식도를 가진 사람에게 정기적인 내시경 검사를 통해 이형성과 암을 조기발견할 것을 권고하고 있다. 그러나 식도선암의 위험은 낮기 때문에 이러한 감시는 비용적인 측면에서 효과적이지 않다. 따라서 질환의 이행과 관련된 요인에 대한 이해를 통해 권고하는 것이 핵심이다. 많은 연구에서 질환의 진행을 예측하거나 예후 판정이 가능한 분자 수준에서의 바이오마커에 관한 연구가 이루어졌음에도 불구하고 아직까지 입증된 바이오마커 후보자가 없으나, P53 단백질이 바렛식도에서 암의 진행을 예측할 수 있는 가장 보증된 바이오마커로 알려져 있다. 이에 대한 FISH 연구들도 이루어지고 있으나 병리학 측면에서 바렛식도에서 면역조직화학 결과와 해석에 대한 가이드라인은 개발되지 않았다.

식도선암 발생률이 급상승한 이유는 확실하게 알려지지 않았으나 위식도역류증상, 흡연, 비만은 바렛식도와 식도선암의 위험요인으로 밝혀져 이에 대한 예방이 필요한 실정이다. 지속적인 추적관찰을 통해 관찰 내시경적 치료를 진행하여야 하나, 여전히 질병이 진행될 가능성을 지니고 있으므로 치료방침에 대한 논의가 더 활발히 이루어져야 할 것이다.

3 양성 전립선비대증과 전립선암과 방광암의 위험

3-1 역학적 특징

전립선비대증(Benign Prostatic Hyperplasia, BPH)은 세포의 비대에 의해 전립선이 커지는 양성질환으로 연령에 따라 증가하여 70세 이상의 남자에서 70% 정도 발생하는 흔한 질환이며 하부요로증상을 일으킨다. 이는 전립선 용적이 증가하게 되면 임상적 전립선비대증으로 진행하게 될 위험이 커지며, 진립신 용적은 노령인구에서는 매년 2.0-2.5% 증가함이 보고되고 있다.

2018년에 수행된 연구에 따르면, 한국 전립선비대증 환자의 최근 5년간 누적 유병률은 인구 10만명당 40대에서 1만 456명, 50대는 2만 1,156명, 60대 3만 7,483명, 70대 5만 3,812명, 80세 이상은 5만 3,837명으로 나타났다. 또한 부검을 이용한 연구에서는 40대에서 8%, 60대에서 50%, 90대에서 80% 소견을 보여주는 것처럼 연령이 가장 강력한 위험요인이다.

이외의 위험요인과 관련하여서 가족력, 식이, 운동과 같은 생활습관이 관여되고 비만, 지방대사에서의 대사증후군 요소, 염증이 관여되는 것으로 알려져 있다. 식이의 경우 열량, 붉은 고기, 지방, 우유 등은 위험을 증가시키고, 채소, 과일, 불포화지방산, 비타민D 등은 위험을 낮추는 것으로 보고되고 있다. 중등도 이상의 신체활동 증가, 중등도의 음주는 전립선비대증과 관련한 여러 연구에서 보호 작용이 있는 것으로 보고되고 있다.

3-2 위험요인

전립선비대증은 하부요로증상과 함께 삶의 질을 현저히 떨어뜨리는 것뿐만 아니라 전립선암(prostate cancer)이나 방광암(bladder cancer)과 같은 요로계 암과의 연관성이 제기되고 있다. 전립선비대증과 요로계 암과의 연관 기전은 완전히 알려지지는 않았으나, 일부 연구에서는 전립선비대증의 위험요소인 호르몬, 염증, 대사증후군이 전립선암의 발생에도 관여하는 것으로 추정하고 있다. 방광암의 경우는 전립선비대증으로 인하여 발생한 방광 내의 잔뇨가 하부요로계의 장애를 일으키며 이에 따라 지속적으로 발암물질에 노출되어 연관되는 것으로 제시되고 있다.

전립선비대증과 전립선암과의 연관성에 대한 역학연구는 많이 이루어졌다. 그러나 그 결과들은 일관적이지 않으며 방광암과의 연구 역시 일관적이지 않다. 한 메타분석연구에서 전립선비대증은 전립선암의 위험을 2.93배(95% CI 1.88 - 4.56) 높이는 것으로 나왔고, 방광암의 위험은 1.71배(95% CI 1.39 - 2.11) 높이는 것으로 평가되었다. 특히 전립선암의 위험도는 아시아 국가에서 특히 높게 나타났다(RR 6.99, 95% CI 2.96 - 12.54). 그러나 아시아에서 수행된 연구는 코호트 연구가 아닌 환자-대조군 연구로 한정한 결과로서, 코호트 연구를 포함한 다른 나라에 비해 연구 결과가 과대추정되었을 것으로 생각될 수도 있다. 다만 같은 환자-대조군 연구로 한정하여 살펴보았을 때 코카시안의 환자-대조군 연구의 위험도(RR 1.54, 95% CI 1.19 - 2.01)보다 높음을 보면, 실제로 전립선비대증 환자에서 전립선암이 발생할 위험은 아시아 국가에서 더 높을 것으로 생각된다.

전립선비대증과 요로계 암의 유병률은 높기 때문에 이들 간의 연관성에 대한 공중보건학적 관심은 매우 크다. 한국에서도 전립선암의 발생빈도가 과거에 비해 증가하고 있으며 남성 암에서 차지하는 순위가 높다. 특히 아시아인에서는 전립선비대증이 있는 환자에서 전립선암이 발병할 위험이 높기 때문에 암 예방을 위한 선별 가이드가 임상현장에서 만들어져 수행되어야 한다.

4 유방섬유종과 암

4-1 역학적 특징

유방의 섬유선종(breast fibroadenoma)은 무증상으로 여성의 25%에서 생기는 흔한 양성 종양이며 대부분 단발성 종괴이지만 이들 중 13 - 20%는 다발성 섬유선종을 가진다. 유방의 섬유선종은 유방소엽들이 정상발달에서 벗어나 비대하게 증식하는 것으로, 유방의 한 국소부위가 다른 부위에 비해 에스트로겐에 대한 민감도가 높기 때문에 발생한다고 한다.

4-2 위험요인

여러 연구에서 섬유선종은 유방암 발생의 위험요인으로 고려되고 있다. 상피내암에 가까운 심한 비정형 변화를 가진 섬유선종의 약 0.12 – 0.3%에서 소엽암으로 불리는 악성 변화를 보인다. 섬유선종의 유방암 위험도에 관한 연구들에서 섬유선종에서 유방암의 표준화 발생비는 1.6(95% CI 1.1 – 2.1)이었고, 조직학적으로 확진된 섬유선종은 임상적으로 확진된 섬유선종에 비해 유방암의 교차비가 2.71배(95% CI 1.52 – 4.82) 높았다. 또한 섬유선종이 일반 검진인구에 비해 유방암이 발생할 위험도는 7.9배 높았다. 섬유선종의 유형에 따라 비대증이 없는 경우, 전형적비대증이 있는 경우, 비정형비대증의 순으로 유방암의 발생 위험도가 높게 나타났으며, 비정형비대증을 동반한 섬유선종의 위험도는 4.77 – 7.29로 매우 강한 위험도를 보였다. 또한 유방암의 가족력도 섬유선종의 유방암 위험도와 관련 있는 것으로 나타났다. 1차친족에서 유방암의 가족력이 있는 섬유선종에서 가족력이 있는 대조군과 비교하여 3.7배의 높은 위험도를 보였다. 즉 비정형비대증이 있으면서 1차친족에서의 유방암 가족력이 있는 경우, 섬유선종에서의 유방암 발생 위험도가 높음을 추정할 수 있다.

5 선종과 대장암

5-1 역학적 특징

과거의 대장암(colorectal cancer)은 서구 사회에서 주로 발생하는 암으로 여겨졌으나, 최근에는 아시아에서도 높아지고 있는 질환이다. 한국에서의 대장암 발생률은 1999년 이후 지속적으로 증가 추세를 보이다가 2012년 이래 약간 감소하고 있고, 2016년 발생률은 인구 10만명당 55.0명이었다.

대장 용종, 특히 선종성 용종은 대장암의 전구질환으로 알려져 있으며, 이 또한 유병률이 높은 것으로 보고되고 있다. 최근까지 대장의 상피성 용종은 선종(adenoma)과 증식형용종, 2가지 형태가 인지되고 있다. 과거에 선종은 대장암의 전단계 병변으로 대표되는 반면, 증식형 용종은 암으로 진행할 잠재성이 없는 유해하지 않은 병변으로 여겨졌다. 그러나 이전에 증식형 용종으로 분류되던 것이 실제로는 이질적인 용종들이 섞여 있는 것이고, 그중 일부는 암으로 전환되는 위험이 있는 것이라는 연구 결과가 보고되었다. 거치상용종은 증식형 용종만 포함하는 것이 아니라 거치상 선종 등도 포함하므로 암으로 발전할 위험이 있다.

1980년 초반까지는 1cm 이하 선종은 거의 악성으로 변화하지 않는다고 하였고, 특히 5mm 이하인 용종은 임상적으로 의의를 두지 않았다. 그러나 1985년 무토(Muto) 등의 연구에 따라 1cm 이하 용종의 42.4%가 고도이형성을 동반하고 있는 것으로 보고되었고, 최근에는 작은 선종에 대해서도 관심을 두게 되었다(정문관, 2000). 용종 중 작은 평탄형 선종도 악성 변화하는 것이 있으며 일부는 암 조직으로만 구성된 용종도 있기 때문에 모든 용종은 발견되면 모두 제거하는 것이 바람직하다.

5-2 위험요인

대장 선종 발생의 위험요인으로는 매일 음주, 과거 음주, 가족력이 제시되고 있다. 반면 식이요인 중 많은 야채 섭취, 콩류 섭취, 해조류 및 조개류 섭취 등이 선종의 위험을 유의하게 낮추는 것으로 제시되고 있다.

5-3 예방전략

대장내시경검사와 내시경적 용종제거술을 이용하여 암의 가능성을 예방함과 동시에 대장암을 조기에 발견할 수 있게 되었다. 대장내시경검사를 통한 선별검사에서 선종 발견율이 높을수록 암 발생률의 위험이 낮아지는 것으로 보고되고 있다. 2014년 NEJM 연구에서 발견율은 7.4–52.5%였으며 선종 발견율이 가장 낮은 5분위군(9.8)에서 가장 높은 5분위군(4.8)으로 갈수록 대장암 발생 위험이 낮아지는 경향을 보였다. 즉 선종 발견율이 1% 증가할 때마다 치명적 대장암의 위험이 5%로 낮아졌다. 그러나 대장내시경검사에서 1cm 이상 용종은 모두 발견이 가능하지만, 1cm 이하 용종의 15%는 발견하기 어렵다는 점을 인지하고 있어야 한다.

6 자궁경부암

6-1 역학적 특징

자궁경부암(cervical cancer)은 전세계 여성에서 네 번째로 흔한 암이며, 대부분은 저소득층과 중산층의 여성들에게서 발생한다. 2020년 한국중앙암등록사업 연례보고서에 따르면, 한국 여성에서 발생하는 전체 악성종양 중 자궁경부암은 발생률이 9.1%로 유방암(16.8%), 위암(15.3 %), 대장암(10.7%), 갑상선암(9.5%)에 이어 5위를 차지하며, 특히 한국 여성 생식기암 중에서는 발생빈도가 가장 높은 암으로 보고되고 있다.

역학적으로 자궁경부 상피내종양은 자궁경부암의 전위 단계로 알려져 있으며, 이는 인유두종 바이러스(HPV)에 감염되어 자궁경부의 표면에 비정상적인 세포가 존재하는 것을 말한다. 인유두종 바이러스는 100종류가 넘으며 이 중 HPV 16, 18, 31, 33, 35, 39, 45, 51, 52, 56, 58형은 고위험군으로 분류된다. 특히 HPV-16과 HPV-18은 침윤성 자궁경부암과 진행 경향이 높은 자궁경부 상피내종양과 관련이 깊은 것으로 알려져 있다.

6-2 위험요인

인유두종 바이러스의 감염이 사실상 모든 자궁경부암의 원인이라는 것은 이미 잘 알려져 있다. 이러한 인유두종 바이러스는 자궁경부 상피내종양을 일으키고 단계적인 전암병변을 거쳐 암으로 발전하게 된다. 여성의 일생 동안 인유두종 바이러스에 감염될 확률은 80% 정도이며 약 50%는 15세에서 25세 사이의 여성에게 주로 발생하지만, 대부분 영구적인 문제를 일으키지 않고 사라진다. 그러나 일부 여성들에서는 인유두종 바이러스에 감염된 후 자궁경부 상피내종양으로 발전한다. 따라서 인유두종 바이러스 감염과 더불어 다양한 요인들에 의해 자궁경부암이 발생되는 것으로 생각할 수 있다.

일반적으로 자궁경부암의 발생에 관여하는 주요 단계는 초기 인유두종 바이러스의 감염과 지속적인 감염 기간, 전암병변인 자궁경부 상피내종양으로 발전을 거쳐 최종적으로 침윤암을 일으키는 단계다. 침윤성 자궁경부암의 직전 단계인 상피내암은 평균 27-30세에 주로 발생하며 인유두종 바이러스의 감염으로부터 7-15년 후 발병하는 것으로 알려져 있으나 이보다 빨리 진행하는 경우도 있다. 일부 고위험성 인유두종 바이러스 감염 및 감염의 지속기간이 위험요인으로 간주되며, 이외의 위험요인과 관련하여서 여성의 나이, 흡연, 면역억제제 사용, 여러 파트너와의 성관계, 18세 이전의 성관계 등이 위험요인으로 포함된다.

6-3 예방전략

인유두종 바이러스 감염은 성관계 시 피임, HPV 예방접종, 정기적인 자궁경부암 검진 등을 통하여 예방할 수 있다. 결론적으로 자궁경부암은 최근 선별검사로 인한 조기진단과 치료법의 발전으로 발생률과 사망률이 현저하게 감소하였다. 한국에서도 조기검진의 도입과 효과적인 치료법으로 인해 자궁경부암의 발생률이나 사망률이 점진적으로 감소하고 있다. 하지만 아직 서구의 선진국들에 비해서 발생률이 높은 실정이며, 국내 실정에 맞는 비용-효과 연구가 수행되어야 한다.

01 위암 / 고광필
02 폐암 / 신애선
03 간암 / 권순석
04 대장암 / 신애선
05 유방암 / 이정은
06 자궁경부암 / 정선재
07 갑상선암 / 김경남, 황윤지
08 전립선암 / 신지연
09 췌장암 / 오창모
10 소아청소년암 / 배지숙

4장

특정 기관별 암 역학

01 위암

1 위암의 병태생리

위는 식도와 소장 사이에 위치한 소화기관으로 음식의 소화를 돕기 위해 효소와 위산을 분비하며 비타민 B12의 흡수에 필요한 내인인자(intrinsic factor)도 분비한다. 위에 발생하는 악성종양으로는 위선암(gastric adenocarcinoma), 림프종, 위점막하종양, 평활근육종 등이 있는데 일반적으로 위암(gastric cancer)이라 하면 위선암을 일컫는다. 위선암은 위점막상피에 생기는 암으로 위에 생기는 악성종양의 약 90% 이상을 차지한다. 위선암은 해부학적 위치에 따라 분문부 위암(cardia gastric cancer)과 비분문부 위암(non-cardia gastric cancer)으로 분류하기도 하고, 조직학적으로 장형(intestinal type)과 미만형(diffuse type)으로 분류하기도 한다.

미만형 위암보다는 장형 위암이 더 흔하다. 장형은 노년층에서 주로 발생하고, 미만형은 50세 이하의 젊은 사람과 여성에서 잘 생긴다. 장형 위암은 만성감염에서 시작하여 위축성위염, 장 화생과 이형성(dysplasia)에 이르는 염증단계의 결과물이다.

분문부 위암은 식도-위 접합 부위에 생기는 암으로 위식도역류질환이나 비만과 같은 위험요인에 대해 식도암과 역학적 특성을 공유하고, 헬리코박터 파일로리균 감염과 관련된 위의 위축과 관련되어 있기도 하다. 비분문부 위암은 위의 하부에 발생하는 암으로 분문부 위암에 비해 흔히 발생하며, 주요 위험요인은 헬리코박터 파일로리균 감염과 식이요인이다.

2 위암의 기술역학

2-1 세계적인 역학적 특징

지난 50년 간 위암은 전세계적으로 꾸준히 감소하고 있지만 다섯 번째로 가장 흔히 발생하는 암종으로 2018년에 약 100만명 이상의 세계 인구가 위암을 진단받았고, 이는 전체 암 발생 환자의 6.8%를 차지한다. 출생부터 74세까지 위암이 발생할 누적위험도는 남성이 1.87%, 여성이 0.79%이다. 위암의 발생률에 있어 지역적·경제적으로 편차가 큰데 동아시아, 중앙아시아, 라틴아메리카 지역의 발생률이 높고 선진국에서 발생률이 높다. 중상위 인간개발지수(Human Development Index, HDI) 국가에서의 위암 발생률은 인구 10만명당 20명인 데 반해, 중하위 국가에서의 위암 발생률은 인구 10만명당 6.6명이었다. 동아시아 지역의 인구 10만명당 위암 발생률은 남성에서 32.1명인 반면 북아메리카와 아프리카 남성은 각각 5.6명, 4.7명에 불과하다. 한국은 남녀 모두 전세계에서 가장 높은 위암 발생률을 보이고 있는데 특히 한국 남성의 인구 10만명당 위암 발생률은 62.3명이다. 남녀 간에도 위암 발생차가 존재하는데 여성에 비해 남성에서의 위암 발생률이 선진국에서는 2.2배 더 높고, 개발도상국에서는 1.83배 더 높았다.

위암으로 인한 사망은 1990년 중반까지 암 사망 원인 중 1위였으나 2018년에는 세 번째로 흔한 사망원인 암종으로 78만명 이상의 인구가 위암으로 사망하였다. 위암으로 인한 사망은 전체 암 사망의 약 8.3%를 차지하고 있으며 출생 후 74세까지 위암으로 사망할 누적위험은 남성은 1.36%, 여성은 0.57%이다. 발생률과 마찬가지로 사망률도 성별로는 남성에서 더 높고, 지역적으로는 동아시아, 중앙아시아, 라틴아메리카가 높다.

2-2 한국의 역학적 특징

위암은 꾸준히 감소하고 있는 암종 중 하나로 남성의 경우 1999년부터 2011년까지는 매년 0.5% 감소 추세를 보이다가 2011년부터 2017년까지 매년 5.2% 감소의 연간변화율을 보이고 있다. 여성에서는 1999년부터 2011년까지는 매년 0.4% 정도의 감소 추세를 보이다가 2011년부터 2017년까지 매년 4.2% 감소율을 보여 감소폭이 커졌다.

한국의 위암 발생 현황을 보면 2017년 기준 한국 위암 발생자 수는 거의 3만명에 이

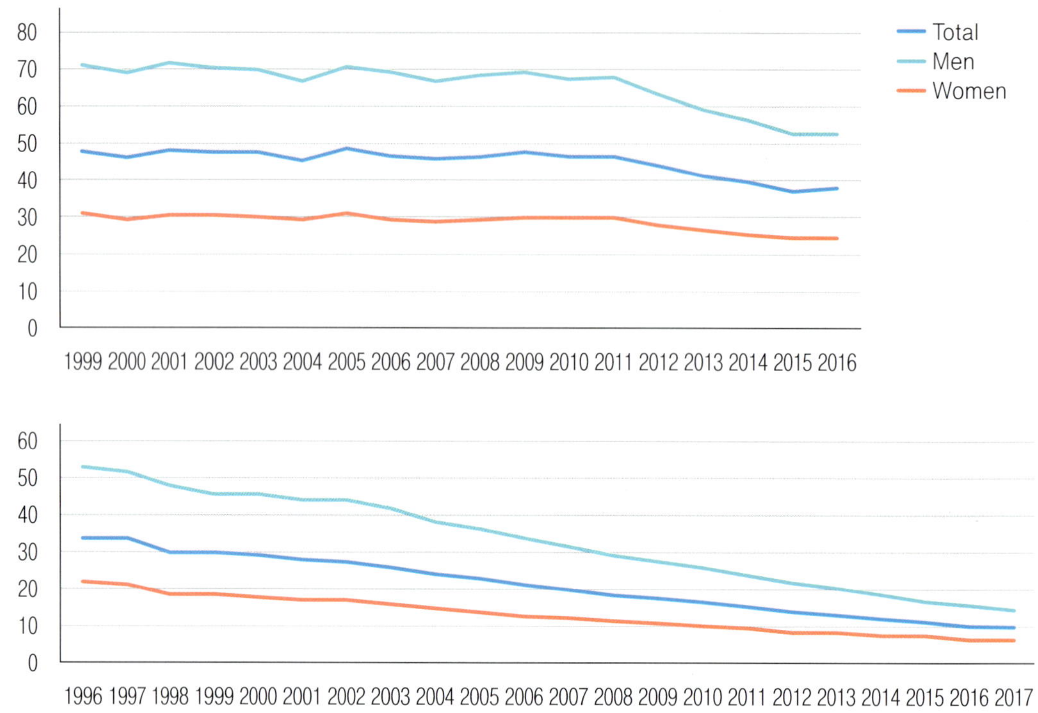

[그림 1] 연령표준화 위암 발생률(위) 및 사망률(아래)

르며, 인구 10만명당 조발생률(Crude Incidence Rate, CR)은 57.9명, 연령표준화 발생률(Age-Standardized Incidence Rate, ASR)은 33.3명으로 전체 암 발생의 약 12.8%를 차지하고 있다. 위암은 남자에서 가장 흔히 발생하는 암종이며, 여성에서는 유방암, 갑상선암, 대장암 다음으로 네 번째로 많이 발생하는 암종이다. 위암 발생의 남녀 간 차이는 남자에서의 발생률이 여자보다 2배 정도 높다.

통계청의 2019년 사망원인통계 자료에 따르면, 위암 사망은 꾸준히 감소하고 있지만 폐암, 간암, 대장암 다음으로 네 번째로 사망률이 높은 암종으로 전체 암 사망의 9.4%를 차지하였다. 인구 10만명당 사망률은 남성 19.44명, 여성 10.4명이었다. 인구 10만명당 연령표준화 위암 사망률 추이를 보면 1999년, 2009년, 2019년 남성의 경우 각각 45.6명, 27.7명, 12.6명으로 감소하였고 여성의 경우도 각각 18.5명, 10.3명, 5.1명으로 감소하였다.

위암의 유병자 수는 2017년 기준 28만 9,000여 명이고 전체 암 환자의 15.5%를 차지하고 있다. 위암 진단 후 5년을 초과한 위암 유병자 수는 17만 2,000여 명으로 전체 위암 유병자의 약 60%이고, 추적관찰이 필요한 2-5년 위암 유병자는 6만 4,000여 명으로 전체 위암 유병자의 약 22%이고, 적극적 암 치료가 필요한 암 진단 후 2년 이하의 위암 환자는 5만 1,000여 명으로 전체 위암 유병자의 약 18%이었다.

위암의 5년 상대생존율(relative survival rate)은 크게 향상되었다. 1993 - 1995년 위암의 5년 상대생존율은 43.9%에 불과하였지만, 2001 - 2005년에는 58.0%로 향상되었고, 2013 - 2017년에는 76.5%로 더욱 향상되었다. 5년 상대생존율의 경우 요약병기에 따라 생존율의 차이가 크다. 위에 국한된 위암의 5년 상대생존율은 96.7%에 이르나, 주위 장기나 인접한 조직 혹은 림프절을 침범해 국소 진행된 위암의 5년 상대생존율은 61.5%로 낮아진다. 또한 다른 부위로 원격 전이된 위암의 5년 상대생존율은 5.6%밖에 되지 않는다. 위암의 5년 생존율을 국제 비교해보면 2010 - 2014년 기간 동안 한국이 68.9%, 일본이 60.3%, 미국 33.1%, 영국 20.7%로 한국의 5년 생존율이 높았다.

3 위험요인

3-1 가족력

가족력은 위암 발생의 중요한 위험요인 중 하나다. 그러나 위암의 대부분이 산발적으로 발생하며 대략 10% 정도만이 가족집적성(familian aggregation)을 보이고, 멘델리안유전 형태로 유전되는 위암은 3% 미만이다. 유전성 미만성(hereditary diffuse) 위암은 가족성 위암의 대표적인 암으로 상염색체 우성유전인 cadherin 1 gene(CDH1)의 변형으로 생긴다.

가족력이 있는 사람에서 위암이 생길 위험은 가족력이 없는 사람에 비해 3배 정도 높은 것으로 알려져 있다. 서구 유럽에 비해 아시아 지역에서 가족력이 있는 위암 환사의 비가 높음에도 불구하고 유전성 미만성 위암의 빈도는 낮은데, 이는 위암 발생률이 높은 지역에서 유전적 요인보다 환경적 요인이 가족성 위암에 더 크게 영향을 주기 때문인 것으로 보인다.

3-2 감염

한국인의 위암 발생에 있어 기여위험도가 가장 높은 요인은 헬리코박터 파일로리균 감염이다. 헬리코박터 파일로리균은 그람음성 박테리아균으로 세계보건기구(WHO)에서 정한 1군 발암물질로, 헬리코박터 파일로리균 감염은 직간접적 경로를 통해 위암 발생과 연관되어 있는 것으로 알려져 있다. 헬리코박터 파일로리균은 단백질 변조와 유전자 변이를 유도해 위상피세포에 직접적인 영향을 주기도 하고, 위 점막에 염증반응을 일으켜 위상피세포에 간접적으로 영향을 줌으로써 위암 발생을 촉진시킨다. 헬리코박터 파일로리균 감염은 위암 발생 위험을 2.9배 증가시키며, 헬리코박터 파일로리균 감염 진단 후 최소 10년 이상된 위암 환자군으로 한정하면 위암의 발생 위험을 5.9배까지 증가시키는 것으로 알려져 있다.

전세계 인구의 약 50%가 헬리코박터 파일로리균에 감염되어 있고, 나이에 따라 헬리코박터 파일로리균 감염 유병률이 증가한다. 아시아 지역에서 높은 감염 유병률을 보이고 있고, 고소득 국가에서 35%, 저소득 국가에서는 85%의 감염 유병률을 보고하고 있다. 비분문부 위암 환자의 80-90%가 헬리코박터 파일로리균 감염과 관련되어 있음에도 불구하고, 모든 헬리코박터 파일로리균 감염 환자에서 위암이 발생하는 것이 아니라 2% 정도에서만 발생한다. 또한 위암 발생률과 헬리코박터 파일로리균 감염 유병률 사이에는 상관관계가 있지만, 아프리카나 남아시아 지역에서는 헬리코박터 파일로리균 감염 유병률이 높음에도 불구하고 위암 발생률이 낮은 편이다. 이와 같은 모순 때문에 CagA나 VagA 같은 독소 여부가 중요한 역할을 하는 것으로 보기도 한다.

헬리코박터 파일로리균 감염이 비분문부 위암의 위험요인임은 확실한 근거를 가지고 있으나 분문부 위암에 대해서는 근거가 명확치 않으며, 오히려 헬리코박터 파일로리균 감염이 분문부 위암의 위험을 낮출 수도 있다는 근거가 제시되기도 하였다. 헬리코박터 파일로리균 감염은 분문부의 위산 분비를 감소시킴으로써 분문부의 염증을 줄여 분문부 위암의 위험을 낮출 수 있는 것으로 알려져 있다. 전세계적으로 헬리코박터 파일로리균 감염 유병률은 감소하고 있으며 이는 비분문부 위암의 감소로 이어지고 있으나 분문부 위암은 오히려 증가하고 있다. 그러나 한국, 일본, 중국과 같이 위암 발생률이 높은 국가에서의 연구만을 대상으로 한 메타분석에서는 헬리코박터 파일로리균 감염은 분문부 위암의 위험을 2배 정도 유의하게 증가시키는 것으로 나타났다. 한국인을 대상으로 한 연구들의 메타분석에서는 헬리코박터 파일로리균 감염자는 비감염자에 비해 위암이 생길 위험이 1.81배 유의하게 증가하였으며, 이러한 관련성은 분문부 위암과 비분문부 위암 모두에서 관찰되었다. 한국에서 헬리코박터 파일로리균 혈청학적 유병률은 꾸준히 감소하고 있지만, 위암 발생에 있어 헬리코박터 파일로리균 감염의 인구집단기여위험도는 70% 이상으로 서양 국가들의 헬리코박터 파일로리균 감염의 인구집단기여위험도(20-30%)에 비해 높다.

헬리코박터 파일로리균 감염과 별개로 위암 발생과 연관된 또 다른 감염요인은 엡스타인-바 바이러스(Epstein-Barr Virus, EBV)이다. 최근의 메타분석에 따르면 위암 환자에서의 엡스타인-바 바이러스 감염률은 약 10% 내외며, 엡스타인-바 바이러스에 감염된 그룹은 비감염 그룹에 비해 위암의 발생 위험이 높았다. 그러나 위암 발생에 있어 엡스타인-바 바이러스의 역할은 명확히 알려져 있지 않다.

3-3 흡연

흡연은 위암의 주요 위험요인 중 하나다. 담배는 발암물질을 포함하여 7,000개 이상의 독성 화학물질을 함유하고 있다. 독성물질과 발암물질은 직접적으로 DNA 손상을 야기함으로써 위상피세포의 성장과 기능에 이상을 초래하여 암을 유발하게 된다.

전세계 위암에 대해 흡연의 기여위험도는 11%이며, 유럽에서는 흡연의 기여위험도가 17%이다. 비흡연자에 비해 흡연 경험이 있는 사람의 경우 위암이 발생할 위험이 1.5-2.5배 증가한다. 흡연과 위암 발생 간의 관련성에서 흡연 기간이 길수록, 흡연 시작연령이 빠를수록, 하루 흡연량이 많을수록 위암의 발생 위험이 증가하는 양-반응 관계도 관찰되었다. 위암에 대한 흡연의 위험성은 궐련담배뿐만 아니라 구강담배에도 동일하게 나타나고 있다. 한국인 위암 발생에 있어 흡연의 인구집단기여위험도는 남자 27.9%, 여자 2%이다.

3-4 음주

음주로 인한 발암기전은 에탄올의 독성 대사산물인 아세트알데하이드에 기인하는데 아세트알데하이드는 DNA 메틸화를 방해하고, 레티노이드 대사와 상호작용함으로써 DNA lesion을 유도한다. 이렇게 생긴 DNA lesion은 결국 세포의 변이를 일으켜 암 발생을 촉진하게 된다. 세계암연구재단과 미국 암연구협회(WCRF/AICR)에서는 양-반응 메타분석을 통해 하루 10g씩 알코올 섭취가 증가하는 것과 위암의 위험이 1.02배 증가하는 것 사이에 관련성이 관찰되었다고 보고하였다. 또한 비선형 양반응 분석을 통해 하루 세 잔 이상의 음주는 위암의 발생 위험을 증가시킨다는 높은 수준의 역학적 근거가 있다고 보고하였다. 한국 국민건강보험공단의 건강검진 수진자로 구성된 대규모 후향적 코호트에서는 비음주자에 비해 경도의 음주자의 경우 위암의 위험이 1.05배 유의하게 증가하였고, 과도 음주자의 경우 위암의 위험이 1.24배 유의하게 증가하였다.

3-5 식이요인

식이요인과 위암과의 관련성 연구는 다양한 인구집단에서 진행되었다. 음식에 함유된 발암물질은 위상피세포와 상호작용을 통하여 상피세포 유전자의 변화를 유도할 수 있다. 세계암연구재단과 미국 암연구협회(WCRF/AICR)에 따르면 동아시아 지역에서 흔히 먹는 절인 채소나 절인 생선과 같은 염장 음식은 위암의 위험요인으로서 강한 근거수준을 지닌 요인으로 보고 있다. 또한 가공육이나 훈제고기 섭취, 과일 섭취부족은 위암 발생에 제한적인 근거수준을 지닌 위험요인으로 평가하고 있다.

염장채소는 신선한 채소에 비해 미세영양소의 함유량이 적은 대신 다량의 염류를 함유하고 있으며 저장 과정에서 발효되기도 한다. 실험실 연구에서 염류의 과다섭취는 발암물질인 N-니트로사민(N-nitrosamine)을 생성하고 위 세포벽의 손상과 더불어 염증과 위축을 야기하고, 이러한 손상은 헬리코박터 파일로리균의 공동화를 증가시키는 것으로 나타났다. 메타분석에서 염장채소의 섭취량이 낮은 그룹에 비해 높은 그룹에서 위암의 위험이 약 1.3배 증가하였으며, 양-반응 메타분석 결과에서는 하루 20g씩의 염장채소 섭취 증가가 위암의 발생 위험을 1.09배 유의하게 증가시켰다. 또한 소금 함유량이 많은 음식의 섭취량이 제일 낮은 그룹에 비해 제일 높은 그룹에서 위암의 위험이 1.7배 증가하였다.

과일은 플라보노이드와 같은 항산화물질을 다량 함유하고 있고 헬리코박터 파일로리균에 의한 손상과 염증 반응을 줄일 수 있다. 역학적 근거로는 양-반응 메타분석에서 하루 과일 섭취량이 100g씩 증가하는 것과 위암과의 관련성은 관찰되지 않았으나, 비선형 분석에서는 86g의 과일 섭취와 비교하였을 때 45g 미만의 적은 과일 섭취가 위암의 위험을 증가시켰고, 137g 이상의 과일 섭취는 위암의 위험을 유의하게 감소시켰다. 1997년에 발간된 세계암연구재단과 미국 암연구협회(WCRF/AICR)의 보고서에서는 채소와 과일 섭취를 위암을 예방할 수 있는 "가능한" 요인으로 보았으나, 2016년에 발간된 보고서에서는 "제한적" 근거를 지닌 요인으로 보고 근거 수준의 등급을 낮추었다. 이는 대규모의 인구집단을 대상으로 잘 디자인된 코호트 연구 결과들에서 채소, 과일 섭취와 위암 예방과의 연관성이 관찰되지 않았기 때문이다.

가공육은 다량의 염류, 아질산염, 질산염을 함유하고 있다. 아질산염과 질산염은 육류에 함유된 아미노산의 분해산물과 반응하여 발암물질로 알려진 N-니트로소 화합물(N-nitroso compounds, NOCs)을 형성한다. 훈제고기 또한 N-니트로소 화합물을 형성한다. 가공육 섭취와 분문부 위암과의 관련성은 명확하게 관찰되지 않은 반면 비분문부 위암에 대해서는 유의한 관련성이 관찰되었다. 하루 50g씩 가공육 섭취 증가는 비분문부 위암의 위험을 1.18배 유의하게 증가시켰다.

3-6 위식도역류질환

위식도역류질환은 분문부 위암과 관련이 있는 것으로 알려져 있다. 이형성 장상피화생(dysplastic intestinal metaplasia)과 분문부 점막의 이형성 기전을 통해 위식도 연결 부위에 위암이 생기게 된다. 헬리코박터 파일로리균 감염과 관련된 분문부 위암과 비교하여 위식도 역류질환과 관련된 분문부 위암 발생이 꾸준히 증가하고 있다. 위식도역류와 관련된 분문부 위암의 증가 추세와 식도암의 증가 추세가 매우 유사하기 때문에 이 두 암이 서로 유사한 병인과 병리학적 과정을 공유하는 것으로 보인다.

[표 1] 한국 위암 위험요인의 연관성과 유병률

Factors associated with gastric cancer	Meta-analysis or Lage cohort study, RR (95% CI)		Prevalence in Korea, %	
	Worldwide	Korea or East Asia	Men	Women
Helicobacter Pylori infection	2.36 (1.98-2.81)	1.81 (1.29-2.54)	54.1	48.8
Helicobacter Pylori eradication	0.54 (0.40-0.72)	0.47 (0.38-0.59)		
Cigarette smoking	1.28 (1.17-1.41)	1.51 (1.46-1.55)	38.1	6.0
Alcohol drinking	1.07 (1.01-1.13)	1.24 (1.21-1.26)	75.3	48.9
Obesity	1.13 (1.03-1.24)	1.31 (1.05-1.64) for men, 0.84 (0.64-1.11) for women	42.3	26.4
High salt intake	1.68 (1.17-2.41)	1.92 (1.52-2.43)	93.3	79.8

3-7 비만

비만은 낮은 등급의 만성염증 상태를 특징으로 한다. 이러한 만성염증 상태에서는 종양괴사인자(tumor necrosis factor) 알파, 인터루킨-6, C-반응 단백질과 같은 염증인자가 증가하고 암 발생을 촉진하게 된다. 비만은 또한 렙틴이나 인슐린과 같은 체내 호르몬을 증가시킴으로써 세포 증식과 세포자멸사 장애를 일으켜 결국 암 세포 성장을 촉진시킨다.

세계암연구재단과 미국 암연구협회(WCRF/AICR)에 따르면 과체중 또는 비만은 분문부 위암의 위험요인으로서 강한 역학적 근거수준을 지닌 요인으로 보고 있다. 양-반응 메타분석에서 5kg/m^{2}의 체질량지수(BMI) 증가는 분문부 위암의 위험을 1.23배 유의하게 증가시키는 것으로 관찰되었으나, 비분문부 위암과의 관련성은 관찰되지 않았다. 비선형 양-반응 메타분석에서 체질량지수 21.7kg/m^{2}을 기준으로 하였을 때 26kg/m^2 이상에서 분문부 위암의 위험이 유의하게 증가하였다. 한국인 대상 대규모 코호트 연구에서는 정상 체질량지수 집단에 비해 30kg/m^2 이상 비만의 경우 남성에서는 1.31배 위암 위험이 증가하였으나 여성에서는 관련성이 관찰되지 않았다.

3-8 화학물질과 방사선 노출

분진, 고온 처리된 입자, 6가 크롬과 같은 금속 또한 비분문부 위암과 관련성이 있다. 목재 가공, 음식물 조리기 작동, 고무 제조, 석탄 채굴, 금속 가공 등은 암 발생에 큰 위험을 가진 직업적 노출이다. 최근의 메타분석에 따르면 석면 노출의 경우 위암의 표준화 사망비가 1.15이었고, 활석(talc)에 노출된 근로자의 경우 비노출 근로자에 비해 위암이 발생할 위험이 1.21배 유의하게 높았다. 또한 이산화규소(silica)에 노출된 근로자의 경우 비노출 근로자에 비해 위암이 발생할 위험이 1.25배 유의하게 높았다.

국제암연구소(IARC) 모노그라프 특별연구위원회가 위암의 1군 발암요인으로 평가한 방사선 노출은 전리방사선 중 엑스선과 감마선 노출이다. 일본 히로시마와 나가사키 원자폭탄 투하에 의해 방사선에 노출된 생존자를 대상으로 한 코호트 연구에서 방사선 노출량이 많은 집단에서 위암 발생 위험이 증가하였다. 또한 방사선 노출이 없는 소아암 환자의 경우 일반인구집단에 비해 2.4배의 위장관암 표준화발생비가 관찰된 반면, 방사선 노출이 있는 소아암 환자는 일반인구집단에 비해 4.6배의 위장관암 표준화발생비가 관찰되어 방사선 노출과 위장관암의 관련성을 보여준다.

4 암 예방

4-1 1차 예방

1차 예방은 질병의 위험요인을 제거 또는 회피하여 질병에 걸리지 않도록 하는 데 목적이 있기 때문에 위암의 1차 예방은 위암의 위험요인인 헬리코박터 파일로리균 감염의 예방이나 제균, 금연, 금주, 적정 체중 유지, 올바른 식이습관 같은 생활습관의 개선에 있다. 국가암예방수칙에 따르면 담배를 피우지 말고 남이 피우는 담배 연기도 피하기, 채소와 과일을 충분하게 먹고 다채로운 식단으로 균형 잡힌 식사하기, 음식을 짜지 않게 먹고 탄 음식을 먹지 않기, 하루 한두 잔의 소량 음주도 피하기, 자신의 체격에 맞는 건강체중 유지하기 등이 위암의 1차 예방과 관련된 내용이다.

최근 헬리코박터 파일로리균 제균의 위암 예방효과에 관한 전향적 연구의 메타분석 결과, 헬리코박터 파일로리균 제균을 한 그룹이 하지 않은 그룹에 비해 위암의 발생 위험이 약 50% 정도 감소하였고, 무증상의 헬리코박터 파일로리균 감염자에게 제균할 경우에도 위암의 위험이 유의하게 감소하였다.

4-2 2차 예방

2차 예방은 질병의 조기진단을 통해 조기치료를 하고 질병을 완치시키는 데 목적이 있다. 2012-2016년 한국의 위암 환자를 대상으로 조사한 결과, 국한된 위암의 경우 5년 상대생존율이 96.5%인 반면 원격 위암의 경우에는 5년 상대생존율이 5.9%로 나타났다. 이를 통해 2차 예방의 중요성을 알 수 있다. 위암의 2차 예방을 위해 한국에서는 40세 이상 성인에서 2년마다 위조영검사 또는 위내시경검사를 받을 것을 권고하고 있다.

한국 국가암검진을 통한 위암 사망률 감소에 대한 효과평가 연구에서 위암 조기검진을 받지 않은 사람에 비해 위암 조기검진을 받은 사람의 경우 위암으로 사망할 위험이 21% 감소하였고, 조기검진 횟수가 많아질수록 위암으로 사망할 위험이 감소하는 양-반응 관계가 관찰되었다. 조기검진 방법으로 위내시경을 하는 경우 위암으로 사망할 위험이 감소한 반면, 위조영술은 위암으로 사망할 위험을 낮추지 못하는 것으로 관찰되어 위암 조기암검진 방법으로 위조영술보다는 위내시경이 효과적인 것으로 보인다.

02 폐암

1 역학적 특징

폐암(lung cancer)은 대표적인 흡연 관련 암종으로 흡연과 폐암의 관련성은 1930년대부터 알려졌으나 대중적으로 유해성이 인지된 것은 1964년 미국 공중보건책임자 보고서(US Surgeon General Report)가 주요한 계기가 되었다. 이 보고서에 근거하여 담배광고 금지, 담배세 인상, 비흡연자 권리신장운동 등이 진행되었고 치솟던 폐암 사망률이 1990년대부터 감소하기 시작하였다. 한국에서도 1986년부터 금연정책이 시행되고 1995년 국민건강증진법이 시행되면서 1992년에 72%에 달했던 남성 성인 흡연율이 2013년에는 42%까지 떨어지는 극적인 감소를 보였다. 이에 따라 한국 남성의 폐암 발생률과 사망률도 감소하고 있으나 폐암은 여전히 사망률 1위를 보이는 암종이다. 한국에서는 시범사업을 거쳐 2019년도부터 만54세 이상 74세 이하 중 30갑년 이상의 흡연력을 가진 고위험군에 대해 2년마다 저선량흉부CT검사로 폐암 국가암검진을 시행하고 있다.

1-1 발생률

국제암연구소(IARC)의 추정에 의하면 폐암은 2020년에 전세계적으로 약 226만명이 새로 진단을 받아 발생 건수로는 유방암에 이어 두 번째로 호발하는 암종이며, 아시아 지역에서 가장 많은 환자가 발생하는 암이다. 한국 중앙암등록본부의 암등록통계에 따르면, 2018년에 2만 8,628명의 환자가 새로이 진단을 받은 폐암은 위암, 갑상선암에 이어 세 번째로 많이 발생하는 암종이며, 남성에서는 위암에 이어 2위, 여성에서는 5위의 호발 암종이다. 남성의 폐암 발생률은 1999년 이후 꾸준히 감소하고 있으나 여성의 경우는 반대로 증가하는 경향을 보인다.

조직학적 형태로는 편평세포암과 선암이 가장 흔하다. 한국에서 과거 남성에서는 편평세포암이, 여성에서는 선암이 호발하는 암종이었으나 2011년 이후에는 선암이 가장 흔한 암종이 되었다. 1999년에서 2012년 사이에 편평세포암은 남성과 여성 모두에서 연간 1.7%씩 연령표준화 발생률이 감소한 반면, 선암의 발생률은 남성에서는 4.1%, 여성에서는 6.6%씩 증가하였다. 선암 발생의 증가 이유는 검진으로 인한 무증상 환자의 진단과 더불어 담배 제형의 변화가 거론된다. 담배 필터 도입과 저타르 저니코틴 제품 사용이 늘면서 동일한 양의 니코틴을 흡입하기 위해서는 담배연기를 더 깊이 들이마셔야 하며 이로 인해 담배의 발암물질이 선암이 주로 생기는 폐포 말단까지 전달된다는 것이다. 제형의 경우 주로 편평세포암과 관련이 있는 다환방향족 탄화수소(polycyclic aromatic hydrocarbons) 함량은 낮아지는 반면, 선암과 관련이 있는 니트로사민(N-nitrosaminees) 함량은 높아지는 방향으로 변화가 되었다. 금연의 경우, 금연 후 편평세포암과 소세포암의 위험도는 다소 낮아지나 선암의 위험도가 낮아지는 데에는 더 오랜 시간이 소요되는 것으로 나타났다. 대기오염의 경우 전체 폐암 사망의 3% 정도를 설명하는 것으로 추정되는데, 대기오염의 주요 물질인 질소산화물이 비흡연자에서 선암의 위험도를 높이는 것으로 알려졌다.

1-2 사망률

폐암은 전세계적으로 사망자가 가장 많은 암종으로 전체 암 사망자의 18%가 폐암 환자다. 한국에서도 폐암은 전체 암 사망 중 1위의 암으로 폐암 사망자 숫자는 꾸준히 증가하였다. 연령표준화 폐암 사망률은 남성과 여성 모두 2002년까지는 증가하다가 그 이후부터 감소하고 있다. 사망률의 감소는 젊은 연령층에서 먼저 나타나는데, 연령-기간-코호트 모델을 사용한 분석에서 1920년대 출생코호트가 가장 높은 사망률을 보이고 그 이후의 출생코호트는 사망률이 낮아지는 경향을 보였다.

1-3 유병률

폐암은 대표적으로 예후가 좋지 않은 암종으로 알려져 있으나 폐암 조기진단 도입, 분자표적치료제 같은 새로운 약물의 개발과 사용으로 폐암의 생존율은 향상되고 있다. 1993-1997년에 진단받은 남성 폐암 환자의 5년 상대생존율은 11.2%에 불과하였으나

2008 - 2012년에 진단받은 환자에서는 19.3%로 증가하였으며, 여성 폐암의 경우는 같은 기간에 14.7%에서 28.2%로 상승하였다. 생존율 향상은 모든 조직학적 형태에서 나타나나 선암이 가장 높은 예후 향상을 보인다.

전세계적으로 약 260만명의 폐암 유병자가 있는 것으로 추정되며 이들 중 58.2%가 아시아에 거주하는 것으로 알려져 있다.

2 위험요인

[표 1]은 국제암연구소(IARC)에서 1급 발암물질 중 폐암과 관련하여 사람에서의 관련성에 대한 근거가 충분하거나 혹은 제한적인 근거가 있는 것으로 분류한 물질을 나타낸 목록이다.

[표 1] 국제암연구소(IARC) 분류에 의한 폐암과 관련된 1급 발암물질

인체에 대한 충분한 증거가 있는 발암 물질	실리콘카바이드 생산 공정(Acheson process) 알루미늄 생산 비소 및 무기 비소 화합물 석면(모든 형태) 비스(클로로메틸)에테르; 클로로메틸 메틸 에테르(기술 등급) 베릴륨 및 베릴륨 화합물 카드뮴 및 카드뮴 화합물 크롬(VI) 화합물 석탄 가스화 석탄, 가정용 연소로 인한 실내 배출 석탄 가스화 콜타르 피치 코크스 오븐 개스(Coke 생산) 디젤 엔진 배기가스 Haematite 광산(지하) 철강 산업 MOPP(빈크리스틴-프레드니손-질소 머스타드-프로카르바진 혼합물) 니켈 화합물 아편(소비) 실외 대기 오염 페인트 작업 실외 대기 오염 중 입자상 물질(PM) 플루토늄

	라돈-222 및 그 붕괴 생성물 고무 생산 산업 실리카 결정 먼지 그을음 유황 겨자 담배연기 간접흡연 용접 흄 방사선: X-선, 감마-선
인간에 대해 증거가 제한된 물질	산성 미스트(강한 무기질) 아트 글라스, 유리용기 및 압착기(제조) 벤젠 바이오매스 연료(주로 목재): 가정용 연소로 인한 실내 배출 역청: 산화 역청에 대한 직업적 노출 및 루핑 중 배출 역청: 경질 역청에 대한 직업적 노출 및 매스틱 아스팔트 작업 중 배출 탄소 전극 제조 알파-염소화 톨루엔 및 염화벤조일(복합 노출) 텅스텐 카바이드가 포함된 코발트 금속 크레오소테스 디아지논 섬유질 탄화규소 튀김(Frying): 고온 배출 히드라진 살충제: 비-비소, 분무 및 적용 분야의 직업적 노출 인쇄 공정 2,3,7,8-테트라클로로디벤조파라-디옥신

식이와 운동에 대해서는 국제암연구재단(WCRF)에서 역학문헌의 체계적 문헌고찰을 통하여 폐암의 위험도와 확실히(convincing) 관련성이 있거나 제한적인 근거가 있는 요인들을 [표 2]와 같이 제시하였다. 국제암연구소(IARC)와 국제암연구재단(WCRF) 모두에서 음용수에 함유된 비소 섭취는 폐암과 연관성의 근거가 충분한 위험요인으로 분류하였다. 아울러 국제암연구재단(WCRF)에서는 흡연자를 대상으로 수행한 폐암 예방시험인 Alpha-Tocopherol Beta-Carotene(ATBC) 연구에서 고용량의 베타카로틴 섭취군의 폐암 위험도가 높아진 것을 근거로 하여 베타카로틴도 폐암의 위험도를 높이는 요인으로 분류하였다.

[표 2] 국제암연구재단(WCRF) 분류에 의한 폐암 위험요인

인과 관계		위험 감소	위험 증가
강한 근거	확실함	–	식수에 함유된 비소 고용량 베타카로틴 보충제
	매우 가능함	–	–
제한된 근거	제한되나 특정 상황에서만 제안됨	야채 과일 카로티노이드 함유 식품 베타카로틴 함유 식품 레티놀 함유 식품 비타민C 함유 식품 이소플라본 함유 식품 신체 활동	붉은 고기 가공육 알코올 함유 술

2-1 흡연

흡연은 대표적인 폐암의 위험요인으로 폐암 사망에 대한 기여위험분율이 80%가량 된다. 다만 한국이나 중국과 같이 여성 흡연율이 낮은 지역에서는 여성 폐암에 대한 흡연의 인구집단 기여위험분율이 20% 정도이다. 폐암의 조직학적 형태에 따라 흡연과 관련성의 강도가 차이 나는데 가장 강한 관련성을 보이는 암종은 편평세포암과 소세포암으로, 하루 30개피 이상의 흡연자에서 비흡연자에 비해 암 발생 위험도가 63–111배 증가한다. 선암의 경우 흡연과 관련성의 강도가 편평세포암에 비해 낮다고 알려져 있음에도 불구하고 30개피 이상의 흡연자에서는 폐암 위험도가 19–21배 상승하는 강한 관련성을 보인다.

3 예방 전략

3-1 1차 예방

1992년에 72%에 달하였던 한국 남성 흡연율은 본격적인 금연정책으로 2013년에는 42%까지 감소하였다. 1995년 제정된 국민건강증진법에 근거하여 담배에 대한 국민건강증진부담금 부과, 담배광고 규제, 금연구역 설정 등의 흡연규제정책이 시행되었고, 이와 더불어 보건소 금연클리닉 사업, 금연상담전화 운영 등을 통한 흡연자의 금연지원사업도 시작되었다.

금연정책 중 담배가격 인상은 흡연율을 낮추는 데 매우 효과적인 방법으로 세계보건기구(WHO)에서도 권고하고 있다. 세계보건기구에서는 가격정책 이외에도 담배 포장을 단순화하고 경고그림을 포함하는 것, 담배광고 판촉 및 후원을 금지하는 것, 실내와 공공장소, 공공 이동수단에서 금연하도록 하는 것, 직접흡연과 간접흡연의 위해에 대한 대중매체 캠페인을 효과적인 방법으로 제시한다. 세계보건기구에서는 담배규제기본협약(WHO Framework Convention on Tobacco Control, FCTC)에 기반하여 각국의 금연정책 현황을 모니터링하기 위하여 MPOWER 프로그램을 운영한다(https://www.who.int/initiatives/mpower).

3-2 2차 예방

한국에서는 2015년에 제정된 폐암 검진 권고안에 기반하여 2019년부터 폐암 국가암검진을 시작하였다. 대상자는 만 54세 이상 74세 이하 중 30갑년 이상의 흡연력을 가진 고위험군이며 검진간격은 2년, 방법은 저선량흉부CT검사다. 검진 권고안은 미국에서 5만 3,000여 명을 대상으로 수행된 대규모 임상시험인 National Lung Screening Trial(NLST)에서의 결과를 근거로 하였다. 이 연구에서 흉부X선검사 대조군에 비해 저선량흉부CT 군에서 폐암 특이사망률이 20% 감소하였다. 이외에 이탈리아와 덴마크에서 수천 명의 대상자 규모로 수행된 연구들에서는 저선량흉부CT검사가 전체 사망률이나 폐암 특이사망률을 통계적으로 유의하게 낮추지는 못하였다. 폐암 검진의 주요한 위해는 높은 양성률과 이에 따라 동반되는 추가적인 침습적 진단검사 과정에서 생기는 합병증이다.

03 간암

1 개요

간암(liver cancer)은은 국제암연구소(IARC)의 추정에 의하면 2018년 기준으로 전세계적으로 매년 약 84만명이 새로 발생하고 약 78만명이 사망하는 암이다. 전체 암 발생 건수의 약 4.7%에 해당하지만 암 사망에서는 8.2%를 차지하는 예후가 불량한 암이다. 모든 암 중에서 여섯 번째로 흔하게 발생하는 암이며, 암 사망 원인 중에서는 4위에 해당하며, 특히 남성에서는 발생률 5위와 사망률 2위에 해당한다. 인종과 국가에 관계없이 거의 모든 지역에서 남성의 발생률과 사망률이 여성에 비해 2–3배 높은 수준을 보여 상대적으로 남성에서 질병부담이 높은 대표적인 암종으로 알려져 있다. 서양인에서는 비교적 드물게 발생하지만 몽골과 태국, 베트남, 중국, 한국과 같은 아시아 국가들과 아프리카 국가들에서는 높은 발생률을 보인다. 중국에서는 매년 40만명 정도의 간암 환자가 발생하고 있는데, 이는 전세계에서 발생하는 간암 환자의 약 47%를 차지한다. 한국은 2016년에 약 1만 6,000명의 간암 환자가 새로 발생했는데, 이는 전체 암 발생자 수의 약 7%에 해당한다. 한국에서 간암은 폐암에 이어 사망률이 두 번째로 높은 암이며, 생존율이 지속적으로 증가하고 있음에도 불구하고 2012–2016년 진단자 기준 5년 생존율은 35% 수준에 머무르고 있다.

원발성 간암(primary liver cancer)은 간세포암(HepatoCellular Carcinoma, HCC)이 75–85%, 간내담관암(IntraHepatic Cholangiocarcinoma, IHC)이 10–15%를 차지하며, 기타 육종(angiosarcoma)이나 소아에서 주로 발생하는 간모세포종(hepatoblastoma)과 같은 매우 드문 악성암으로 구성되어 있다. 전이성 간암(metastatic liver cancer)은 원발성 간암보다 18–40배 정도 흔하며 원발부위는 주로 유방, 폐, 그리고 대장이다.

간암은 자궁경부암과 위암 등과 함께 대표적으로 감염병과 관련된 암종(infection-related cancer)이며, B형 또는 C형 간염과 같은 바이러스성 간염의 기여율이 매우 높은 것이 특징이다. 한국에서는 간암 환자의 70%가 B형간염 바이러스(HBV) 또는 C형간염 바이러스(HCV) 양성자로 알려져 있으며, 간염 양성률과 간암 발생률의 생태학적 연관성을 보이고 있다. 따라서 한국의 높은 간암 발생률은 높은 B형간염 유병률에 기인한 것으로 추정된다. 바이러스성 간염 이외에도 알코올 등에 의한 만성간염 및 간경변증, 비알코올성 지방간염(Non-Alcoholic Fatty Liver Disease, NAFLD), 아플라톡신B1(aflatoxin B1, AFB1), 기타 원인에 의한 간경변증 등이 간세포암의 위험요인으로 알려져 있다.

간암에서 간세포암이 차지하는 비중은 여전히 높고 간세포암의 생존율은 낮은 편이다. 그러나 B형간염 예방접종과 효과적인 항바이러스제제 등 간세포암의 1차 예방을 위해 활용 가능한 방법들이 점차 확대되고 있어서 장기적으로는 간암에 의한 질병부담이 획기적으로 감소될 것으로 기대된다.

2 발생률과 사망률

2-1 지역

간암의 질병부담은 지역이나 국가에 따라 큰 차이를 보인다. 국제암연구소(IARC)의 세계암보고서 '글로보칸(GLOBOCAN) 2018'에 따르면 세계표준인구로 표준화한 연령표준화 발생률(ASR, 10만명당)은 동아시아 지역(전체 17.7명, 남 26.8명, 여 8.7명)과 북부아프리카 지역(14.1명, 20.8명, 7.8명), 남동부 아시아 지역(13.6명, 21.0명, 6.6명)에서 간암 발생률이 높았고, 남중부 아시아(2.5명, 3.4명, 1.7명), 서아시아(4.0명, 5.4명, 2.8명) 중부 및 동부유럽(4.0명, 6.2명, 2.5명)에서는 낮은 발생률을 보였다. 특히 중국과 일본, 한국이 포함된 동아시아 지역에서 발생하는 간암 환자 수는 46만 7,327명으로 추정되어 전체 간암 환자의 55.6%를 차지하였다. 간암 발생자 수가 가장 많은 나라는 중국(39만 2,868명), 미국(3만 7,948명), 일본(3만 5,535명), 인도(2만 7,670명), 이집트(2만 5,399명), 베트남(2만 5,335명), 태국(2만 3,296명), 인도네시아(1만 8,468명), 한국(1만 6,510명) 순이었다. 간암 발생률과 사망률은 국가의 인간개발지수(HDI)와 국내총생산(Gross Domestic Product, GDP) 등과 역상관을 보이는 등 저개발국가 또는 저소득국가에서 간암의 질병부담이 더 큰 것으로 보고된다.

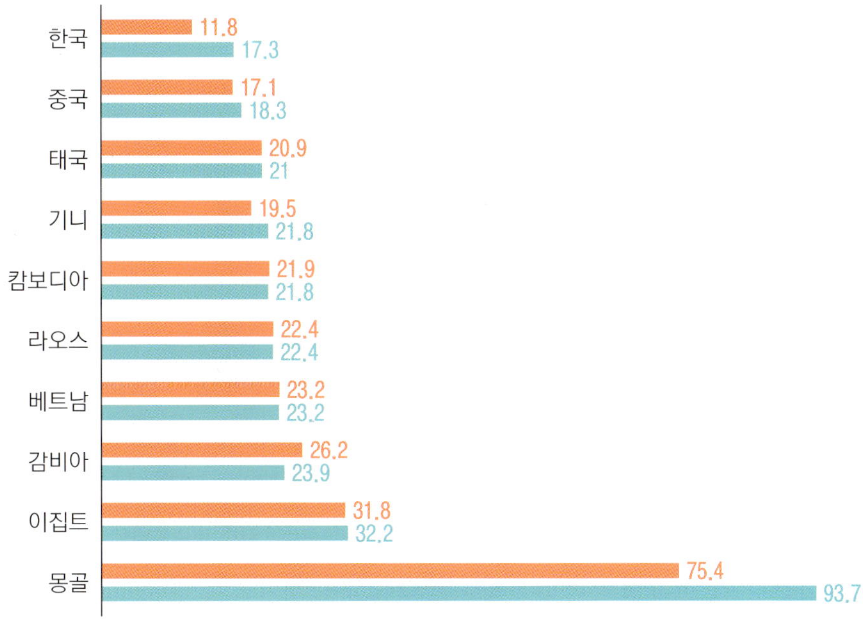

[그림 1] 간암의 발생률(파란색)과 사망률(붉은색)이 가장 높은 10개 국가 (GLOBOCAN 2018)

세계적으로 간암 발생률이 가장 높은 국가는 몽골이다. 2008-2012년 5년 동안 간암의 연령표준화 발생률이 남자가 10만명당 114.7명, 여자가 74.6명으로 남녀 모두에서 발생률 1위이며, 몽골 내에서 간암 다음으로 많이 발생하는 위암(48.8명)과 자궁경부암(24.6명)에 비해 2.4-3.0배 높은 발생률을 보였다. 2018년 간암의 연령표준화 사망률(Age Standardized Mortality Rate, ASMR)도 남자가 10만명당 98.4명, 여자 56.8명으로, 간암 사망률 2위 국가인 이집트(남자 48.4명, 여자 16.6명)에 비해 2.0-3.4배 높았다. 몽골의 간암 사망은 전체 암 사망의 43% 수준이다. 2013년 기준 몽골의 HBsAg 양성률은 10.6%, HCVAb 양성률은 11.1%, 그리고 특히 B형간염 환자에서 HDV 중복감염률은 13.6%에 달한다. 간염 유병인구가 많고 상대적으로 간염백신이나 항바이러스제에 대한 접근성은 낮은 편이어서, 전반적으로 간염의 임상적 진행경과가 빠른 특징을 보인다. 몽골에서 발생한 간암 환자의 98%가 만성간염을 앓고 있는 것으로 알려져 있다.

한국은 'GLOBOCAN 2018'에서 추산한 연령표준화 발생률이 10만명당 17.3명(남자 27.7명, 여자 8.2명)으로 전체 185개 국가 중에서 10위였다[그림 1]. 최근 10년 동안(2007-2016년) 간암 발생률이 가장 높았던 지역은 전남과 경남으로 10만명당 연령표준화 발생률이 각각 27.7명(남자 45.7명, 여자 11.5명)과 27.0명(남자 45.1명, 여자 11.5명)이었고, 가장 낮은 지역은 대전과 서울로 10만명당 18.8명(남자 29.2명, 여자 9.5명)과 19.5명(남자 31.5명, 여자 89명)이었다. 이러한 지역 간 차이는 간염 양성률의 지역별 분포와 유사한 특성을 보이는데, 2017년도 국민건강영양조사에서 HBsAg 양성률이 가장 높은 지역은 전남(4.7%)과 경남(4.4%), 가장 낮은 지역은 대전(1.9%)과 충남(2.5%), 인천(2.6%), 서울(2.9%) 순으로 간염 발생률과 유사한 지역 간 분포를 보였다.

2-2 성별

간암은 발생률과 사망률에서 성별(sex) 차이가 큰 암종이다. 'GLOBOCAN 2018'에서 추정한 남자의 간암 발생 건수는 약 60만명(ASR 10만명당 13.9명), 사망건수 55만명(ASMR 12.7명)인 데 비해, 여자는 발생 24만명(ASR 4.9명)과 사망 23만명(ASMR 4.6명)으로 발생과 사망 모두 남자가 여자에 비해 2배 이상 높았다. 전세계적으로 연령표준화 발생률의 성비(male to female ratio)는 2.8이고, 간암 발생률이 비교적 높은 국가들인 몽골(1.6), 이집트(2.9), 베트남(4.1), 태국(2.8), 중국(3.1), 한국(3.4)에 비해 간암 발생률이 비교적 낮은 국가인 미국(3.1), 영국(2.1), 캐나다(2.4), 러시아(2.4), 스페인(4.5), 프랑스(4.9), 포르투칼(4.1), 슬로베니아(4.2) 등의 남녀 간 격차를 보여, 몽골의 성비가 낮은 것을 제외하고 대부분의 나라에서 2-4 범위의 성비를 나타내고 있다. 한국에서는 2016년도 국가암등록통계 기준 1만 5,771명의 간암 환자가 발생했는데 이 중에서 남자가 1만 1,774명, 여자가 3,997명으로 남녀 성비는 2.9:1이었다. 연령표준화 발생률 기준 성비는 3.7:1, 2017년도 간암 사망건수와 연령표준화 간암 사망률 기준 남녀 성비는 모두 2.9:1 수준이었다.

이러한 간암 발생률과 사망률의 성별 차이는 간염 유병률의 차이와 간염 및 간암의 임상적 경과의 차이에서 기인하는 것으로 보인다. 일반적으로 HBV와 HCV 유병률은 남자에서 더 높고, HBV 양성자의 혈액 내 바이러스의 양도 남성이 더 높으며, HBV와 관련된 간암의 성비도 4:1-7:1로 남성이 여성에 비해 크게 높았다. 또한 HCV 감염의 자연치료율은 여성이 더 높고(2.16배), 만성화되는 비율은 여성이 더 낮으며(남자 89%, 여자 63.4%), 간섬유화 발생 위험도 여성이 더 낮았다. 각종 바이러스성 간염의 유병률의 차이 이외에도 간섬유화의 진행을 억제하는 에스트로겐의 효과와 남성에서의 높은 테스토스테론 농도, 그리고 면역반응과 고위험음주율과 흡연율의 차이 등에 의해서도 간암 발생률 및 사망률의 성별 차이가 설명될 수 있다.

2-3 연령

연령(age)이 증가할수록 간암 발생률이 증가하는 것은 대부분의 국가에서 공통적으로 관찰되지만, 연령별 발생률의 양상은 약간씩 차이가 있다. 미국이나 영국처럼 발생률이 낮은 국가들은 45세 이후부터 발생률 증가가 관찰되기 시작하는데 한국과 중국, 베트남처럼 발생률이 높은 국가들은 이보다 10년 정도 일찍 연령별 발생률의 증가가 시작된다. 간암 발생률이 높은 중국 치둥(Quidong) 지역은 남자는 25세, 여자는 35세부터 발생률이 증가하기 시작한다. 연령별 발생률의 양상은 간암의 주요 원인인 HBV 또는 HCV의 국가별 분포의 차이와 연관되어 있다. 간암의 주요 원인이 HBV인 국가(한국 등)들은 보통 주원인이 HCV인 국가들(일본 등)에 비해 연령별 발생률이 일찍 증가하는데, 이는 HCV가 주로 성인기 때 전파되고 HBV는 주로 출생 시에 수직감염을 통해 전파되는 특성과 관련이 있을 것이다. 한국에서 HBV와 연관된 간암 환자의 진단연령은 평균 55세로 HCV와 관련된 간암보다 10세 정도 빠르고, HCV 관련 간암이 더 흔한 나라들에 비해 연령별 발생률 곡선이 더 일찍 상승하는 양상을 보인다.

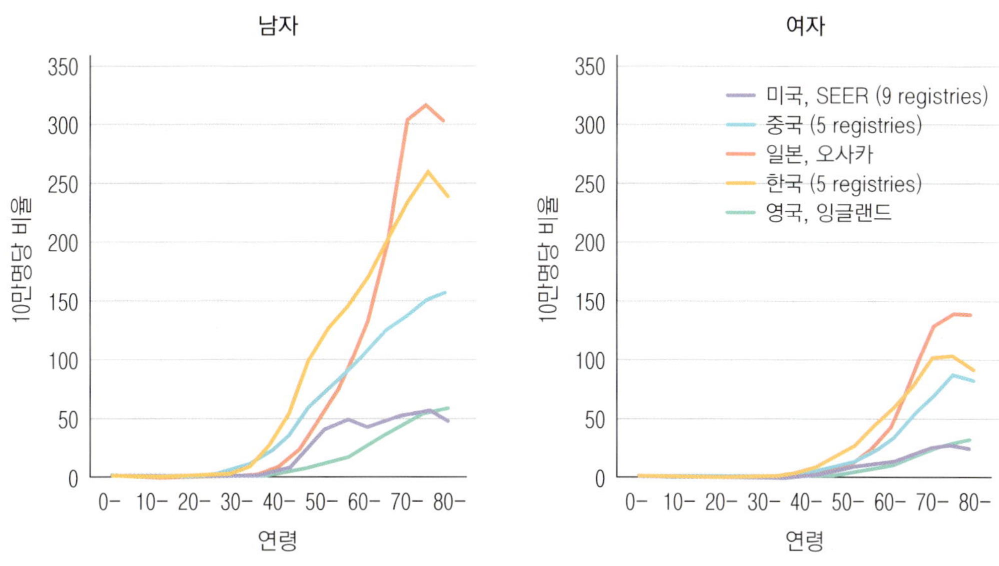

[그림 2] 간암의 연령군별 발생률 (2008-2012), 국제암연구소(IARC)

《세계 5대륙 암발생통계집(Cancer Incidence in 5 Continents, 11판)》에서 간암의 연령별 발생률이 남자 35세, 여자 45세부터 증가하기 시작하는데, 일본은(미야기현 기준) 남자 50세 여자 55세부터 발생률이 증가하는 양상을 보였다. 연령별 발생률의 정점(peak incidence)은 일본과 한국, 중국 모두 75세 또는 80세 이후 연령대에서 확인되었다. 반면 발생률이 낮은 미국은 남자는 55세 전후로 정점을 형성한 후 이후 연령군에서는 거의 변화를 보이지 않는 양상을 보였으며, 여자에서는 특별한 정점 없이 80세까지 완만한 증가 양상을 보였다. 한국은 일본, 중국, 영국, 미국을 포함한 5개국 중에서 가장 일찍 연령별 발생률 증가 현상이 나타났으며 80세 연령군에서 정점을 형성하였다. 75세부터 85세 이상 연령군에서 연령별 발생률의 차이는 각 국가의 암 발생 자료의 완전성(completeness)에 따른 차이에 의해서도 발생할 수 있다[그림 2].

간암의 연령별 사망률은 연령에 비례하여 높아지고, 대부분의 국가에서 최고령층에서 가장 높은 사망률을 보인다. 한국에서도 남녀 모두 85세 이상 연령층에서 가장 높은 간암 사망률을 보였다.

2-4 시간

간암 발생률과 사망률의 추이는 지역에 따라서 다르게 나타난다. 최근 25년 동안(1998 - 2012) 간암 발생률이 증가한 지역은 미국, 캐나다, 호주, 뉴질랜드, 영국, 스페인, 태국 등이었으며, 전통적으로 발생률이 높은 지역인 한국, 중국, 일본, 인도, 싱가포르, 이탈리아 등에서는 발생률이 감소하는 경향을 보였다. 남자에서 발생률이 가장 크게 증가한 국가는 폴란드(연간평균변화율, Average Annual Percent Change, AAPC = 17.5%)와 브라질(13.2%)이었으며, 여자에서는 독일(6.6%)과 노르웨이(6.5%)였다.

간암 사망률이 가장 크게 증가한 나라는 남자는 말타(AAPC = 11.5%), 호주(6.8%), 노르웨이(5.6%) 등이었으며, 여자는 호주(13.4%)와 싱가포르(7.7%) 등이었다. 미국에서는 1978년도에 연령표준화 사망률이 남자 2.8명, 여자 1.09명에서 2000년도 남자 5.8명, 여자 2.1명으로 증가하였고, 2012년도에는 남자 9.7명, 여자 3.0명으로 지속적인 증가 추세를 보였다. 특히 인종별로는 백인, 아프리칸, 라틴계에서 모두 증가 추세를 보였다. 일본의 간암 사망자 수는 2004년 3만 4,510명을 정점으로 감소하기 시작하여 2014년부터 3만명 이하로 감소하였고, 현재는 췌장암에 의한 사망자 수보다 더 작은 수준에 이르고 있다.

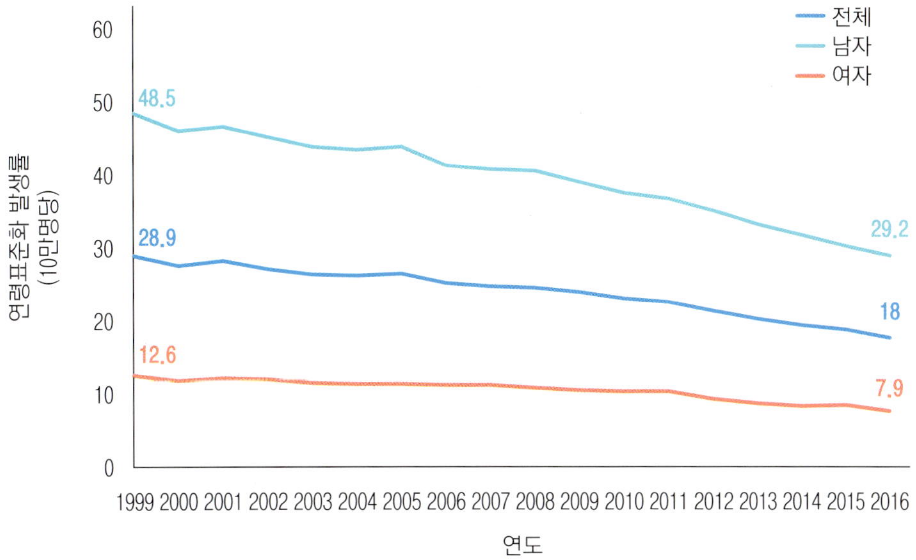

[그림 3] 한국 간암 연령표준화 발생률 (1999-2016)

한국에서도 간암 발생률과 사망률의 감소 추세는 뚜렷하게 관찰된다. 국가암등록통계(2016년)에 따르면 1999년 간암의 연령표준화 발생률이 10만명당 28.9명(남자 48.5명, 여자 12.6명)에서 2016년에 18.0명(남자 29.2명, 여자 7.9명)으로 낮아졌으며[그림 3], 최근까지 간암 발생률이 꾸준하게 감소하고 있다. 연도별 발생 건수는 2011년에 1만 6,403명(남자 1만 2,177명, 여자 4,226명)까지 증가하였다가 이후 감소 추세가 계속되어 2016년에는 1만 5,771명(남자 1만 1,774명, 여자 3,997명)까지 감소하였다.

간암 사망률은 2000년도 이전에 비해 크게 감소하고 있다. 간암의 연령표준화 사망률은 2000년도 10만명당 25.0명(남자 38.9명, 여자 11.7명)에서 2005년 22.5명(남자 33.7명, 여자 11.2명), 2010년 18.8명(남자 27.5명, 여자 9.6명), 2015년 15.3명(남자 22.0명, 여자 7.9명), 그리고 2017년도에는 13.3명(남자 19.1명, 여자 6.7명)까지 감소하였다[그림 4]. 전체 암 사망에서 차지하는 분율 또한 1995년 이전에는 20%를 초과하였으나 2015년에는 15% 이하로 감소하였으며, 2017년에는 1만 271명(남자 7,982명, 여자 2,739명)으로 전체 사망의 3.8%(남자 5.2%, 여자 2.1%)와 전체 암 사망의 13.6%(남자 16.3%, 여자 9.1%)를 차지하였다. 사망률과 발생률의 비(mortality/incidence rate)는 1999년 86.1%에서 2016년 79.3%로 감소하여 간암 사망률이 간암 발생률에 비해 더 빠르게 감소하고 있음을 알 수 있다.

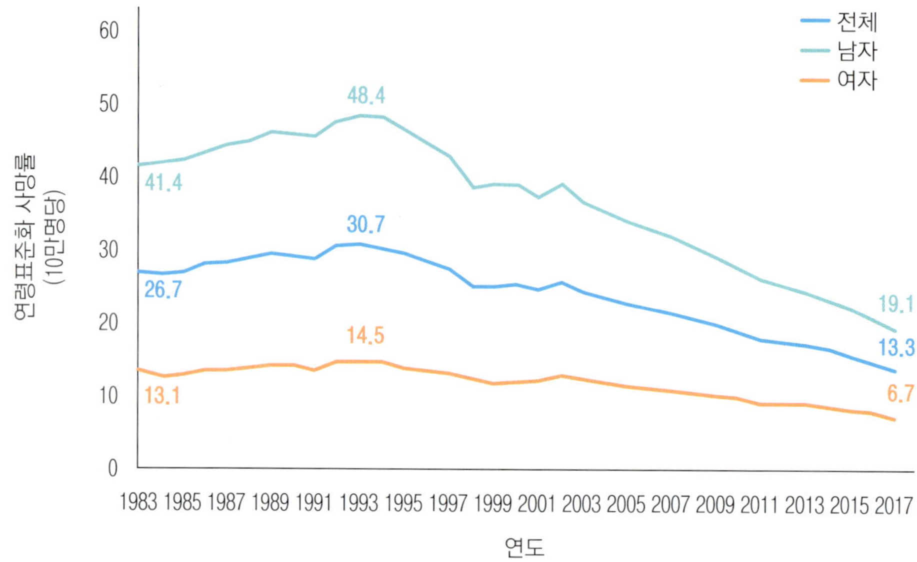

[그림 4] 한국 간암 연령표준화 사망률 (1983-2017)

간암 발생률과 사망률 추이에서 국가 간에 차이가 존재하지만, 다른 암종에 비해 상대적으로 위험요인의 관리 가능성이 높은 간암의 특성상 향후에는 대부분의 국가에서 발생률과 사망률이 감소할 것으로 예상된다. 특히 국가단위 간염예방접종프로그램과 간암검진프로그램, 경구용 간염치료제의 개발 및 임상적용의 확대, 생활습관 개선 등의 효과를 통해 과거 간암의 질병부담이 높았던 국가들에서 의미 있는 발생률과 사망률 감소를 기대할 수 있을 것이다.

3 생존율

간세포암(HCC)과 간내담관암(IHC) 모두 진단 이후 1년 이상 생존하는 경우가 드문 치명률이 매우 높은 암종이다. 이 중 간암의 생존율에 영향을 주는 가장 강력한 요인은 병기와 간경변증 동반 유무, 간염 등 원인질환의 종류, 그리고 연령 등이다. 이외에도 성별, 국가, 인종에 따른 생존율의 차이도 보고되고 있다. 미국의 간암 5년 생존율은 18%(2008-2014년), 캐나다 19%(2006-2008년), 영국 12%(2011-2015년), 중국

10.1%(2003 - 2005년), 몽골 8.7%(2005 - 2009년), 한국 34.3%(2012 - 2016년), 그리고 일본은 36.4%(2008 - 2010년)로 국가별로 생존율의 차이가 존재하였다. CONCORD-3 자료에 의하면 2010 - 2014년도 5년 생존율이 가장 높은 국가는 일본(30.1%)이고 가장 낮은 국가는 칠레(3.7%)였다. 일본의 간암 생존율이 높은 것은 간암 환자의 병기분포 특성과 관련되어 있는데, 일본에서는 BLCL(Barcelona-Clinic Liver Cancer) stage 0 또는 A 단계에서 조기진단되어 근치적 절제술을 받는 환자의 비율이 62%로 서구권 국가들의 평균 30%를 크게 상회하고 있다. 또한 진행암 단계(BLCL stage C/D)에서 진단되는 경우가 50% 수준인 서구권에 비해 일본은 6%에 불과하는 등 조기에 진단되는 비율이 매우 높으며 근치적 치료가 가능한 경우가 많다. 동일 병기 안에서도 생존율의 국가 간 차이는 확인되는데, SEER stage 중 국한(localized) 병기에 해당하는 간암 환자의 5년 생존율이 미국과 한국 각각 31%와 56%, 국소(regional) 병기는 각각 11%와 18.7%, 그리고 원격전이(distant) 병기의 경우 2%와 2.6%로 동일 병기 내에서 한국이 미국보다 생존율이 더 높게 보고되었다. 그리고 미국 내에서는 백인이 흑인에 비해, 여자가 남자에 비해 더 높은 생존율을 보였다. 대부분의 국가에서 최근 20년 동안 간암 생존율은 약간 상승하는 경향을 보였다. 1995 - 1999년 대비 2000 - 2014년의 간암 5년 생존율이 10% 이상 증가한 국가는 한국과 중국, 대만, 노르웨이, 포르투갈과 스웨덴이며, 미국과 일본, 캐나다 등을 포함한 나머지 국가는 5 - 10% 범위에서 5년 생존율이 증가하였다.

한국에서도 간암 5년 생존율이 2000년 이전에 진단된 경우는 13.2%, 2001 - 2005년은 20.4%, 2006 - 2010년은 26.7%, 그리고 2012 - 2016년에는 34.3%까지 증가하였다. 하지만 여전히 간암의 생존율은 췌장암, 폐암, 담낭 및 담도암(간외)에 이어 네 번째로 낮은 수준이다. 일반적으로 간암은 병기와 관계없이 간경변증이 동반되지 않고 수술로 제거가 가능한 경우에 생존율이 높고, 간이식치료를 받은 초기병기 간암 환자의 경우 5년 생존율은 60 - 70%에 이른다.

4 위험요인

간세포암의 위험요인은 HBV/HCV에 의한 만성간염, 알코올 과다섭취, 흡연, 아플라톡신, 그리고 포르피린증(porphyria), 혈색소증(hemochromatosis), 윌슨병(Wilson's disease), 알파-1 항트립신(alpha-1 antitrypsin) 결핍증, 글리코겐축적병(glycogen storage diseases) 등과 같은 비교적 드문 유전성질환으로 알려져 있다. 최근에는 당뇨와 비만, 내당능장애, 대사증후군, 비알코올성 지방간 등을 포함한 대사성질환도 간암의 중요한 위험요인으로 간주되고 있다[표 1].

주요 위험요인도 지역에 따라 약간씩 차이를 보인다. 간암 발생이 높은 대부분의 지역(중국, 한국, 동아프리카 국가)에서는 B형간염이나 음식을 통한 아플라톡신이 주요 위험요인이며, 일본과 이집트는 C형간염, 몽골은 B형간염 환자들의 C형간염과 D형간염(hepatitis delta virus)의 동시감염이 음주와 함께 주요한 위험요인으로 알려져 있다. 미국의 경우 간세포암의 발생에 기여한 각 위험요인별 분율(Population Attributable Fraction, PAF)이 대사성질환(32%), HCV(20.5%), 알코올(13.4%), 흡연(9%), HBV(4.3%), 유전적 소인(1.5%)으로 추정되었다. 유럽인을 대상으로 한 EPIC(European Prospective Investigation into Cancer and Nutrition) 연구에서는 흡연이 47.6%로 가장 높았고, HCV(20.9%), 비만(16.1%), HBV(13.2%), 과도한 음주(10.2%) 순이었다. HBV 유행지역인 중국과 대만은 각각 HBV(63.9%), HCV(27.7%), 아플라톡신(25.0%), 음주(15.7%), 흡연(13.9), 그리고 HBV(55.7%), HCV(15.3%), 알코올(2.1%)로 추정되어 국가별로 주요한 위험요인의 분포와 간암에 대한 기여율이 상이함을 알 수 있다.

4-1 B형간염(HBV)

서구 국가들에서는 알코올 섭취가 간경변증의 주요 원인이지만 아시아와 아프리카 국가들에서는 바이러스성 간염 때문에 주로 경변증이 발생한다. 간세포암이 비교적 흔한 아시아와 아프리카 국가들에서는 주로 HBV와 간세포암의 인과적 관련성이 두드러진다. HBV 유병률이 2%가 넘는 지역에서 간암의 발생률과 사망률이 증가하고 있으며, 간암의 사망률이 높은 국가들에서 간경변증과 만성 B형간염의 밀접한 인과적 관련성이 보고되고 있다. 2015년 HBV에 의한 사망자 수는 약 89만명으로 추산되며, 대부분의 직접적인

[표 1] 간암의 위험요인

확립된 위험요인 (Established risk factors)
만성 B형간염 바이러스 감염
만성 C형간염 바이러스 감염
알코올성 간경화증
식이 아플라톡신
타이간흡충(Opisthorchis viverrini) 감염(담도암)
진단적 이산화 토륨-알파 입자(대부분 혈관육종)
염화비닐(혈관육종)
담배 흡연
매우 가능한 위험요인 (Likely risk factors)
당뇨병
유전성 대사장애(α-항트립신 결핍증, 혈색소 침착증, 전신성 피부 포르피린증 모든 병인에 의한 간경변증)
원발성 경화증 담관염(담도암)
무기비소(혈관육종)
비만
가능한 위험요인 (Possibe risk factors)
야채 섭취 감소
경구 피임약
출산 증가
이온화 엑스선 및 감마선
트리클로로에틸렌
간흡충(Clonorchis sinensis) 감염(담도암)
안드로겐 동화 스테로이드(대부분 혈관육종)

사망원인은 간경변증과 간세포암이었다. 간암 발생률과 만성 B형간염 유병률이 높은 지역들에서 HBV감염의 약 70%는 출산 과정에서 수직감염을 통해 또는 5세 이전에 감염된 것으로 추정되며, 이들은 HBV 음성인 산모에서 출생했던 수평감염자에 비해 만성간염 또는 간세포암 발생 위험이 더 높은 것으로 알려져 있다. 세계보건기구에 의하면 신생아기에 감염된 경우의 80-90%, 6세 이전에 감염된 경우의 20-30%가 만성간염으로 진행되는 반면에, 성인기에 감염된 HBV의 5% 미만이 만성화되고, 이 중 20-30%가 간경병증 또는 간암으로 진행되는 등 임상경과의 차이를 보였다.

국제암연구소(IARC)에서는 1994년부터 HBV를 인체 발암성(carcinogenic to humans) 물질군에 포함시켰으며, HBV보균자들의 간암 누적발생률을 10-25%로 추정하고 있다.

국가단위 B형간염 예방접종프로그램의 도입으로 대부분의 국가에서 HBV유병률의 감소를 경험하고 있지만, 여전히 세계적으로 HBsAg양성자는 2억 5,000만명, 유병률은 약 3.61%로 추정되며, 아프리카의 일부 유행지역은 8.8%, 서태평양지역은 5.3%로 높은 양성률을 보이고 있다. 이에 비해 아메리카와 유럽지역은 각각 0.7%와 2.0%로 HBV유병률이 낮은 편이다. 이러한 HBsAg양성률의 지역 간, 국가 간 차이는 HBV백신접종률 격차에 영향을 받았을 것으로 보인다. 2019년 기준 HBV백신이 필수 접종항목에 포함되어 있는 지역의 인구는 전체 접종대상 연령의 84% 정도에 해당하며, 수혈되는 혈액의 97%에 대해 HBV선별검사가 이루어지고 있다. 2009년에 수행된 한 글로벌 연구에서는 간암에 대한 HBV의 기여위험도가 세계적으로 약 30%로 추정되었다. 가장 높은 지역은 중국, 한국, 몽골, 대만이 포함된 서태평양B지역(65%)과 이란, 사우디아라비아, 튀니지아가 포함된 동중동B지역(59%) 등이며, 기여위험도가 낮은 지역은 미국(16%), 독일과 그리스, 이탈리아와 스페인이 포함된 유럽A지역(18%)으로 지역별로 큰 차이를 보였다.

한국에서는 HBV백신 사용이 본격적으로 시작된 1980년에 HBsAg양성률이 8-10% 수준이었으나 1990년도에는 5%, 2000년도 이후에는 3%까지 감소하였다. 2017년도 국민건강영양조사에 의하면 19세 이상 성인에서 HBsAg양성률은 3.4%(남자 3.3%, 여자 3.1%)이었으며, 연령군별로는 50-59세에서 4.8%로 가장 높았다. 지역별로는 전남(4.7%), 경남(4.4%), 울산과 대구(4.1%)가 높았고, 대전(1.9%), 충남(2.5%), 인천(2.6%), 서울(2.9%)은 낮은 양성률을 보였는데, 이러한 HBsAg양성률의 지역 간 분포는 간암 발생률과 사망률의 지역 간 분포 경향과 거의 일치하였다. 한국 만성 B형간염 환자의 대부분을 차지하는 유전자형 C2는 상대적으로 인터페론(interferon) 등의 치료에 무반응비율이 높고, 간경변증이나 간암으로 진행되는 비율이 높다. 이는 국내 간암 발생에 대한 HBV의 높은 기여율, 국제적으로 높은 간암 발생률이나 사망률의 원인이 되었을 것이다. 한국에서는 간암 발생 및 사망의 68.5%(남자 68.1%, 여자 70.0%)에 HBV가 기여하고 있는 것으로 추정된다. 그리고 HCV의 중복감염률은 1.5-2.4% 정도로 추산되는데, HCV의 중복감염이 있는 경우 간의 염증 및 섬유화가 더 심하고 간경변증의 발생 위험이 더 크기 때문에 결과적으로 간암 발생 위험이 더 증가하게 된다.

4-2 C형간염(HCV)

HCV(Hepatitis C Virus)와 간세포암의 연관성에 대한 역학적 증거는 일본에서 처음으로 제시되었다. HCV에 대한 혈청학적 진단이 가능해진 1990년도 이전에 일본에서는 간암 발생률이 1996-1968년 10만명당 16.3명에서 1983년 35.6명으로 증가하였고, 같은 기간 동안 간암 환자에서 HBV감염자의 비율은 50%에서 30%로 감소하였다. 이를 근거로 HBV 이외에도 아직 정확히 확인되지 않은 새로운 간염바이러스(소위 nonA nonB virus, NANB virus)와 간세포암의 연관성에 대한 가설이 제시되었고, NANB바이러스는 2차 대전 이후 빈혈을 치료하기 위해 무분별하게 사용되었던 수혈로 인해 인구집단 내에서 확산되었을 것으로 추정되었다. 1990년 HCV항체검사가 도입되면서 간세포암과의 인과적 관련성에 대한 신뢰할 만한 역학적 증거들이 추가로 제시되었고, 결국 1994년에 HCV는 국제암연구소(IARC)의 인체발암성 물질군으로 포함되었다. 세계적으로 약 7,000만명 정도가 만성 C형간염을 가지고 있으며, 2016년에 약 40만명이 HCV에 의한 간경변증 또는 간암으로 사망한 것으로 추산된다.

HBV와 달리 HCV는 수직감염 또는 영유아시기 감염이 많지 않고, 성인기에도 급성기 감염증상이 없는 경우가 비교적 흔하다. 통상적으로 HCV 감염자의 30%(15-45%) 정도가 감염 후 6개월 이내에 자연치유 되고, 70%(55-85%)에서 만성 C형간염이 발생되며, 15-30% 정도가 20년 이내에 간경변증으로 진행된다. 일반적으로 HCV가 HBV에 비해 만성화되거나 진행성 간질환으로 악화될 위험이 더 높은데, HCV와 HBV의 유병률이 비슷한 일본에서는 HCV를 동반한 간세포암 환자가 10.4%로 HBV(3.9%)보다 더 많았다. 세계보건기구(WHO)에서는 HCV감염자의 간세포암 발생 위험도를 2-4%로 추정하고 있다. HCV의 간암에 대한 기여위험도는 전세계적으로 25% 정도로 추정되며, 가장 높은 지역은 일본과 싱가포르가 포함된 서태평양A지역(66%)과 미국(48%), 그리고 이집트, 파키스탄, 수단이 포함된 동중동D지역(47%)이다. 기여율이 낮은 지역은 이란, 사우디아라비아, 튀니지아가 포함된 중동동부B지역(13%)과 러시아, 터키가 포함된 유럽B/C지역(15%), 그리고 한국이 포함된 서태평양B지역(18%) 등이다.

한국에서는 10세 이상 인구집단의 HCV항체양성률이 0.7% 수준으로 HBV보다 낮은 것으로 알려져 있다. 연령별로는 40세 미만에서 매우 낮고(0.3%), 70세 이상(1.8%)에서 가장 높아 고령인구로 갈수록 유병률이 높아지는 경향이 뚜렷하였다. HCV는 간암 발생 및 사망의 16%(남자 15.2%, 여자 18.8%)에 기여하고 있는 것으로 추정되었다. HCV에 대한 백신이 아직 개발되지 않았고, HCV보균자의 자가인지율이 28-35% 수준에 불과하기 때문에 HCV에 대한 적극적인 선별검사를 통해 무증상 보균자를 찾는 프로그램이 매우 중요하다.

2000년대에 들어서 HCV에 직접 작용하는 효과적인 경구용 항바이러스제에 의한 C형간염치료의 획기적인 발전이 있었다. 따라서 HCV 조기진단을 통해 간암 발생률과 사망률 감소, 간암 진단연령 지연 등의 효과가 예상되며, 6개월마다 시행하는 국가암검진을 통해 간암의 생존율 향상도 기대할 수 있을 것이다. 일본은 2002년에 국가단위 HCV 선별검진을 도입하였다.

4-3 간경변증

간경변증(cirrhosis)은 조직학적으로 간의 섬유화, 재생결절의 발생, 간실질의 감소 및 간혈관구조의 변화 등을 포함하는 간의 해부학적 변화를 의미한다. 병리학적으로는 간조직에서 진행되는 섬유화 평가체계의 마지막 단계, 즉 METAVIR평가체계의 F4단계와 Ishak평가체계의 F5/F6단계에 해당한다. 원인에 관계없이 간에서 발생한 경변증은 간세포암의 가장 중요한 위험요인이며 80-90% 이상의 간세포암 환자에서 발견되기 때문에 임상적으로는 간경변증을 전암단계 병변으로 간주하고 있다. HBV 유행지역이거나 아플라톡신 같은 특수한 발암성 요인의 기여율이 높은 지역을 제외하고, 간세포암 환자에서 간경변증을 동반하지 않는 경우는 거의 드물다.

간경변증을 동반하는 간세포암 환자에서 HCV가 발견되는 빈도는 27-73%, HBV는 12-55%, 과도한 음주는 4-38%, 혈색소증(hemochromatosis) 등 기타 원인 2-6% 정도이다. 간경변증을 동반하지 않은 간세포암 환자에서는 HCV 3-54%, HBV 4-29%, 그리고 과도한 음주가 0-28%의 빈도로 관찰된다. 바이러스성간염의 유행지역 여부에 따라 차이가 존재하지만, 일반적으로 모든 종류의 간경변증에서 간세포암 발생 위험도는 연간 약 3% 정도이다. 간경변증의 기저질환에 따라서도 간세포암 발생 위험도의 차이가 존재하는데, 일반적으로 HCV감염이 가장 높고(17-30%), 혈색소침착증(21%), HBV감염(10-15%), 알코올성 경변증(8%) 순으로 간세포암 발생 위험도의 차이를 보였다. 한편 간경병증 환자가 HBV/HCV 또는 HBV/HDV 동반감염일 경우 단독감염인 경우에 비해 2-6배 간세포암 발생 위험이 더 높고, 과도한 음주습관이 있는 경우 없는 경우에 비해 2-4배 더 높았다. 간세포암 발생 위험이 가장 높은 HCV감염에 의한 간경변증일 경우 누적발생 위험도는 약 30% 수준이었다. 한국의 연구 결과에 의하면, 간경변증이 있을 경우 연간 간암 발생 비교위험도(RR)가 5.9로, HBV의 1.9, HCV의 2.9보다 더 커서 결과적으로는 간경변증이 가장 강력한 간암 위험요인임을 보여주었고, 간경변증의 원인이 바이러스성간염일 경우에 자가면역성간염이나 윌슨병에 의한 간경변증보다 간암 발생 위험이 더 높았다.

4-4 음주

1988년 알코올은 간암의 위험요인으로 국제암연구소(IARC)의 인체발암성 물질군으로 분류되었다. 알코올의 체내 대사 과정에서 생성되는 아세트알데하이드(acetaldehyde)에 의한 발암 과정, 알코올성 간경변증, 그리고 바이러스성간염 환자들의 알코올 섭취 등의 다양한 기전을 통해 알코올은 간암 발생 과정에 관여하고 있다. 하지만 알코올이 독립적인 간암의 발암인자인지 아니면 간경변증이나 바이러스성간염의 동반인자(cofactor)에 해당되는지는 아직 명확하지 않다. 스웨덴의 한 전향적 연구에 의하면 간경변증을 동반한 알코올중독자의 간암 비교위험도는 22.4인 데 비해 간경병증을 동반하지 않은 알코올중독자의 비교위험도는 2.4로 알코올중독과 간경변증이 간암 발생에 있어서 상호작용관계에 있음을 보고하였다.

알코올중독자에서 HBV 유병률은 16-70%, HCV는 10-20%로 일반인구집단의 유병률 5% 내외와 1% 미만에 비해 크게 높았고, 알코올중독을 동반한 간암 환자의 HBV와 HCV 양성률이 각각 27-81%와 50-77%로 높게 보고되었나. EPIC 연구에서는 과도한 알코올 섭취(매일 남자 40g, 여자 20g 이상)의 간암 발생 기여율은 10.2%였으나 HBV와 HCV 양성자를 제외한 뒤에는 18.0%로 기여율이 높아졌으며, 이탈리아와 그리스에서 시행된 연구에서는 과도한 알코올 섭취가 간암 발생의 45%와 15% 정도의 원인을 차지한다고 보고하였다. 한국에서는 간암 발생의 3.4%(남자 4.4%, 여자 0.3%), 간암 사망의 5.0%(남자 6.5%, 여자 0.5%)에 알코올이 기여하고 있는 것으로 추정되었다. 하루에 한 잔 미만의 가벼운 음주습관의 경우 비음주자에 비해 간암 발생 위험에 차이가 없었으나, 과도한 음주자의 경우 매 10g의 알코올을 섭취할 때마다 간암 발생 위험도가 4%씩 증가했다. 이러한 역학적 연구 결과들은 간암 발생 과정에서 알코올 섭취와 바이러스성 간염, 간경변증 등이 복잡한 상호작용관계에 있으며, 과도한 알코올 섭취가 간경변증이나 바이러스성간염의 간암 발생 위험에 부가효과(additive effect)를 가지고 있음을 명백하게 보여준다.

4-5 기타 요인

아플라톡신B1(AFB1)은 Aspergillus flavus와 Aspergillus parasiticu가 분비하는 곰팡이 독소로 옥수수나 쌀, 마른 과일이나 땅콩 등과 같은 식품을 고온다습한 환경에서 비위생적으로 보관할 경우 주로 발생한다. 아플라톡신 중에서 B1 이외에도 B2, G1, G2도 인체 발암원으로 분류되지만 AFB1이 가장 강력한 간독성과 발암성을 지니고 있다. 주로 중국이나 대만, 그리고 사하라 사막 이남 아프리카(Sub-Saharan Africa) 지역 국가들에서 간암의 주요한 위험요인으로 분포하고 있다. 전체적으로 아플라톡신이 간암에 기여하는 비율은 17%(14-19%)이며, HBV양성인 인구집단에서는 21%로 HBV음성인 집단에서의 기여위험도 8%에 비해 더 높았다.

비만이나 당뇨가 있거나 이와 관련된 대사성 증후군이 있을 때 비알코올성 지방간염(steatohepatitis)의 발생 위험이 높아지고, 이로 인한 간경변증이 진행될 경우 역시 간암 위험도가 증가할 수 있다. 미국에서 진행한 연구에서는 대사성질환의 간세포암 발생 기여위험도가 32%로 HCV 20.5%, 알코올 13.4%보다 더 높았다.

흡연은 바이러스성간염의 유병률이 낮은 선진국들에서 주로 간암과의 연관성이 높게 나타난다. EPIC 연구에 의하면 유럽국가들에서 발생한 간세포암의 약 47%에 흡연이 기여하고 있으며, 이는 HBV(13.2%), HCV(20.9%), 비만(16.2%), 그리고 과도한 알코올 섭취(10.2%)에 비해 더 높았다. 한국에서는 간암 발생의 19.0%(남자 23.5%, 여자 5.5%), 간암 사망의 19.1%(남자 23.5%, 여자 6.1%)에 흡연이 기여하고 있는 것으로 보고되었다. 국제암연구소(IARC)에서 제시한 흡연자의 간세포암 발생 비교위험도는 1.5-2.5 수준이며, 흡연 여부와 HBV 또는 HCV 감염은 간세포암 발생 과정에서 상호작용관계에 있기 때문에 바이러스성간염을 동반할 경우에는 흡연으로 인한 간세포암 발생 위험도가 더 증가하게 될 것이다.

5 간암의 예방

세계보건기구에서는 영유아 예방접종으로 HBV백신을 필수접종으로 권장하고 있다. 2016년까지 186개 국가에서 HBV백신을 국가필수예방접종에 포함시켰으며, 많은 국가에서 80% 이상의 접종률을 달성하고 있다. HBV백신 접종이 도입되면서 HBV유병률은 급격하게 감소되었고, 특히 간암 발생률이 높은 지역에서는 소아를 포함한 전 연령층의 간암 발생률이 감소하였다. 1984년에 처음 국가단위의 HBV 예방접종프로그램을 도입한 대만에서는 1984년 이후 출생코호트에서 이전 코호트에 비해 간암 발생 위험이 30%까지 감소하였으며, 간암 발생률이 세계에서 가장 높은 지역의 하나였던 중국의 치동(Qidong)시의 경우 1983년부터 시작한 간염백신과 아플라톡신 노출을 줄이기 위한 프로그램을 통해 28년 동안 20-24세의 간암 발생률을 1/14, 25-29세는 1/9로 감소시켰다.

HCV는 아직 백신이 개발되지는 않았지만 최근 효과적인 경구용 항바이러스제들이 개발되어 환자 상태에 따라 8-12주간 경구복용 후 대부분 완치될 수 있게 되었다. 이에 HCV의 간암 발생 기여율이 높은 지역에서 간암 발생률이 크게 감소되거나 간암 발생 연령이 지연되는 효과를 기대할 수 있을 것이다. 세계보건기구는 2030년까지 C형간염을 퇴치하겠다고 선언했다.

식품위생 상태를 개선하여 아플라톡신에 노출되는 빈도를 감소시키는 것도 대만과 중국, 아프리카 일부 지역에서는 간암 예방을 위한 효과적인 방안이 될 것이다.

1 역학적 특징

대장은 해부학적으로 근위결장, 원위결장, 직장으로 분류한다. 근위결장은 맹장에서 횡행결장의 2/3지점까지이며 원위결장은 횡행결장 2/3부터 항문까지로, 발생학적으로는 근위결장은 중간창자(midgut)에서 원위결장은 뒤창자(hindgut)에서 근원한다. 비슷한 분류로 우측결장(right-sided colon)과 좌측결장(left-sided colon)으로 나누기도 하는데, 이 분류는 근위/원위 결장암과 거의 비슷하나 횡행결장이 모두 우측결장으로 분류되는 차이가 있다. 해부학적 위치에 따른 대장암(colorectal cancer)은 임상적 예후뿐 아니라 역학적인 특성도 차이가 있어 여성은 남성에 비해 근위결장암의 비율이 높고, 대장암의 위험요인인 흡연의 경우 결장암보다는 직장암과 더 강한 관련성을 보인다.

전체 대장암의 95% 이상은 선암(adenocarcinoma)이며 호발하는 돌연변이와 병리학적 특성에 따라 분류하기도 한다. 가장 최근에 제시된 CMS(consensus molecular subtype) 분석법에서는 분자병리학적인 4가지 범주로 대장암을 분류하는데, 이러한 분자병리학적 분류는 유전적 특성에 따라 약물에 대한 반응을 예측하고 새로운 치료약물을 개발하는 데에 활용된다.

1-1 발생률

국제암연구소(IARC)의 'GLOBCAN 2018'에 의하면 전세계적으로 대장암은 발생자 수에 있어 폐암, 유방암에 이어 세 번째로 호발하는 암종이다. 2018년도에 약 185만명의 대장암 환자가 새로 진단을 받아 전체 암 발생자의 10.2%를 차지하는 것으로 추정되었다. 지역적으로는 호주와 뉴질랜드, 유럽 전지역, 동아시아, 북아메리카 지역이 전세계 평균보다 높은 발생률을 보이며 인간개발지수가 높은 지역일수록 대장암 발생률이 높다. 발생자 수로 보았을 때에는 아시아 지역이 전세계 대장암 환자의 절반을 차지한다.

한국에서 대장암은 국가암등록통계가 처음 발표된 1999년 이후로 꾸준히 증가하였다. 대장암 발생률은 남성에서는 2011년, 여성에서는 2012년도에 가장 높은 발생률을 기록하고 그 이후에는 발생률이 감소하였다. 연령군별로는 85세 이상과 25-29세군을 제외한 모든 연령군에서 남녀 모두 2010년 이후로 발생률이 감소하였다.

대장암 발생의 감소는 검진이 도입되는 국가들에서 공통적으로 관찰된다. 이와 관련하여 대장암 발생의 역학적 변천으로 인해 나타나는 현상이 50세 미만 젊은 대장암 환자의 증가와 근위결장암의 증가를 의미하는 'right shifting'이다. 대장암 검진이 도입된 대부분의 국가에서 검진 시작연령은 50-55세다. 이 연령군에서는 검진으로 인하여 대장암의 전구병변인 용종의 제거가 대장암 발생의 감소로 이어지나, 검진대상이 아닌 50세 미만에서는 대장암 발생이 감소하지 않거나 오히려 증가한다는 설명이다. 전반적인 대장암 발생률 감소에도 불구하고 50세 미만 대장암 환자의 증가는 미국, 캐나다, 호주, 대만, 일본, 홍콩 등에서 관찰된다. 하지만 한국에서는 이들 연구 결과와 다르게 50세 미만 연령군에서도 대장암 발생률이 감소하는 경향을 보인다.

검진과 관련한 또 하나의 역학적 변천이 'right shifting'이다. 이는 과거 대장암 검진 가이드라인에서 고위험군이 아닌 보통 위험도의 인구집단의 경우 분변잠혈검사와 직장경(sigmoidoscopy)을 일차적 검진방법으로 권장함으로써 직장경으로 발견이 가능한 직장암과 원위결장암의 발생률이 감소한 반면, 근위결장암의 발생률은 정체되었거나 오히려 증가한다는 내용이다. 'right shifting'을 설명하는 또 다른 역학적 근거는 대장암의 세부 부위에 따라 위험요인의 분포가 다르다는 것이다. 한국의 경우 이와 유사한 경향성을 따르지는 않는데, 2011-2012년까지 대장암 발생률이 증가하던 시기에는 직장암에 비해 결장암의 발생률 증가폭이 커진 반면, 이후 대장암의 발생률이 감소하는 시기에는 직장암과 원위대장암이 근위대장암보다 발생률 감소의 폭이 커져 결과적으로는 이전에 비하여 전체 대장암 환자 중 직장암 환자의 비율이 감소하였다[그림 1].

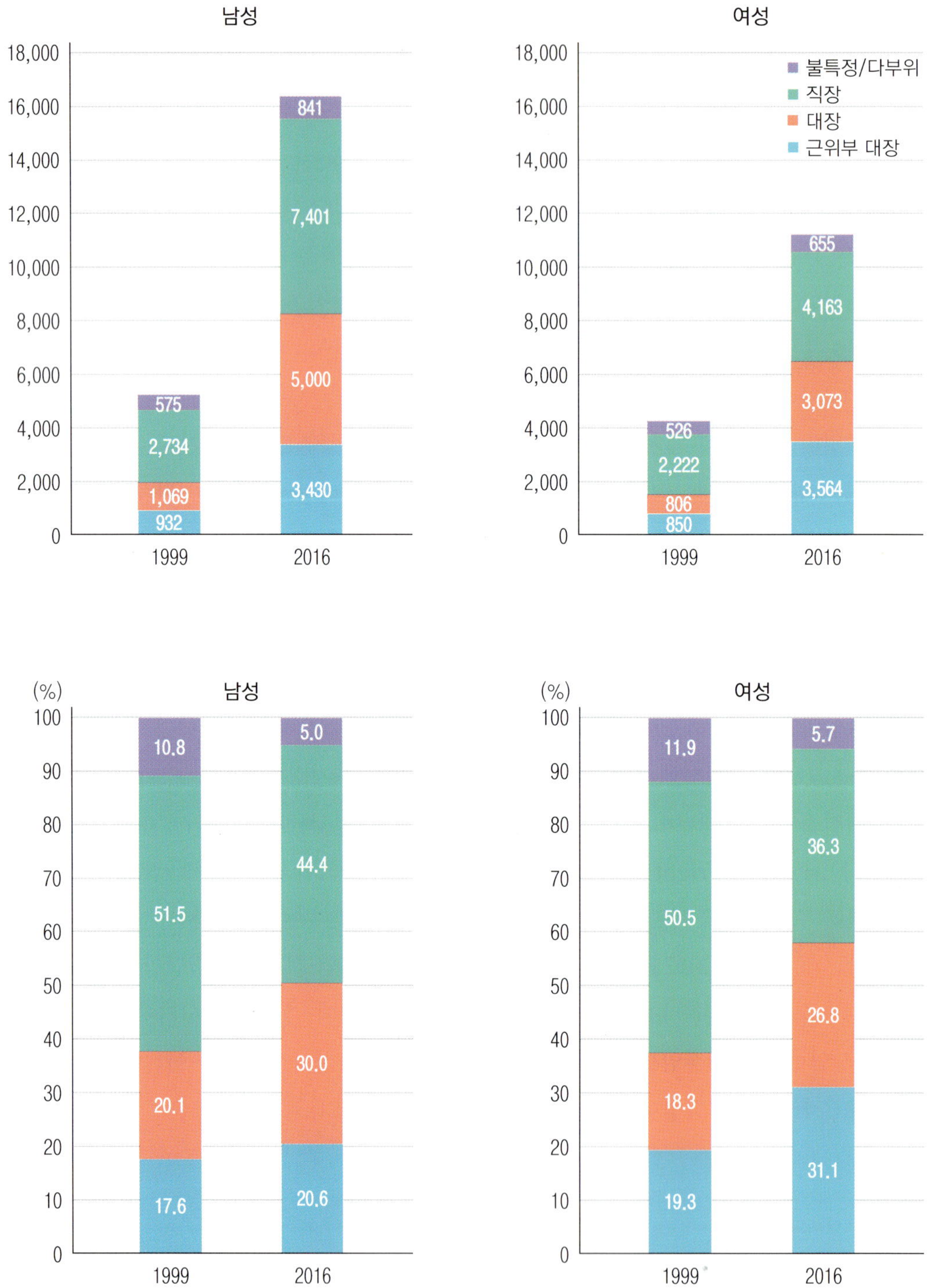

[그림 1] 1999년과 2016년의 한국 대장암 환자의 세부 부위별 환자 수(위)와 분율(아래)

1-2 사망률

국제암연구소(IARC)의 'GLOBOCAN 2018'에 의하면 전세계적으로 대장암은 사망률에 있어 폐암 다음으로 사망자가 많은 암종이다. 한국에서 대장암은 폐암, 간암에 이어 세 번째로 사망률이 높다. 한국에서 대장암 사망률은 통계청 사망원인통계가 확인 가능한 1980년대 이후 2000년대 초반까지는 증가하는 추이를 보이다가 여성은 2010년, 남성은 2012년부터 통계적으로 유의미한 사망률 감소를 보이고 있다. 대장암 사망률에 대한 연령-기간-코호트 분석에서는 코호트 효과가 두드러져서 최근 출생 코호트일수록 낮은 대장암 사망률을 보인다. 이와 연관하여 대장암의 사망률 감소는 젊은 연령군에서 먼저 관찰되며 이러한 현상은 다른 아시아 지역에서도 나타난다. 한국의 경우도 젊은 연령군에서 시작된 사망률 감소가 이제는 전 연령대로 진행되어 85세 이상을 제외한 모든 연령군에서 사망률 감소가 관찰된다.

1-3 유병률

국제암연구소(IARC) 자료에 의하면 2018년에 전세계적으로 약 478만명의 대장암 유병자가 있는 것으로 추정되었다. 한국에서도 대장암 유병자는 2016년에 23만 6,431명으로 보고되어 갑상선암과 위암에 이어 세 번째로 유병자 수가 많았다. 대장암 발생률의 감소에도 불구하고 생존율의 향상으로 인하여 암 유병자 수는 앞으로도 증가할 것이 예상된다. 한국에서 1993 - 1995년에 진단받은 대장암 환자의 5년 상대생존율은 54.8%였으며 2012 - 2016년에 진단받은 대장암 환자의 생존율은 75.9%로 21.1%p의 향상을 보였다. 물론 전체적인 생존율의 향상은 검진과 조기진단으로 인한 병기 분포 변동으로 상당 부분 설명되지만, 병기별로 나누어보았을 때도 1996 - 2000년에 진단받은 환자에 비해 2011 - 2015년에 진단받은 환자들에서 전이가 있는 환자를 제외하고는 생존율의 향상이 관찰되었다.

2 위험요인

국제암연구소(IARC)에서 대장암과 관련하여 사람에서의 관련성에 대한 근거가 충분하거나 제한적인 근거가 있는 것으로 분류한 발암물질의 목록은 [표 1]과 같다.

[표 1] 국제암연구소(IARC) 분류에 의한 대장암 위험요인

Carcinogenic agents with sufficient evidence in humans	Agents with limited evidence in humans
Alcoholic beverages Processed meat (consumption of) Tobacco smoking X-radiation, gamma-radiation	Asbestos (all forms) Night shift work Red meat (consumption of) Schistosoma japonicum

식이와 운동에 대해서는 국제암연구재단(WCRF)에서 역학문헌의 체계적 문헌고찰을 통하여 대장암의 위험도와 확실히(convincing) 관련성이 있거나 제한적인 근거가 있는 요인들을 [표 2]와 같이 제시하였다. 국제암연구소(IARC)와 국제암연구재단(WCRF) 모두에서 음주와 가공육 섭취는 대장암과 연관성의 근거가 충분한 위험요인으로 분류하였다. 국제암연구재단(WCRF)에서는 추가적으로 비만, 큰 키를 위험요인으로 분류하고 신체활동을 대장암 위험도를 낮추는 근거나 충분한 요인으로 분류하였다.

[표 2] 국제암연구재단(WCRF) 분류에 의한 대장암 위험요인

		Decreases risk	Increases risk
Strong evidence	Convincing	Physical activity	Processed meat Alcohol drinks Body fatness Adult attained height
	Probable	Wholegrains Foods containing dietary fiver Dairy products Calcium supplements	Red meat

<table>
<tr><td rowspan="2">Limited evidence</td><td>Limited-suggestive</td><td>Foods containing vitamin C
Fish
Vitamin D
Multivitamin supplements</td><td>Low intakes of non-starchy vegetables
Low intakes of fruits
Foods containing heme iron</td></tr>
<tr><td>Limited-no conclusion</td><td colspan="2">Cereals(grains) and their products; potatoes; animal fat; poultry; shellfish and other seafood; fatty acid composition; cholesterol; dietary n-3 fatty acid from fish; legumes; garlic; non-dairy sources of calcium; foods containing added sugars; sugar(sucrose); coffee; tea; caffeine; carbohydrate; total fat; starch; glycemic load; glycemic index; folate; vitamin A; vitamin B6; vitamin E; selenium; low fat; methionine; beta-carotene; alpha-carotene; lycopene; retinol; energy intake; meal frequency; dietary pattern</td></tr>
</table>

2-1 음주

알코올 섭취 후 체내에서 대사되는 과정에서 알데하이드 등의 독성 대사물질들이 생성되는데, 이러한 물질들이 DNA 생성과 복구 과정을 방해하면서 발암기전에 기여하는 것으로 알려져 있다. 코호트 연구들의 메타분석에서 음주량과 대장암 발생 위험도는 양-반응 관련성을 보인다. 이에 근거하여 국제암연구재단(WCRF)에서는 하루 두 잔 이상(30g)의 알코올 섭취가 대장암 발생 위험도를 유의하게 높인다고 하였다. 소량 음주에 대한 2가지 메타분석에서는 하루 한 잔 이내의 음주도 남성에서 대장암의 위험도를 유의하게 높인다는 보고가 있으며, 하루 두 잔 이내 음주에서 오히려 대장암 위험도가 약간 감소한다는 상반된 결과가 공존한다.

2-2 가공육과 적색육

가공육은 염장, 훈제, 발효 등의 과정을 거쳐 풍미와 보존력을 높인 육류를 일컫는다. 국제암연구소(IARC)에서는 2015년에 가공육을 1군 발암물질로 분류하면서 대장암과의 관련성이 일관되게 나타남을 보고하였고, 국제암연구재단(WCRF)에서도 가공육은 대장암과 관련성이 확실한(convincing) 위험요인으로 분류하였다. 적색육으로 만든 가공육은 대부분 단백질과 지방함량이 높으며 헴(heme) 함량이 높은데, 헴 이온은 체내에서 발암성을 가지는 N-니트로소(N-nitroso) 화합물을 형성한다. 그 외에 가공 과정에서도 N-니트로소 화합물이 생성된다. 과거에는 높은 지방함량이 발암성과 연관 있을 것이라고 생각하였으나 역학연구에서는 지방 섭취와 대장암 발생 간 관련성이 명확히 나타나지 않았다. 조리방법이 중요한데, 고온에서 장시간 가열할 경우 생성되는 헤테로고리 아민(heterocyclic amine)과 다환방향족 탄화수소(Polycyclic Aromatic Hydrocarbons, PAHs)가 체내에서 DNA 변이를 유발할 수 있는 대사체로 변환되어 발암 과정에 관여하는 것이 주요 기전으로 거의 확립되었다.

국제암연구소(IARC)에서는 적색육을 2A군 발암물질로 분류하고, 국제암연구재단(WCRF)에서는 대장암과 관련 가능성이 있는(probable) 위험요인으로 분류하였다. 적색육도 가공육과 같은 기전에서 생성되는 발암물질로 대장암 발생에 관여한다. 한국에는 관련 연구가 그리 많지 않으나, 국민건강보험공단 검진자료 기반의 분석 결과를 보면 주 4회 이상 육류를 섭취한다고 보고한 사람들은 주 1회 이하로 섭취한 사람들에 비해 남성과 여성에서 근위결장암 위험도가 각각 1.4배, 1.7배, 여성 직장암의 위험도가 1.4배 높게 나타났다.

2-3 신체활동

신체활동은 대장암, 특히 결장암의 위험도를 낮추는 것으로 알려져 있다. 신체활동은 인슐린 저항성과 염증을 낮추고 장활동 촉진을 통해 장내에 소화된 음식물이 머무는 시간을 줄여 이에 포함되어 있는 발암물질이 장내 점막에 물리적으로 접촉되는 시간을 줄여준다. 신체활동은 크게 여가활동으로 분류되는 운동 외에도 가사활동, 이동, 직업적 신체활동의 등의 영역으로 나누어지는데 운동뿐 아니라 전체 신체활동 영역이 대장암 예방과 관련이 있다. 대장암을 포함한 만성병 예방을 위해 세계보건기구(WHO)에서는 일주일에 150분 이상의 중등도 이상의 활동, 혹은 75분 이상의 고강도 활동을 권장한다. 한국의 암 예방수칙에서도 주 5회 이상, 하루 30분 이상, 땀이 날 정도로 걷거나 운동하기를 권고하며 세계보건기구의 권고안을 따르고 있다. 역학연구들의 메타분석에서 신체활동량이 많은 군은 낮은 군에 비해 대장암과 전구병변에 해당하는 용종의 발생 위험도가 23–27% 가량 낮은 것으로 보고되었다. 신체활동에 반대되는 정적인 생활습관은 대장암의 위험도를 높인다.

2-4 비만

비만은 인슐린과 인슐린 유사 성장호르몬 1(insulin-like growth factor 1)과 같이 발암기전에 관련 있는 호르몬 대사 과정에 영향을 주어 암세포의 성장을 촉진하며, 염증반응을 유발하여 세포 손상에 관여한다. 코호트 연구들의 메타분석에서 비만도 지표인 체중, 체질량지수, 허리둘레 모두가 대장암 발생 위험도를 높이는 것으로 나타났다. 한국의 건강보험공단 검진자료 기반 연구에서도 체질량지수가 정상범위(18.5–23kg/m^2)인 경우에 비해 25kg/m^2 이상인 경우 남성의 결장암 위험도가 유의하게 높았다.

2-5 흡연

30년 이상 흡연을 한 경우 대장암 위험도가 높아진다는 점이 메타분석을 통해 보고되면서 2012년 국제암연구소(IARC)에서는 대장암도 흡연과 관련성이 충분한 암종으로 분류하였다. 흡연은 결장암보다는 직장암과 더 강한 관련성을 보인다. 이에 대한 기전은 흡연이 케이라스(KRAS) 유전자의 돌연변이를 유발하여 대장용종이 생기는 발암기전 초기에 주로 작용하는데, 직장암이 케이라스 돌연변이가 더 빈번하게 나타나는 것으로 설명한다. 건강보험공단 검진자료 기반 코호트 연구에서는 남성 과거 흡연자에서만 원위대장암과 직장암 위험도가 높았다. 그러나 흡연력 정보를 자세히 수집한 환자-대조군 연구에서는 남성의 경우 40갑년 이상 흡연자 혹은 하루 2갑 이상 흡연자에서 대장암 위험도가 유의미하게 증가하며 특히 직장암 위험도가 높았고, 여성흡연자의 경우도 20년 이상 흡연하거나 하루 1갑 이상 피우는 경우 원위대장암 위험도가 높았으며 하루 1갑 이상 피운 경우 직장암 위험도도 유의미하게 높았다.

2-6 식이요인

앞서 기술한 음주, 가공육, 적색육 이외에 대장암과 관련된 식이요인으로 국제암연구재단(WCRF)에서는 통곡류, 식품에 포함된 식이섬유, 유제품, 칼슘 보충제가 대장암 위험도를 낮출 가능성이 있는(probable) 요인으로 분류하였다. 이 중 칼슘 섭취의 경우 한국의 연구에서도 대장암 위험도를 낮추는 것이 보고되었다. 칼슘은 장내에서 발암물질이 될 수 있는 지방산, 담즙산과 직접 결합하여 물리적인 접촉을 막고 대장상피세포의 분화를 촉진하는 역할을 하는 것으로 알려져 있다.

2-7 유전적 감수성

APC(Adenomatous Polyposis Coli)라는 종양 유전자의 변이로 인한 가족성 용종증(Familial Adenomatous Polyposis, FAP)과 DNA 복제 오류 교정 유전자들의 변이로 생기는 유전 비용종증 대장암(Hereditary NonPolyposis Colorectal Cancer, HNPCC)과 같은 유전성 대장암은 전체 대장암의 약 5-15%를 차지하는 것으로 알려져 있다. 이외에 전장유전체 분석을 통하여 대장암과 관련이 있는 유전자 다형성이 50여 개 확인되었으며 이들 유전적 요인으로 전체 대장암 발생의 약 11.7%를 설명할 수 있다고 보고되었다.

3 예방 전략

3-1 1차 예방

중재 가능한 위험요인들의 기여위험분율 연구들에서 보고된 전체 대장암에서 예방 가능한 기여위험분율은 국가에 따라 차이를 보이며 17-48% 정도로 설명된다. 한국의 연구에서는 음주, 비만, 흡연, 낮은 신체활동으로 대장암 발생의 약 10%를 설명한다고 보고되었다. 한국 연구의 경우 가공육이나 육류 섭취의 기여위험도가 반영되지 않았고, 신체활동의 경우 다른 나라에서 보고된 4-20%보다 매우 낮은 0.8%로 추정되었기 때문에 위험요인에 대한 보다 대표성 있는 최근 자료를 통하여 기여위험도를 추정하는 작업이 필요하다. 2021년에 발표된 연구에 의하면 한국 남성 대장암의 42-46%, 여성 대장암의 19-24%는 흡연, 음주, 비만, 부족한 신체활동, 육류섭취 등의 중재 가능한 요인들로 설명된다.

국립암센터의 암예방수칙 10가지 중 대장암 예방과 관련이 있는 내용은 다음과 같다.

- 담배를 피우지 말고 남이 피우는 담배 연기도 피하기
- 채소와 과일을 충분하게 먹고 다채로운 식단으로 균형 잡힌 식사하기
- 음식을 짜지 않게 먹고, 탄 음식을 먹지 않기
- 암 예방을 위하여 하루 한두 잔의 소량 음주도 피하기
- 주 5회 이상, 하루 30분 이상, 땀이 날 정도로 걷거나 운동하기
- 자신의 체격에 맞는 건강 체중 유지하기
- 발암성 물질에 노출되지 않도록 작업장에서 안전보건수칙 지키기
- 암 조기검진 지침에 따라 검진을 빠짐없이 받기

3-2 2차 예방

대장암은 분변잠혈검사 혹은 대장내시경 검진을 통한 2차 예방으로 대장암의 조기진단으로 인한 예후 향상뿐 아니라 전암병변 발견 및 치료를 통해 발생률의 감소도 기대할 수 있는 암종이다. 대장암 검진을 도입한 지역에서는 검진 도입 초기에는 유병환자 발견으로 인하여 일시적으로 대장암 발생률이 상승하지만 그 이후에는 대장암 발생률의 감소가 관찰된다. 한국의 대장암 발생률이 2011 - 2012년까지 증가하다가 그 이후 감소한 것도 검진사업의 성과라 평가할 수 있다. 분변잠혈검사를 통한 대장암 검진은 대장암의 사망률을 약 14% 낮추는 것으로 보고되었다. 한국에서는 2002년 국립암센터와 관련 학회에서 개발한 국가암검진 권고안에 근거하여 2004년부터 분변잠혈검사를 국가암검진사업에 도입하였다. 국가암검진 권고안에서는 50세 이상 남녀에서 1년 간격으로 분변잠혈반응검사를 시행하고 이상 소견이 있을 시에 대장내시경검사 혹은 이중조영바륨검사를 시행하는 것으로 권고한다. 이후 근거 문헌의 체계적 고찰과 전문가 위원회의 논의와 투표를 거쳐 2015년에 개정된 검진 권고안의 내용은 다음과 같다.

- **대장암 검진 근거문과 근거수준**

대장내시경에서 이득의 근거수준은 중등도(moderate)이며,
위해의 근거수준은 낮음(low)으로 비교 결과 이득의 크기가 작음(small)이었다.
분변잠혈검사에서 이득의 근거수준은 높음(high)이며,
위해의 근거수준은 매우 낮음(very low)으로 이득과 위해의 비교 결과 이득의 크기는 중등도였다.
이중조영바륨관장술을 이용한 대장암 선별검사에서 이득과 관련된 보고는 없었고,
위해는 매우 낮음으로 이득과 위해는 비교할 수 없었다.

- 대장암 검진 권고안과 권고등급

① 45세-80세 무증상 성인을 대상으로 1년 또는 2년마다 분변잠혈검사를 기본적인 대장암 선별검사로 권고한다(권고등급 B).

② 80세 이상 무증상 성인을 대상으로 분변잠혈검사의 이득과 위해의 크기를 비교·평가할 만한 근거가 불충분하다(권고등급 I).

③ 무증상 성인에 대한 대장내시경을 개인별 위험도에 대한 임상적 판단과 수검자의 선호도를 고려하여 선택적으로 시행할 것을 권고한다(권고등급 C).

④ 무증상 성인에 대한 CT대장조영술의 이득과 위해의 크기를 비교·평가할 만한 근거가 불충분하다(권고등급 I).

- 대장암 검진의 이득과 위해

대장내시경은 대장암 사망률과 발생률을 유의하게 감소시켜 대장암선별검사로서 효과를 보이지만, 대장내시경의 위해 중 중대한 합병증의 발생률은 0-0.47%, 사망의 발생률은 0-0.06%이었다.
분변잠혈검사에서 이득의 크기는 대장암 사망률을 유의하게 감소시켜 대장암 선별검사로서 효과를 보이지만 전체 사망률을 유의하게 감소시키지 못했고, 분변잠혈검사의 위해 중 대장암 검진 근거평가 관련 결과변수의 중요도가 높은 위음성률은 21.4-50%로 높았다.
이중조영바륨관장술을 이용한 대장암 선별검사에서 이득과 관련된 보고는 없었고, 위해에서 사망, 합병증 및 방사선 위해는 없거나 낮았다.
CT대장조영술을 이용한 대장암 선별검사에서 이득과 관련된 보고는 없었고, 위해에서 사망, 합병증 및 방사선 위해는 없거나 낮았다.

- 임상에서의 고려사항

본 권고안은 무증상의 평균적인 위험을 지닌 성인을 대상으로 한 것이다. 증상이 있거나 고위험군 성인의 경우, 임상의의 판단에 따라 추가적인 검사 또는 조치를 시행할 수 있다.

다만 국가암검진사업에서 대장암 검진의 수검률이 5대 대상 암종 중 가장 낮은 30% 수준인 것에 대한 수검률 향상 노력이 필요하다. 낮은 수검률에 대해서는 분변잠혈검사의 번거로움, 분변잠혈검사에 대한 낮은 신뢰도, 국가암검진 이외의 영역에서 이루어지는 개인검진 참여 등을 주요 이유로 든다. 국립암센터와 보건복지부에서는 2019년부터 대장내시경을 사용하는 국가암검진사업 시범사업을 시작하여 이 결과를 바탕으로 국가암검진으로 확대할지 여부를 결정할 예정이다.

05 유방암

1 역학적 특징

1-1 발생률

유방암(breast cancer)은 전세계 여성이 가장 많이 걸리는 암으로 국제암연구소(IARC)의 세계암보고서 'GLOBOCAN 2018'에 의하면 전체 여성 암 발생의 24.2%를 차지할 것으로 추정된다. 여성 유방암 발생률은 고소득 국가와 저소득 국가의 차이가 크다. 대부분의 고소득 국가인 선진국에서는 유방암이 여성암 1위를 차지하고 있다. 소득수준별로 4등분하여 추정한 여성 유방암 발생률을 살펴보면 2018년 연령표준화 발생률이 고소득 국가는 인구 10만명당 78.3명인 반면 저소득국가는 28.6명이다. 서양국가의 여성 유방암 발생률은 상대적으로 높아 2018년 연령표준화 유방암 발생률이 인구 10만명당 벨기에는 113.2명, 프랑스는 99.1명, 미국은 84.9명으로 추정된다[그림 1]. 미국암학회(American Cancer Society)가 낸 보고에 의하면 미국 여성이 기대수명까지 생존할 경우 8명 중에 1명(12.4%)은 유방암에 걸린다.

아시아 국가의 여성 유방암 발생률은 증가 추세이며 특히 경제성장을 이루고 있는 한국, 인도, 중국에서는 유방암 발생률이 급격히 증가하고 있다[그림 2]. 2018년 아시아의 유방암 발생률은 전세계 유방암 발생률의 43.6%를 차지할 것으로 추정된다. 이렇듯 유방암 발생률이 소득수준과 관련하여 국가별로 차이가 크고, 경제성장을 이루고 있는 아시아 국가에서 유방암이 급격히 늘고 있다는 것은 유방암의 위험요인이 선진국의 생활패턴과 관련이 있다는 것을 제시한다고 볼 수 있다.

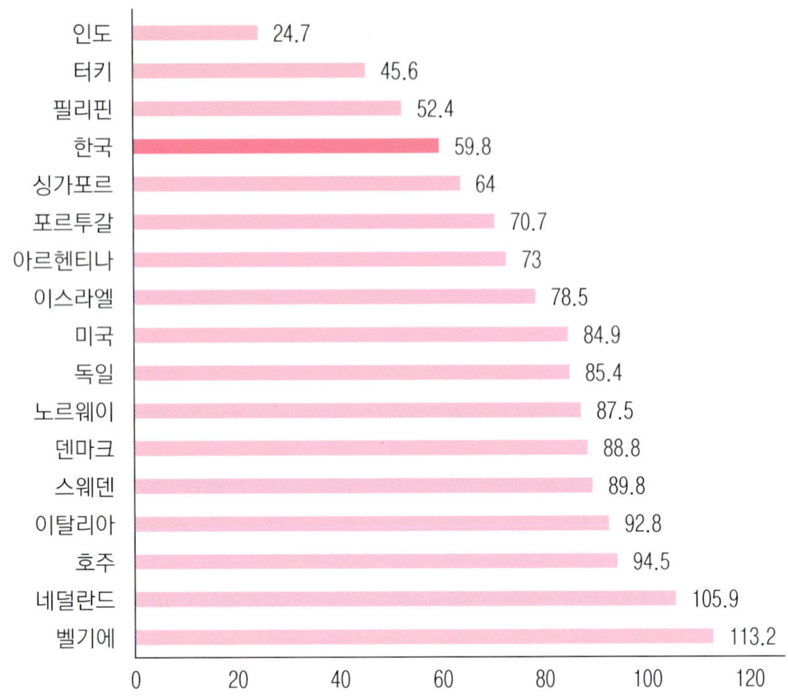

[그림 1] 2018년 주요 국가별 여성 유방암 연령표준화 발생률 (인구 10만명당)

출처: GLOBOCAN 2018 CANCER TODAY

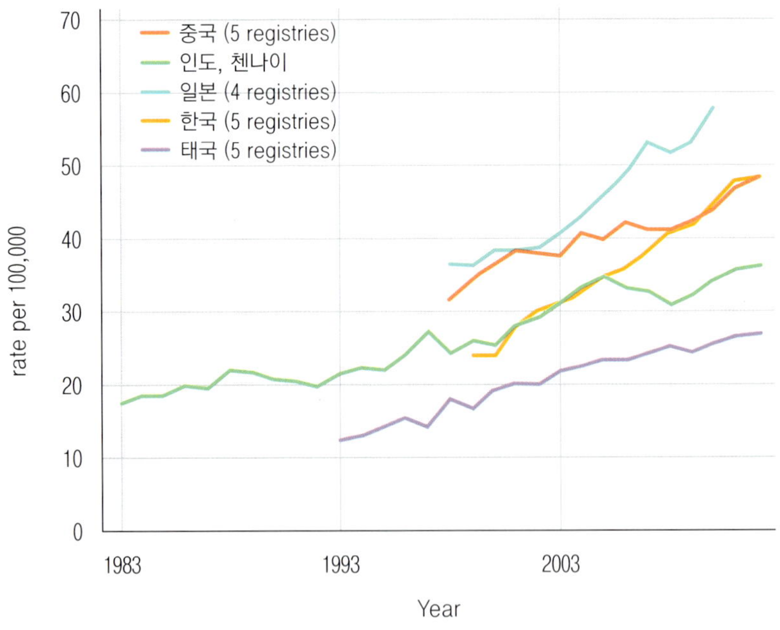

[그림 2] 한국, 중국, 인도, 일본, 태국 여성 유방암 연령표준화 발생률 추이

출처: GLOBOCAN 2018

한국의 유방암 발생률은 아시아에서 레바논, 이스라엘, 싱가폴 등에 이어 여섯 번째로 높다. 보건복지부의 국가암등록사업 보고에 의하면 유방암은 2016년부터 한국 여성 암 발생률 1위를 차지하게 되었다(전체 여성암의 19.9%). 한국 여성의 유방암 발생률은 암 통계를 산출하기 시작한 1999년부터 지속적으로 증가하였다. 1999년 유방암 연령표준화 발생률은 인구 10만명당 20.9명이었고, 2016년에는 54.9명으로 2배 이상 증가하였으며, 평균적으로 연 7.8%씩 증가하였다. 1999년부터의 암 발생 추이를 살펴보면 여성에게 발생하는 암 중 유방암이 갑상선암을 제외하고 가장 빠른 증가율을 보였다.

한국 여성의 유방암 발생률을 연령군에 따라 살펴보면 45 - 49세 연령군에서 가장 높은 유병률을 보이는데, 이는 서양의 유방암 발생률 패턴과 다르다. 예로 미국의 경우 2017년 유방암 발생률 추정치 통계에서 60 - 69세 연령군에서 유방암이 가장 많이 발생하는 것으로 나타났다. 반면 한국은 2016년 국가암등록사업 통계에 의하면 45 - 49세 유방암 발생률이 인구 10만명당 191.5명이고, 50 - 54세는 172.3명으로 이 나이대 발생률이 가장 높았다[표 1].

한국유방암학회가 병원 진단자료를 기반으로 2000년부터 2015년까지 폐경 상태에 따른 유방암 비율을 살펴본 결과에 따르면, 2010년까지는 폐경 전 여성의 유방암 비율이 폐경 후 여성보다 높았으나 2011년부터 폐경 후 여성 유방암이 51.3%로 폐경 전 유방암을 넘기 시작하였다. 2015년에는 폐경 후 여성 유방암이 53.5%를 차지하였다.

[표 1] 2016년 연령군별 여성 유방암 발생률 (명/10만명)

연령군	발생률 (명/10만명)	연령군	발생률 (명/10만명)
< 19세	0.2	55 - 59세	149.1
20 - 24세	2.2	60 - 64세	140.7
25 - 29세	9.5	65 - 69세	120.0
30 - 34세	33.6	70 - 74세	102.3
35 - 39세	77.3	75 - 79세	77.6
40 - 44세	145.3	80 - 84세	58.5
45 - 49세	**191.5**	85세 이상	42.5
50 - 54세	**172.3**		

출처: 보건복지부 암등록통계

1-2 사망률

유방암은 전세계 여성에게 발생하는 암 중 폐암에 이어 두 번째로 높은 사망률을 차지하고 있다. 국가별 유방암 사망률은 발생률 패턴과 차이가 있는데, 이는 의료이용의 접근성과 관련이 있을 것으로 생각된다. 예로 2018년 유방암 사망률이 가장 높은 국가는 피지(Fiji)로 인구 10만명당 36.7명이었다. 그 뒤를 이어 유방암 사망률이 높은 국가는 바베이도스(Barbados), 소말리아(Somalia) 등 개발도상국가이었다. 유방암 발생률이 가장 높은 유럽 국가들은 2018년 인구 10만명당 15-17명 정도의 유방암 사망률을 보였다. 한국의 유방암 사망률은 'GLOBOCAN 2018' 데이터베이스에 있는 국가 중 세 번째로 낮은 수준으로 이는 한국의 높은 의료이용 접근성과 치료효과를 반영한다고 할 수 있다.

2016년 유방암으로 인한 한국 여성 사망자 수는 2,456명으로 인구 10만명당 5.5명이었다. 여성 유방암 사망률은 1999년 인구 10만명당 4.2명이었고 2016년 5.5명으로 평균적으로 연 1.6% 증가하였다. 유방암 발생률이 여성의 암 발생 중 1위인 점으로 미루어볼 때, 유방암 사망률은 다른 암에 비해 상대적으로 낮고 연 사망률 증가율도 발생률 증가율보다 훨씬 낮다. 그러나 유방암은 30대와 40대에서 암 사망 원인 중 2위를 차지하는 암으로 젊은 여성들이 주의해야 할 암이다.

1-3 유병률

2014-2018년 전세계 여성의 5년 암 유병자 수는 총 687만 5,099명으로 1위이며, 이는 여성 유병자 수 중 두 번째로 높은 유병자 수를 가진 대장암(219만 4,309명)에 비해 3배 이상 높은 수치다. 전세계에서 가장 높은 여성 유방암 유병자 수를 가진 나라는 중국, 미국, 인도, 독일로 이는 많은 인구수와 높은 발생률을 반영한다고 할 수 있다.

2012-2016년 한국 여성의 유방암 5년 유병률은 인구 10만명당 8만 8,935명으로 이는 2003-2007년 5년 유병률 4만 7,470명에서 9년 만에 1.9배가 증가한 수치다. 유방암은 2017년 1월 1일 기준으로 생존해 있는 여성 암 유병자 수의 20.2%를 차지한다. 2012-2016년 5년 유방암 유병률은 연령군별로는 40-44세가 인구 10만명당 752.8명, 50-54세가 806.1명으로 다른 연령군보다 높은 유병률을 보였다.

1-4 생존율

생존율은 암 진단 후 일정 기간(주로 5년 동안) 생존한 사람들의 분율로 표시한다. 생존율은 조기검진, 병기, 치료 등의 영향을 받는데, 조기검진율이 높고 치료가 잘 이루어지는 국가에서는 생존율이 높다. [표 2]와 같이 대부분의 선진국은 80% 이상의 유방암 5년 생존율을 보이고 있다.

[표 2] 국가별 15세 이상 유방암 5년 생존율 (2010-2014)

국가	5년 생존율 (%)	국가	5년 생존율 (%)
중국	83	벨기에	86
인도	66	덴마크	86
이스라엘	88	체코	81
말레이시아	65*	독일	86
태국	69*	폴란드	77
미국	90	영국	86
캐나다	88	호주	90
브라질	75*	뉴질랜드	88
칠레	76*		

* 산출의 기반이 되는 데이터가 한계가 있을 수 있음
출처: American Cancer Society. Global Cancer Facts & Figures 4th Edition.

한국 유방암 5년 생존율은 1993-1995년에는 78.0%, 2012-2016년에는 92.7%로 14.7% 증가하였다[표 3]. 한국 유방암 생존율은 주요 선진국보다 높은데, 이는 유방암 조기진단과 표준화된 치료법의 결과라 할 수 있다.

[표 3] 여성 유방암 생존율 (%)

암 발생 시기	5년 상대생존율 (%)
1993 - 1995년	78.0
1996 - 2000년	83.2
2001 - 2005년	88.6
2006 - 2010년	91.1
2011 - 2015년	92.6
2012 - 2016년	92.7

출처: 보건복지부 암등록통계

2 위험요인

2-1 가족력 및 유전자

1차 친족(1st degree, 어머니, 자매, 딸) 중 유방암 환자가 있으면 유방암 발생 위험이 2배 이상 높은 것으로 알려져 있다. Collaborative Group on Hormonal Factors in Breast Cancer 연구에 따르면, 가족력이 없는 여성에 비해 1차 친족이 1명 유방암 경험자인 경우 유방암 발생 위험이 1.80배(99% CI 1.69 - 1.91), 2명인 경우 2.93배(99% CI 2.36 - 3.64), 3명인 경우 3.90배(99% CI 2.03 - 7.49) 높았고, 젊은 나이에 유방암에 걸린 여성일수록 가족력으로 인한 위험정도가 더 높았다. 이처럼 관찰연구(observational study)에서 가족력이 유방암의 중요 위험요인임이 밝혀지면서 유전자가 유방암 발생에 중요한 역할을 할 것으로 생각되었고, 이러한 가설은 유전자 분석기술의 발달로 유방암 유전연구가 활발히 이루어지면서 사실임이 밝혀졌다. BRCA1(BRest CAncea susceptility 1)과 BRCA2와 그 외 다른 유전자가 유방암 발생의 5%에서 10%를 설명한다고 알려져 있다. BRCA1/2는 손상된 DNA를 복구하는 데 도움을 주는 단백질을 코딩하는 유전자로, 이 유전자에 변이가 발생하면 손상된 DNA의 복구가 일어나지 않아 암세포가 될 위험이 높아진다. BRCA1과 BRCA2는 유전성 유방암에서 가장 흔하게 볼 수 있는 유전자변이로 BRCA1 유전자

[표 4] 진단받기 전 연령에 따른 유방암 발생 누적위험도

	유방암 발생 나이에 따른 누적위험도, % (mean, 95% CI)				
현재 연령	30세	40세	50세	60세	70세
BRCA1					
20세	1.8 (1.4-2.2)	12 (9.5-14)	29 (24-35)	44 (37-52)	54 (46-63)
30세		10 (8.2-13)	28 (23-34)	44 (36-52)	54 (45-63)
40세			20 (16-25)	38 (31-45)	49 (41-58)
50세				22 (18-27)	37 (30-44)
60세					19 (15-24)
BRCA2					
20세	1 (0.78-1.4)	7.5 (5.8-9.8)	21 (17-26)	35 (28-42)	45 (38-53)
30세		6.6 (5.1-8.6)	20 (16-26)	35 (28-42)	45 (38-53)
40세			15 (12-19)	30 (24-36)	42 (34-49)
50세				18 (15-22)	32 (26-38)
60세					17 (14-20)

출처: Chen S, Parmigiani G. Meta-analysis of BRCA1 and BRCA2 penetrance. *J Clin Oncol*, 2007, 25(11), 1329-1333.

변이를 가진 30대 여성이 70세까지 유방암에 걸릴 누적 위험(cumulative risk)은 54%이고, BRCA2 유전자변이를 가진 30대 여성이 70세까지 유방암에 걸릴 위험은 45%이다[표 4]. 한국 유전성 유방암 연구인 '한국인 유전성 유방암 연구[Korean Hereditary Breast Cancer(KOHBRA) Study]'에 따르면 유방암이나 난소암 가족력이 있는 유방암 환자의 9.3%가 BRCA1 변이를 가지며, 12.4%가 BRCA2 변이를 가지는 것으로 나타났다.

BRCA1과 BRCA2 외 고침투율(high penetrance)을 가진 유전자는 TP53, PTEN, MLH1, MSH2 등이고, 드문 유전자로 중등도침투율(moderate penetrance)을 가진 유전자는 ATM, CHEK2, BRIP1, PALB2 등이다[그림 3]. 그리고 다수의 저침투율(low penetrance)을 가진 유전자(PEX14, SLC4A7, MAP3K1 등)가 전장유전체 연관분석(genome-wide association study)을 통해 밝혀졌다. 최근 한국 사람들을 포함한 동아시아

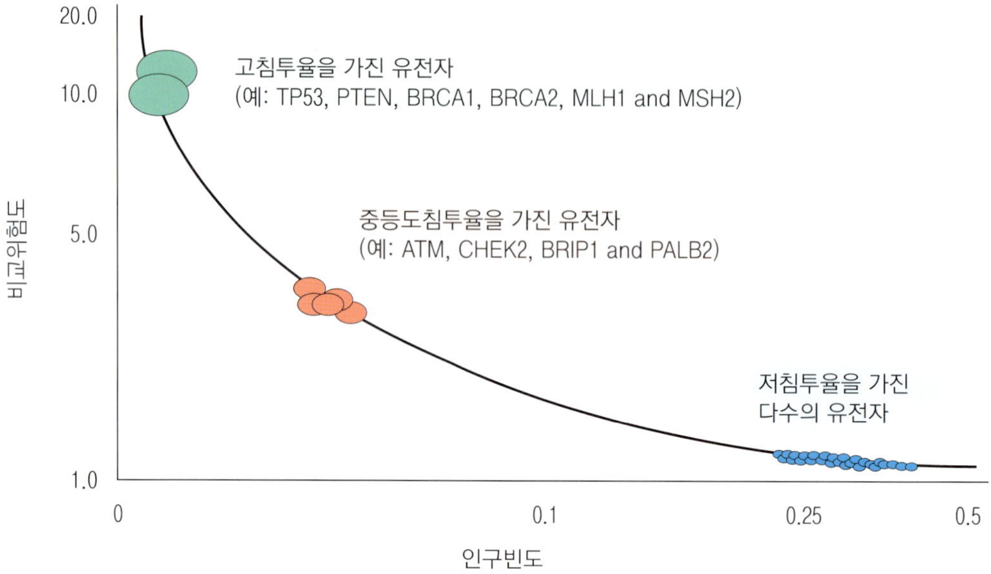

[그림 3] 유전자 침투율 정도에 따른 유방암 발생 위험도

출처: Sud A, Kinnersley B, Houlston RS: Genome-wide association studies of cancer: current insights and future perspectives. *Nature reviews Cancer* 2017, 17(11), 692-704.

인들을 대상으로 전장유전체 연관분석을 한 결과, LMO4와 LINC00160 유전자가 유방암 발생 위험과 연관성이 있는 것으로 나타났다.

2-2 여성력

유방암 발생은 에스트로겐(estrogen) 노출이 중요한 것으로 알려져 있다. 인비트로(in vitro)와 인비보(in vivo) 연구에서 에스트로겐이 세포증식(proliferation) 증가, 세포사멸(apoptosis) 감소, DNA 손상을 일으키는 것으로 나타났다. 폐경 후 여성호르몬 요법이 유방암 발생 위험을 높이는 것으로 나타났고, 코호트 내 환자-대조군 연구(nested case-control study)에서 체내 에스트로겐 농도가 폐경 후 유방암 위험을 약 2배 높이는 것으로 나타났다. 1차 예방 무작위임상시험인 Women's Health Initiative에서 1만 6,608명의 건강한 폐경 후 여성들을 5.2년 동안 추적한 결과, 에스트로겐과 프로게스틴을 복용한 그룹이 위약그룹에 비해 유방암 발생 위험이 1.26배 높았다. 그러나 자궁적출술을 받은 폐경 후 여성이 7.1년 동안 에스트로겐만 복용한 경우에는 위약그룹과 비교하여 유방암 발생 위험이 증가하지 않았다. Collaborative Group on Hormonal Factors in Breast Cancer 연구에서는 에스트로겐을 사용하지 않은 여성에 비해 5년 이상 에스트로겐을 사용한 경우 유방암 발생 위험이 1.34배 증가하였고, 미국 간호사 건강 연구(Nurses' Health Study)에서는 20년 이상 폐경 후 에스트로겐을 사용한 경우 유방암 발생 위험이 1.42배 증가하였다.

체내 에스트로겐 농도가 폐경 후 유방암 위험을 높이는 일관성 있는 결과를 보이지만, 생리주기에 따라 호르몬을 측정해야 하는 폐경 전 유방암 위험에 대한 연구는 아직 부족하다. 미국 간호사 건강 연구에서 폐경 후 유방암 위험을 코호트 내 환자-대조군 설계로 살펴본 결과, 체내 에스트라디올(estradiol) 농도를 4분위로 나눈 후 제4사분위 여성그룹과 제1사분위 여성그룹을 비교하였을 때, 에스트로겐과 프로게스틴 수용체 양성(ER+/PR+)인 유방암은 비교위험도(RR)가 2.8(95% CI 2.0–4.0)이었고, 호르몬 수용체 음성(ER−/PR−)인 유방암은 비교위험도가 1.1(95% CI 0.6–2.1)로 에스트로겐과 연관성이 없었다.

경구용 피임약은 에스트로겐과 프로게스틴이 함유되어 있으므로 유방암 위험과 관련이 있다. 경구용 피임약을 복용하면 유방암 발생 위험이 증가하나 복용을 끊으면 시간이 지날수록 상대적 위험도가 감소하고, 끊은 지 10년이 지나면 경구용 피임약을 복용하지 않은 여성에 비해 유방암 발생 위험이 더 이상 높지 않았다.

에스트로겐 노출기간이나 노출정도가 높은 요인인 빠른 초경나이, 늦은 폐경나이, 저출산, 늦은 나이의 출산, 모유수유가 유방암 발생 위험과 관련이 있는 것으로 나타났다. Collaborative Group on Hormonal Factors in Breast Cancer가 35개국의 117개 역학자료를 모아 유방암 위험도를 살펴본 결과, 초경나이가 1살 어릴수록 유방암 발생 위험이 1.05배 증가하는 것으로 나타났다. 폐경나이는 1살 증가할수록 유방암 발생 위험이 1.029배 증가하였다.

출산력의 경우 첫아이 출산 나이가 늦을수록, 또한 출산한 아이 수가 적을수록 유방암 발생 위험이 높다. 북유럽 8개 연구를 모은 메타분석에서 출산을 경험하지 않은 여성은 출산을 경험한 여성에 비해 30% 높은 유방암 위험도를 보였다. 35세 이후에 첫아이를 출산한 여성은 20세 전에 출산한 여성에 비해 유방암 발생 위험이 40% 더 높았다. 과거 대부분의 연구는 폐경 후 유방암인 경우가 많아 출산을 경험한 지 얼마 되지 않은 젊은 유방암 환자를 대상으로 한 연구가 드물었다. 최근 발표된 International Premenopausal Breast Cancer Collaborative Group의 연구 결과에 따르면, 출산 후 시기에 따라 출산경험이 없는 여성과 비교하여 유방암 발생의 비교위험도를 산출하였을 때, 출산 후 5년째 유방암 발생 비교위험도가 1.8이었다가 시간이 지날수록 지속적으로 위험이 감소하고, 출산 후 34년이 지나면 유방암 발생 위험은 23% 감소하였다. 출산 직후 유방암 발생 위험이 높은 이유는 알려지지 않았으나 임신 중 높아진 호르몬 농도와 유방세포의 급격한 성장과 관련이 있을 수 있다.

모유수유는 출산력을 고려한 후에도 유방암 발생 위험을 낮추는 것으로 나타났다. 모유수유가 유방암을 예방하는 이유는 아직 명확하게 알려지지 않았으나, 연구자들은 모유수유 동안 생리를 멈추게 되고 유방의 분자병리학적 구조 변화가 생겨 유방암을 예방한다고 제안하였다. Collaborative Group on Hormonal Factors in Breast Cancer 연구에서 30개국의 47개 역학자료를 바탕으로 모유수유에 따른 유방암 발생 비교위험도를 산출한 결과, 출산력을 고려한 후에도 모유수유 기간이 1년 증가함에 따라 유방암 위험이 4.3% 감소하였다. 이 연구에서는 출산한 아이의 수에 따른 모유수유의 영향도 살펴보았는데, 출산한 아이 수가 적은 경우와 많은 경우 모두 모유수유가 유방암 위험을 낮추는 경향을 보였다. 또한 유방암의 호르몬 수용체에 따라 모유수유의 영향을 본 연구에서도 모유수유가 호르몬 수용체 양성(ER+/PR+) 유방암과 호르몬 수용체 음성(ER–/PR–) 유방암 위험을 모두 낮추는 것으로 나타났다.

2-3 음주

음주량이 증가할수록 유방암 발생 위험이 증가하고, 발생 위험은 알코올을 섭취하는 양에 비례하는 패턴으로 일일 10g 알코올 섭취당 유방암 발생 위험이 7–10% 증가한다[그림 4]. 음주는 에스트로겐 수용체 양성 유방암과 음성 유방암 위험을 모두 증가시키는 것으로 나타났다. 20개 코호트를 모아 분석한 Pooling Project 연구에서 일일 알코올을 30g 이상 섭취하는 그룹과 섭취하지 않는 그룹을 비교했을 때, 에스트로겐 수용체 양성 유방암 발생 비교위험도는 1.35이며 에스트로겐 수용체 음성 유방암 발생 비교위험도는 1.28이었다.

주류 종류(맥주, 와인 등)에 따라서는 유방암 발생 위험도에 차이가 없는 것으로 알려졌

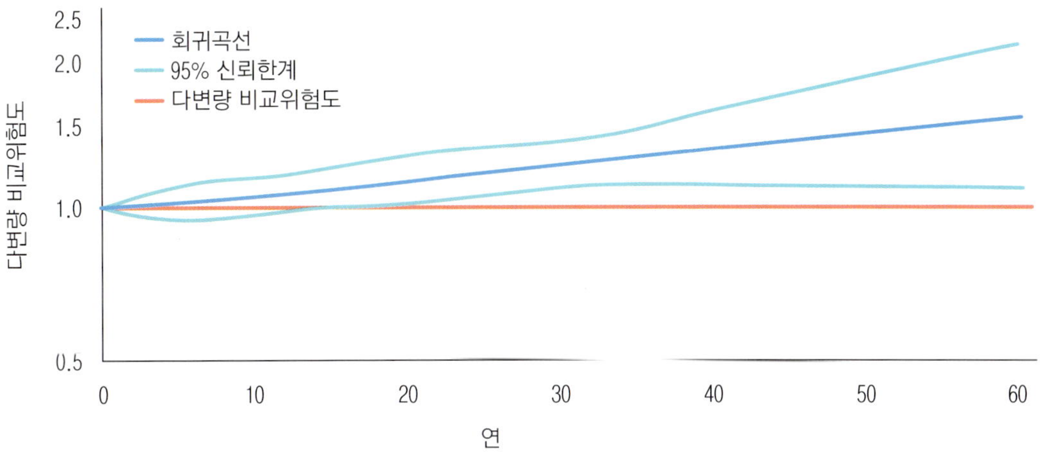

[그림 4] 음주량에 따른 유방암 발생 위험 증가

출처: Smith-Warner SA, Spiegelman D, Yaun SS, van den Brandt PA, Folsom AR, Goldbohm RA, Graham S, Holmberg L, Howe GR, Marshall JR et al. Alcohol and breast cancer in women: a pooled analysis of cohort studies. *Jama* 1998, 279(7), 535-540.

다. 주류의 성분 중 에탄올이 발암물질이라고 여겨지나 이에 대해서는 연구가 더 필요하다. 관련 메커니즘으로는 알코올이 에스트로겐 농도를 높이고, 알코올 대사물인 아세트알데하이드가 DNA와 결합하거나 DNA 복구를 방해하여 DNA 손상 및 변이가 생기게 한다.

2-4 비만과 운동

비만은 폐경 전 유방암과 폐경 후 유방암에 다르게 작용한다. 비만인 여성은 비만이 아닌 여성에 비해 폐경 전 유방암 위험도가 20-40% 더 낮고, 폐경 후 유방암 위험도는 30-60% 더 높다. 비만이 폐경 후 유방암 위험을 높이는 관련 메커니즘으로는 지방세포가 분비하는 안드로겐(androgen)이 에스트로겐이 되므로 에스트로겐 농도가 높아지는 이유를 들 수 있다. 그 외 스테로이드 호르몬인 안드로겐과 프로게스틴도 유방암 발달에 작용할 수 있다. 또한 비만은 인슐린 저항성 위험을 높이므로 인슐린 농도가 높거나, 인슐린유사생장인자-1(Insulinlike Growth Factor-1, IGF-1) 농도가 올라가면서 유방암 위험을 높일 수도 있다. 지방세포가 분비하는 사이토카인(cytokines)으로 인한 염증반응도 비만이 유방암 위험을 높이는 관련 메커니즘으로 생각할 수 있다. 비만이 폐경 전 유방암을 예방하는 메커니즘에 대해서는 연구가 더 필요하다.

최근 메타분석 연구에 의하면 정기적으로 운동을 하는 여성은 활동적이지 않은 여성에 비해 유방암 위험이 10–20% 낮았다. 운동량을 신진대사 해당치(Metabolic Equivalent Task, MET)로 계산하여 MET–hour와 폐경 후 유방암 예방과의 연관성을 살펴본 연구 결과, 일주일에 3 MET–hour 미만의 신체활동을 하는 여성에 비해 27 MET–hour 이상의 신체활동을 하는 여성이 폐경 후 유방암 발생 위험이 25% 더 낮았다. 폐경 전 유방암의 경우 운동이 예방효과가 있으나 폐경 후 유방암보다 그 효과가 작은데, 그 이유에 대해서는 연구가 더 필요하다.

2–5 식습관

많은 역학연구들이 유방암 1차 예방을 위한 식습관을 살펴보았으나 주로 중년 여성의 식습관 결과였고, 여러 식품과 영양소(지방, 식이섬유, 비타민, 미네랄, 채소, 과일, 육류, 유제품 등)에서 특별히 확정적인 결과를 찾아내지 못했다[표 5]. 하지만 최근 연구들에서 호르몬 수용체에 따라 유방암을 구분한 결과, 채소와 과일 섭취가 에스트로겐 수용체 음성 유방암을 예방하는 것으로 나타났다. 20개 코호트 연구를 모아 분석한 Pooling Project 연구에서 제4사분위 그룹과 제1사분위 그룹의 채소 섭취량을 비교한 결과, 에스트로겐 수용체 음성 유방암의 비교위험도는 0.82였으나 에스트로겐 양성 유방암 위험도는 1.04로 연관성이 없었다.

중년 시절의 식습관보다 청소년 시절 식습관과 젊었을 때 식습관이 더 중요한 것으로 생각되었고, 이는 최근 연구로 밝혀지고 있다. 청소년 시절 고열량식품을 먹는 것이 유방암 위험을 높일 수 있다는 가설이 제기되었으나, 실제 연구 결과로 나타나기 시작한 것은 최근 일이다. 청소년기나 젊은 나이에 섭취한 적색육, 과일, 식이섬유, 통곡류가 유방암 위험과 관련이 있다는 연구가 발표되었다. 이처럼 식습관과 유방암 위험 연구에서는 노출 시기(청소년 시절, 젊었을 때, 중년 시절 등)와 유방암 종류를 함께 살펴봐야 한다.

[표 5] 세계암연구재단(WCRF)의 유방암 위험 또는 예방과 관련된 생활습관요인 요약

인과관계	폐경 전 유방암	폐경 후 유방암
확실함 (convincing)	키 (+)	음주 (+) 비만 (+) 체중 증가 (+) 키 (+)
매우 가능성 있음 (probablc)	격렬한 신체활동 (–) 비만 (–) 모유수유 (–) 음주 (+) 출생 시 몸무게 (+)	운동 (–) 젊었을 때 비만 (–) 모유수유 (–)
제한적이나 특정 상황에서만 제안됨 (limited–suggestive)	전분이 적은 채소(ER– 인 유방암의 경우) (–) 유제품 (–) 카로티노이드 함유 식품 (–) 칼슘 함유 식품 (–) 운동 (–)	전분이 적은 채소(ER– 인 유방암의 경우) (–) 카로티노이드 함유 식품 (–) 칼슘 함유 식품 (–)

(+) 위험 높임. (–) 위험 낮춤.
출처: World Cancer Research Fund Continuous Update Project

2–6 야간근무

야간근무를 하는 직종인 간호사나 활동일주기(circadian rhythm)가 깨질 수 있는 승무원을 대상으로 한 연구에서 야간근무가 유방암 발생 위험을 높이는 것으로 나타났다. 야간근무로 인해 빛에 노출되면서 암의 성장을 막는 멜라토닌 생성에 문제가 생기게 된다. 2019년에 국제암연구소(IARC)의 Working Group은 야간근무를 2A군 발암물질(Group 2A)로서 암을 일으킬 가능성이 있는 요인으로 결정하였다.

2–7 기타 위험요인

키가 큰 여성이 키가 작은 여성보다 유방암 위험이 높다. 이는 어렸을 때 영양상태가 유방암과 연관성이 있을 수 있다는 점을 제시한다고도 볼 수 있다.

흡연은 다른 암과 달리 유방암 위험을 약간 높이거나 유방암과 크게 관련이 없는 것으로 나타났다. 하지만 몇몇 연구에서는 오랜 기간 흡연과 임신 전 흡연이 유방암의 위험

을 높이는 것으로 나타났다. 14개의 코호트를 합쳐서 분석한 NCI Cohort Consortium 에서 출산 전 10년 이상 흡연을 한 여성은 비흡연자에 비해 유방암 위험이 1.18배 높았다.

치밀유방(dense breasts)인 경우 유방암 발생 위험이 더 높다. 6개의 미국 코호트 내 환자-대조군 연구 또는 환자-대조군 자료를 모은 연구에서 유방밀도가 11-25%인 여성에 비해 26-50%인 여성은 1.65배, 51% 이상인 여성은 2.15배 유방암 발생 위험이 더 높았다. 유방 치밀도는 나이가 듦에 따라 감소한다. 폐경 후 여성을 대상으로 한 에스트로겐과 프로게스틴 무작위 눈가림시험인 Women's Health Initiative 연구에서 2년 동안 추적한 결과, 에스트로겐과 프로게스틴을 복용한 그룹의 유방 치밀도가 위약 그룹보다 더 높았다.

남성 유방암

남성 유방암은 매우 드문 암으로 여성 유방암보다 진행이 된 후 진단되는 경우가 많다. 이는 드문 질환이기 때문에 조기검진을 받는 경우가 거의 없고, 예방에 대한 인식이 크지 않아 생기는 결과로 보인다.

한국 국가암등록사업 통계에 의하면, 1999년에는 남성 유방암 발생률이 인구 10만명당 0.2명이었고 2016년에는 0.4명으로 증가하였다. 남성 유방암의 연령군별 발생률은 70세 이상에서의 발생률이 70세 미만 연령군에서의 발생률보다 높았다.

남성 유방암의 위험요인으로는 방사선 노출, BRCA1/2 유전자변이, 유방암이나 난소암 가족력, 비만, 당뇨병, 클라인펠터 증후군(Klinefelter's syndrome), 여성형 유방(gynecomastia) 등이 있다.

06 자궁경부암

1 역학적 특징

1-1 발생률

자궁경부암(cervical cancer)은 세계에서 전체 암 중 일곱 번째, 여성암 중 네 번째로 흔한 질병으로 2018년도에는 50만 건이 넘는 암 발생이 있었다. 이런 경향은 주로 개발도상국에서 더 뚜렷하다. 자궁경부암은 다른 암종에 비해 더 일찍 발생하는 것으로 알려져 있으며, 주로 가임연령에서 발견된다. 자궁경부암은 45세 이하의 여성에서 발생하는 암종 중 상위 3개에 해당한다.

2003년 한국중앙암등록본부와 보건복지부에서 발표한 '2002년 한국중앙암등록사업 연례보고서'에 의하면 자궁경부암은 2002년에 3,979건이 발생하여 한국 여성암 중 유방암, 위암, 대장암, 갑상선암에 이어 발생률 5위를 기록하였다.

'GLOBOCAN 2012'에서는 연령표준화된 전체 자궁경부암의 발생률을 10만명당 14.0명으로 보고하였으며(Ferlay, 2013), 2015년 한국 국립암센터 암통계 자료에서는 이보다 낮은 수치인 10만명당 9.1명으로 보고하였다. 이는 3,582건으로 전체 암 진단의 3.5%를 차지한다. 2019년 추산된 연령보정 발생률은 10만명당 6.9명이었다.

1999년부터 2015년 사이의 추정 연간 백분율 변화(Estimated Annual Percent Change, EAPC)는 −3.7로 감소 추세에 있다. 이는 1999년도의 10만명당 16.3명에서 감소한 결과로, 이전의 통계청 발표에 비하여 여성암 가운데서 자궁경부암이 차지하는 비율이 감소 추세를 보이는 이유는 자궁경부암의 조기진단 및 관리가 향상된 결과로 추측된다. 다만 이러한 감소율은 연령과 암의 침윤성에 따라 다르다. 전체적으로 대부분의 연령에서 자궁경부암의 발생이 감소하는 가운데 30세 미만의 연령군에서는 증가함을 볼 수 있다. 1993년부터 2012년 사이의 EAPC는 20–24세군에서 5.6%, 25–29세 연령군에서 2.5% 증가한 것으로 보고되었다. 또한 침윤성 자궁경부암(Invasive Cercival Carcinoma, ICC)은 감소하였으나 상피내이형성(carcinoma in situ)은 전체적으로 증가한 것으로 관찰되었다. 자궁경부암이 가장 높은 연령군은 기존(1993 - 1997년도)의 60 - 64세군에서, 2008 - 2012년도에는 75 - 79세군으로 변경되었다.

1-2 사망률

세계적으로 자궁경부암으로 인한 사망률은 60%에 이르고 있다. 42개국 중 연당 약 26만 5,700건의 사망을 일으키는 원인으로 추산되고 있다. 한국의 자궁경부암 사망률은 1995년 10만명당 6.2명이었으나 2005년에는 10만명당 5.6명으로 줄어 10년간 9.7%의 감소를 보였다. 2003년에는 자궁경부암 사망자 수가 1,111명으로 가장 높은 사망자 수를 기록하였다. 2016년에는 자궁경부암으로 인해 897건의 사망이 발생하였으며 전체 암 사망의 2.9%를 차지하였다. 2000년도 한국의 자궁경부암 조사망률(Crude Death Rate, CDR)과 연령보정 사망률은 각각 10만명당 3.5명/2.3명이었다. 자궁경부암 연령표준화 사망률은 2003년부터 감소하여 2003 - 2015년에 EAPC는 -4.9%이었다.

1993 - 1995년 한국의 자궁경부암 5년 상대생존율은 77.5%였으며, 2011 - 2015년도에는 79.9%로 증가하였다(EAPC 2.4%).

1-3 유병률

자궁경부암은 전세계의 전체 암종 중에서 여덟 번째로 유병률이 높은 질환이다. 중앙암등록본부에 의하면 암 유병률은 암 발생과 암 생존의 영향을 하나로 종합한 지표로서, 한국의 자궁경부암 유병자 수는 2000 - 2009년 10년 동안 3만 2,528명으로 나타났다.

2 위험요인

2-1 인유두종 바이러스

1977년 하랄트 추어 하우젠(Harald zur Hausen)이 인유두종 바이러스(Human Papilloma Virus, HPV) 감염이 자궁경부암 발생의 주요한 원인인자라고 발표한 이래 여러 생물학적, 분자 유전학적, 역학적 연구가 활발히 진행되었다. 코우츠키(Koutsky) 등이 1992년에 발표한 HPV와 자궁경부암 발생의 인과관계를 보여주는 역학적 연구, 그리고 캠피언(Campion) 등이 1986년에 발표한 경도 자궁경부이형성증이 있는 환자에서 고도 자궁경부이형성증으로 진행된 환자에서의 HPV16 및 HPV18 감염률 연구에서 HPV감염이 자궁경부암의 강력한 위험요인이 됨을 밝혔다. 특히 이들은 ICC의 70%, 상피내이형성의 2/3를 설명한다고 밝혀졌다. 특히 HPV16과 HPV18 보균자는 건강인에 비해 자궁경부 편평상피암에 걸릴 확률이 각각 400배/250배 높다고 알려져 있다.

HPV감염은 흔한 성매개 감염질환 중 하나로, 성생활을 시작한 여성 4명 중 2-3명은 평생 적어도 한 번 이상 HPV에 감염될 수 있다. 2006년부터 2011년까지 한국의 18-79세 여성 6만 775명을 대상으로 한 연구 결과, 조사 당시 대상의 34.2%가 HPV에 감염되었다고 보고되었다.

자궁경부암은 병원체 노출에서 암의 발병에 이르기까지 단계적인 경과를 오랫동안 거치는 것으로 알려져 있다. 인유두종 바이러스(HPV)는 성관계 관련하여 전파되는 바이러스로 처음 성경험을 하고 나서 5년 이내에 대부분 감염되며 그 이후는 나이에 따라 감염률이 감소한다. 감염 시 대부분 무증상이고, 대부분의 여성은 고위험의 HPV에 감염되어도 12-24개월 내에 자연적으로 없어지며 어떤 종별로는 면역을 획득한다. 그러나 HPV 감염의 15% 정도는 바이러스가 체내에 감염된 상태로 남으며 전암병변 혹은 침윤성 자궁경부암으로 진행한다. 특히 고위험 유전형인 HPV16과 HPV18은 자궁경부의 전암병변을 일으키는 주요 원인으로 전체 자궁경부암 발병의 70%를 설명한다. 이외에도 저위험 유전형인 HPV6과 HPV11은 대부분 항문과 성기 부분에 사마귀 질환을 일으킨다. HPV는 약 8,000개의 염기쌍 이중나선으로 구성된 DNA 유전체로 현재까지 대략 100여 종의 다른 유전체형(genotype)이 분리되었다. HPV는 암 발생 기전과 관련하여 고위험군(high risk group)과 저위험군(low risk group)으로 크게 구분되며 고위험군은 HPV16, 18, 31,

33, 35, 39, 45, 51, 52, 56, 58, 59, 68, 73, 83이고 저위험군은 HPV6, 11, 40, 42, 43, 44, 54, 61, 70, 72, 81 등이다.

2-2 다른 위험요인

HPV감염만이 자궁경부암 발생의 유일한 원인은 아니며, 모든 HPV감염이 반드시 자궁경부암으로 진행되는 것도 아니다. HPV 외에 다른 인자로서 피임약, 산과력, 성매개질환, 담배, 식이요인 혹은 면역기능 등이 연구되었다.

3 예방 전략

3-1 1차 예방

2007년 이후 두 종류(2가 서바릭스, 4가 가다실)의 자궁경부암 예방백신이 허가를 받아 시판되었다. 세계보건기구(WHO)에서는 자궁경부암 예방백신의 국가예방접종사업 도입을 권고하였으며, 전세계 65개국 및 OECD 34개국 중 29개국이 자궁경부암 백신을 국가예방접종사업에 도입하였다. 프랑스, 영국, 미국을 포함한 40여 개 국가에서는 자궁경부암 예방백신을 국가예방접종 프로그램으로 시행하고 있으며, 10대 초반의 청소년기 여성의 접종률이 증가하면서 자궁경부상피내종양 등 HPV 관련 질환의 유의한 감소가 보고되었다. 한국은 2016년부터 만 12세 여아를 대상으로 6개월 간격으로 2회 HPV 백신(2가, 4가) 무료백신접종사업을 시작하였다.

[표 1] 주요 국가 여성청소년 대상 자궁경부암 백신 도입시기 및 접종권장연령

	호주	프랑스	독일	영국	덴마크	스웨덴	미국	일본
무료접종 도입	2007	2007	2007	2008	2009	2012	2006	2013
권장연령(만나이)	12-13	11	12-17	12-13	12	10-12	11-12	12-16

국민건강보험공단 자료에 따르면, 2014년에는 30세 이상의 여성 중 51.5%의 대상자들이 백신접종 프로그램에 참여하였으며, HPV 백신에 대한 접종률은 2018년도 기준 전국 80.7%의 비율을 보였다.

3-2 2차 예방

HPV 바이러스에 감염된 이후 상피내종양(Cervical Intraepithelial Neoplasia, CIN), 편평상피내병소(Squamous Intraepithelial Lesion, SIL), 상피내암종(Carcinoma In Situ, CIS)의 단계를 거쳐 10-20년의 기간이 경과한 후에 침윤성 암으로 발전하게 된다. 이는 조기검진을 통해 전암단계에서 진단할 수 있는 가능성이 크다는 것을 의미한다.

자궁경부암 백신에 포함되지 않은 다른 고위험 유형의 HPV감염과 이로 인한 자궁경부암 발생을 조기발견하기 위해 정기적인 자궁경부세포검사(cervical cytologic test, Pap test)가 필요하다. 현재 한국의 국가암검진 프로그램에서는 만20세 이상 여성을 대상으로 2년 주기의 자궁경부세포검사를 권고하고 있다.

이는 1996년에 한국에서 '암정복 10개년 계획'이 수립되었고 1999년부터 의료급여 수급자를 대상으로 위암, 유방암, 자궁경부암 3개 암에 대하여 무료검진이 추진된 데에서 비롯되었다. 자궁경부세포검사 검진은 실제로 1999년부터 의료급여 수급자에서 시작되어 2002년부터는 건강보험 가입자 중 하위 20%를 대상으로 30세 이상에서 2년 간격으로 검진하도록 하였으며, 2003년에는 하위 30%로 확대하였다. 국민건강보험공단의 건강검진과 전국적인 무료 암검진 대상의 자궁경부세포검사 결과는 "The Besthesda System 2001(TBS 2001)"로 보고되었다. 2000년도 국민건강보험공단에서 발표한 결과에 따르면 총 38만 3,498명이 암검진 검사를 받았고 이 중 약 0.9%에서 비정형세포(dysplasia 혹은 Pap class III) 이상의 비정상 세포 소견이 나타났다. 이는 미국 인구를 대상으로 약 5,000만 여성 수검자 중 7%에 해당하는 350만명이 추가적인 조치가 요구되는 자궁경부세포검사의 이상이 발견된다는 점에서 큰 차이를 드러낸다고 할 수 있다.

자궁경부암 검진은 자궁경부에 생기는 상피세포 이상을 조기에 발견하고 적절한 개입을 하는 것이다. 자궁경부세포검사는 현재까지 가장 널리 쓰이고 있는 자궁경부암 검진 방법이다.

자궁경부세포검사는 1939년 파파니콜라우(G. Papanicolaou)와 트라우트(H. Traut)가 최초로 도입하여 현재까지 전세계적으로 자궁경부암의 전 단계인 자궁경부상피내 종양을 조기에 발견하는 검사로 사용되고 있으며, 자궁경부암으로의 이행을 차단함으로써 자궁경부암 발생을 줄이는 역할을 한다. 세포검사는 spatula와 cytobrush를 사용하여 자궁경부의 세포를 채취한 후 슬라이드에 균일하게 도말한 다음, 즉시 슬라이드를 95% 에틸알코올에 담가 고정하는 방법으로 시행한다. 이 검사에 대한 판독은 1988년 미국 국립암연구소(National Cancer Institute, NCI)에서 도입한 베데스다 시스템(Bethesda system) 하의 Bethesda III system(2001)에 따라 이루어진다. 이 검사법은 자궁경부암의 전암병변을 발견하는 데 51%의 민감도와 49%의 위음성률을 보인다고 보고되었으며, 고등급 자궁경부상피내종양(CIN 2-3)을 발견하는 데는 47-62%의 민감도와 60-95%의 특이도를 가진다고 보고되었다. 이러한 검사적 한계를 보완하기 위하여 자궁경부액상세포검사(liquid-based cytologic test, 이후 Thin-Prep)와 computer-assisted automated cytologic screening이 같이 시행되고 있으며 HPV DNA test나 자궁경부확대촬영술(cervicography), 자궁경부형광경검사(fluorescence spectroscopy), 자궁경부질확대경검사(colposcopy), Polarprobe technology, molecular marker 등이 도입되었다. 그러나 이러한 새로운 방법들의 상대적으로 높은 민감도와 낮은 위음성률에도 불구하고 비용 대비 효과를 고려할 때 아직까지는 인구집단에서 자궁경부세포검사가 표준 선별(screening) 진단검사법이라고 할 수 있다.

신지연 등이 2018년에 발표한 바에 따르면(Shin et al., 2018), 자궁적출 등의 수술을 하지 않은 사람을 대상으로 자궁경부암의 수검률을 조사한 결과 64.7%였다. 특히 젊은 여성(30-44세) 혹은 암에 대한 가족력이 있는 경우 더 높은 수검률을 보였다. 또한 이런 자궁경부암 수검에는 사회적 지위별 격차가 존재하는 것으로 나타났는데, 특히 미국의 연구에서는 사회경제적 위치가 낮은 계층이나 유색인종, 공공병원 이용자, 메디케이드(medicaid) 수급자에서 자궁경부암이 보다 빈번하게 발생하며 이는 낮은 검진 수검률에서 비롯된다고 유추하였다. 부산지역 주민을 대상으로 한 연구에서는 자가보고상으로 파악된 자궁경부암 검진 수검률이 성경험자 중 70.9%로 미국에서 조사된 바에 비해 낮았으며, 초기 검진 연령도 평균 38세로 상대적으로 늦은 나이에 검진이 시작됨을 언급하였다. 연령, 결혼상태 및 출산횟수가 검진을 받는 가장 중요한 요소들로 언급되었으며, 50대 이후의 급격한 수검률 감소도 같이 보고되었다. 특히 농촌과 도시 여성의 자궁경부암 검진 수검률 및 인식도의 차이를 조사한 결과, 도시 거주자들은 63.1%의 검진 수검률을 보인 반면 농촌 여성들은 54.1%의 수검률을 보고하여 큰 차이를 보였다. 또한 국민건강영양조사 자료를 분석한 결과, 60세 이상의 낮은 교육수준 및 소득수준을 가진 집단에서 낮은 검진 수검률을 보였다. 이에 자궁경부암 검진에서의 불평등 완화 정책과 전략의 확립이 필요하다고 볼 수 있다.

07 갑상선암

1 역학적 특징

1-1 발생률

갑상선암(thyroid cancer)은 갑상선에 발생하는 악성 종양으로서 병리학적으로 크게 유두갑상선암(papillary thyroid cancer), 여포갑상선암(follicular thyroid cancer), 수질갑상선암(medullary thyroid cancer), 미분화갑상선암(anaplastic thyroid cancer)으로 구분된다. 선진국에서는 유두갑상선암이 80–85%, 수질갑상선암이 3–12%, 미분화갑상선암이 1–3%, 여포갑상선암이 나머지를 차지하는 것으로 알려져 있다. 'GLOBOCAN 2018'에 따르면 전세계 갑상선암 발생률은 남자의 경우 10만인년당 3.1(13만 889건)이고 여자의 경우 10.21(43만 6,334건)으로 추정된다. 특히, 한국은 다른 나라와 비교했을 때 가장 높은 갑상선암 발생률을 보였다[그림 1].

국립암센터에서 국가암등록자료에 근거하여 발표한 결과에 의하면(2016년 기준), 한국인에서 2만 6,051건의 갑상선암이 발생했다(남자는 10만인년당 5,538; 여자는 20,513). 남녀 전체에서 조발생률(CR)은 10만인년당 51.0이며 연령표준화 발생률(ASR)은 10만인년당 36.6이었다. 성별로 나누었을 때 남자의 연령표준화 발생률은 10만인년당 15.6이고, 여자의 연령보정 발생률은 58.1로 나타났다. 특히, 이는 여성에서 암 발생률 1위에 해당한다.

갑상선암의 발생은 연령보정 발생률을 기준으로 1999년에서 2011년까지 연평균 22.6%씩 급격히 증가하다가, 2011년부터 2016년까지는 연평균 12.6%씩 감소 추세였다. 2019년 예상 발생 건수는 전체 1만 1,667건으로 추산되었고, 남자 연령보정 발생률은 10만인년당 9.0, 여자 연령보정 발생률은 10만인년당 25.8로 나타났다. 갑상선암 발생이 전반적으로 감소하는 추세지만, 15세에서 34세의 구간에서 남녀 모두 발생률 1위로 청소년과 젊은 사람들의 건강에 영향을 줄 수 있는 암이다.

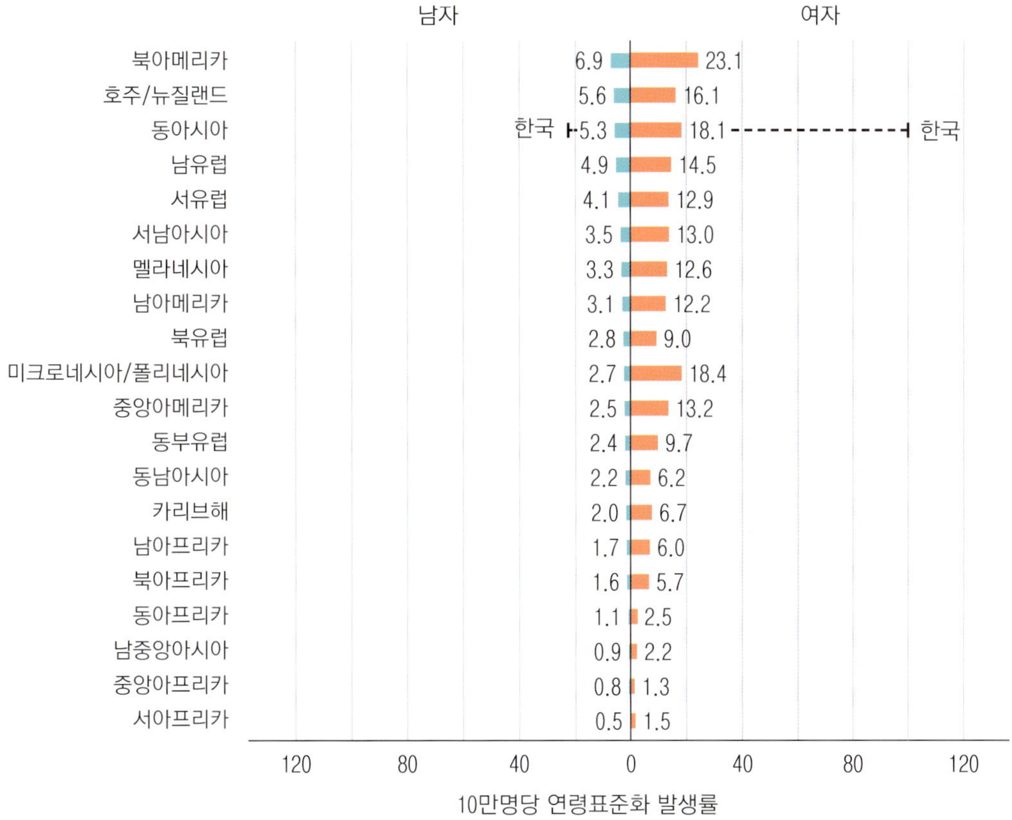

[그림 1] 2018년 전세계 갑상선암 발생률 통계

출처: GLOBOCAN, 2018; Bray, Ferlay et al. 2018

한편, 갑상선암의 발생에 대하여 결과 검출 바이어스(detection bias)의 가능성이 논의되고 있다. 한국인 갑상선암 발생률이 이례적으로 급격한 증가 추세를 보인 현상에 대해서는 실제 암 발생이 늘어난 것이 아니라 진단기술의 발전에 따른 최근 발생 건수의 급격한 증가 수치를 나타낸다는 의견도 제시되고 있다. 반면 미국 국립암연구소(NCI)의 Surveillance Epidemiology and End Results-9(SEER-9)의 7만 7,276명이 포함된 자료를 기반으로(1974-2013) 갑상선암이 실제로 증가했다는 근거도 제시되고 있다. 호주 Queensland Cancer Registry(QCR) 자료에서는 예후가 좋은 갑상선뿐 아니라 advanced-stage인 TNM staging III/IV에서 발생률 증가를 확인하였다. 또한 비만과 같은 생활습관 요인이 실제로 갑상선암 증가에 기여했을 수 있다는 보고도 있다. 이러한 점으로 미루어 볼 때 갑상선암 발생률의 증가가 실제로 있는지에 대한 추가 연구가 필요하다고 할 수 있다.

1-2 사망률

한국에서는 2016년 346명이 갑상선암으로 사망하였으며(남자 104명, 여자 242명), 사망률의 경우 2016년 기준 인구 10만명당 0.3이다(남자 0.2, 여자 0.4). 1999년부터 2003년 사이에는 사망률이 증가하는 양상을 보였으나 2003년에서 2016년까지는 연평균 4.4%의 감소를 나타냈다.

갑상선암의 5년 생존율은 100%로 평가될 만큼 예후가 좋은 암으로 분류된다. 하지만 갑상선암의 조직학적 종류(histologic type), 병기(stage), 종양 크기(tumor size)에 따라 생존율이 다르기 때문에 구분해서 고려해야 한다.

1-3 유병률

2017년 1월 1일까지 생존한 한국인 환자들을 기준으로 37만 9,946명의 갑상선암 환자(남자 6만 5,336명, 여자 31만 4,610명)가 확인되었다. 1999년부터 2016년까지 연령보정 유병률은 인구 10만명당 487.5명(남자 171.0명, 여자 801.9명)으로 높은 질병부담(disease burden)을 지닌다.

2 한국인의 갑상선암 위험요인

수질갑상선암의 경우 20–25% 정도 가족성 수질갑상선암 증후군(familial medullary thyroid cancer syndrome)과 같은 유전적 원인에 의해 발생이 설명되나 그 외 종류에 대해서는 대부분 발병 원인이 분명하지 않다. 역학자들은 갑상선암의 위험요인을 발견하기 위해 노력하고 있으며, 특히 어린 시절의 전리방사선 노출 등이 위험요인으로 제시되고 있다.

2-1 발암기전

갑상선암의 발생에는 여러 인자가 복합적으로 관여한다. 갑상선자극호르몬(thyroid stimulating hormone)은 그러한 인자 중 하나다. 갑상선자극호르몬은 갑상선 세포의 성장을 일으키는 호르몬으로 정상 갑상선 세포뿐 아니라 갑상선암 세포의 성장 역시 자극할 수 있다. 그러므로 갑상선자극호르몬에 영향을 주는 요인은 갑상선암 발생 위험에도 영향을 줄 수 있다.

그 외 갑상선암 발생에는 세포전달 경로 중 하나인 타이로신 키나아제 경로(tyrosine kinase pathway)의 활성화가 중요한 역할을 하는 것으로 알려져 있다. 갑상선 유두암의 경우 B-Raf 단백질의 생성에 관여하는 BRAF 유전자변이가, 여포암의 경우 RAS 유전자변이나 PAX8-PPARγ 유전자 재배열이 타이로신 키나아제 경로를 활성화하여 발암 위험을 높일 수 있는 것으로 알려져 있다.

갑상선암의 발생원인과 메커니즘을 탐구하는 최근의 분자역학 연구는 갑상선자극호르몬이나 BRAF 유전자변이 등에 관심을 가지고 수행되고 있다.

2-2 위험요인 1: 의료방사선 노출

갑상선암의 위험요인으로 가장 잘 알려진 것은 전리방사선(ionizing radiation)이다. 노출된 전리방사선 양에 비례하여 갑상선암의 위험이 증가하는데 이때 방사선의 노출로 발생하는 갑상선암은 95% 이상이 유두암으로 보고되고 있다. 방사선은 DNA 구조를 파괴하면서 RET/PTC 유전자의 이상을 유도하여 갑상선암 발생률을 높인다.

전리방사선 노출과 갑상선암 발생 증가와의 관련성은 체르노빌 사건 및 히로시마와

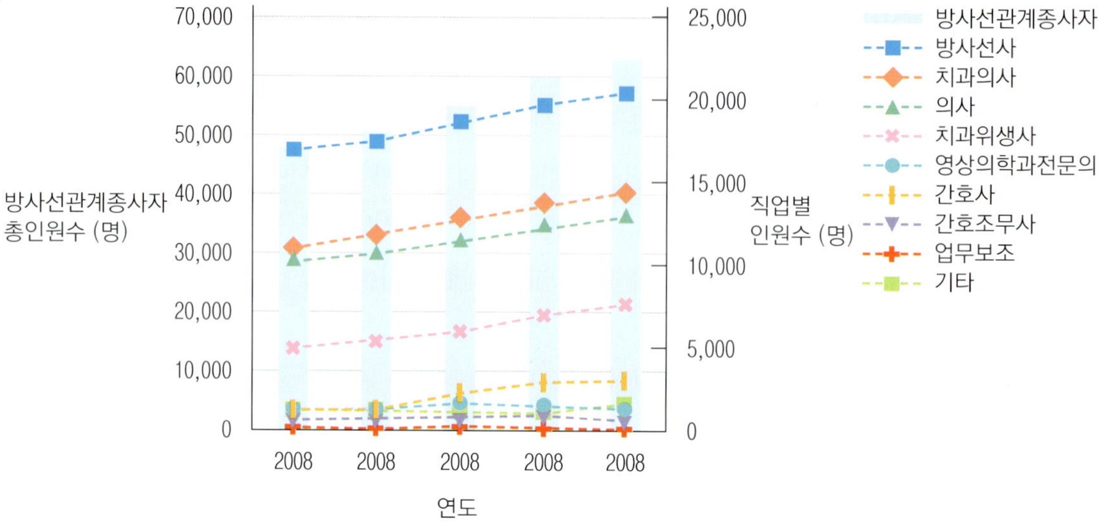

[그림 2] 방사선관계종사자 현황 (식품의약품안전처, 2016)

나가사키 피폭자와 비노출자를 대상으로 한 역학연구에서 밝혀졌다. 이 연구들에서는 한 번의 사건으로 전리방사선에 노출되더라도 갑상선암 발생 위험이 증가하는 것으로 나타났다. 이러한 위험은 노출시기가 어릴수록 컸고, 노출 후 15–19년 지났을 때 가장 높았으며, 노출 이후 40년 이상이 지났을 때도 비노출자에 비해 높았다.

전리방사선 노출경로 중에는 의료방사선 노출이 가장 큰 문제로, 머리나 목 부위에 치료적 목적의 전리방사선에 노출될 경우 갑상선암 위험이 증가할 수 있다. 특히 성인기 이전 노출의 경우 최대 20Gy까지 노출된 전리방사선 양에 비례하여 갑상선암 위험이 증가하는 것으로 보고되고 있다. 이 경우에도 어린 나이에 노출될수록 갑상선암 위험이 증가하였다.

진단적 목적을 위한 전리방사선 노출에 의해서도 갑상선암 위험이 증가할 수 있다. 최근 연구에서 CT나 치과 X-선을 통한 방사선 노출 후 갑상선암 위험이 증가했다는 결과가 보고되었다. 진단용 의료방사선 노출과 갑상선암 발생의 연관성에 대한 또 다른 체계적 문헌고찰 및 메타분석 결과상 관련성이 보고된 바 있으며(오즈비 1.52, 95% CI 1.13–2.04), 9만 3,922명의 한국인 의료방사선 노출자와 일반인구집단을 비교한 연구에서도 의료방사선 노출자에서(Standardized Incidence Ratio, SIR 1.72, 95% CI 1.53–1.91) 일반인구(SIR 1.18, 95% CI 1.08–1.28)에 비해 갑상선암 발생률이 높은 것으로 확인되었으나 양반응 관계는 관찰되지 않았다 .

한편 한국의 국민 100만명당 CT보유대수는 2016년 기준 37.8대로 OCED 평균인 26.8대보다 많으며 CT촬영건수, 방사선 관계종사자의 수 역시 급속히 증가하고 있다 [그림 2]. 특히 한국의 경우 의료적 목적의 방사선 기구 이용 외 건강검진 목적의 방사선 진단기구 이용이 외국에 비해 많기 때문에 의료방사선 노출로 인한 위해 가능성에 대한 인식을 높이고 위해-효과 분석, 저선량 기기 사용 가능성 등에 대한 고려가 필요하다.

2-3 위험요인 2: 비만과 체중 변화

2009 - 2012년 보험공단의 건강검진 결과를 기반으로 한 the Korean National Health Insurance Service(NHIS) 자료에서 1,132만 3,006명을 분석한 결과, 체질량지수가 높을수록 갑상선암의 위험도가 증가했고, baseline에서 체질량지수가 25 미만이었다가 25 이상으로 증가된 그룹이 체중을 유지한 경우보다 갑상선암 위험도가 높은 것으로 나타났다 (남자의 위험비 HR 1.10, 95% CI 1.04 - 1.17; 여자의 위험비 HR 1.17, 95% CI 1.13 - 1.22). 비만과 체중 변화에 대한 갑상선암의 연관성은 다른 연구를 근거로 뒷받침되고 있다. 이러한 위험 증가의 메커니즘은 분명하지 않으나 과체중 및 비만으로 인한 호르몬 교란 등과 관련이 있는 것으로 생각된다.

한국의 경우 비만 유병률, 비만 인지율이 점차 증가하고 있으며 이와 관련된 외식률, 아침식사 결식률 역시 점차 높아지고 있어 건강한 생활습관을 통한 체중조절의 필요성이 커지고 있다.

2-4 위험요인 3: 가족력

부모와 형제자매 중 갑상선암 가족력이 있을 경우, 가족력이 없을 경우에 비해 갑상선암 발생 위험이 높은 것으로 보고되고 있다. 몇몇 가족성 질환이나 증후군에서 갑상선암 발생 위험이 증가할 수 있는데, 가족성수질암 증후군의 경우 RET 유전자변이와 갑상선수질암 위험이 증가한다. 상염색체 우성 유전질환인 가족성 대장용종증에서도 갑상선암 발생 위험이 증가한다. 그 외 카우덴병(Cowden's disease) 등 여러 유전질환에서도 갑상선암 발생 위험이 증가하는 것으로 알려져 있다.

2-5 기타 위험요인

갑상선암은 여성에서 남성보다 많이 발생한다. 일관되지는 않지만, 첫 출산 당시 나이가 많거나 폐경나이가 많거나 경구피임약을 복용하지 않을 경우에 갑상선암 발생 위험이 증가할 수 있다고 보고되고 있다. 이러한 결과는 에스트로겐 등 여성호르몬이 갑상선암 발생에 작용할 수 있는 가능성을 시사한다.

아직 식이요인과 갑상선암 발생 사이 관련성은 명확히 밝혀지지 않았으나 요오드 결핍에 따라 장기간 갑상선자극호르몬이 자극될 경우 갑상선암, 특히 여포암 발생이 증가할 수 있다는 보고가 있다. 하지만 한국과 같이 요오드 결핍이 아닌 지역에서는 요오드 섭취와 갑상선암 사이의 관련성이 관찰되지 않는다. 그 외 고칼로리 식이는 비만을 일으켜 갑상선암 발생 위험을 증가시킬 수 있다 .

아직 증거가 충분하지는 않지만, 가구나 건축자재에 난연제(flame retardent)로 많이 쓰이는 폴리브롬화 다이페닐 에테르(polybrominated diphenyl ether)와 같은 환경유해인자 노출이 갑상선암 발생 위험을 증가시킬 수 있다는 보고도 있다.

3 예방 전략

3-1 1차 예방

갑상선암을 예방하기 위해서는 우선 알려진 위험요인을 피해야 한다. 어릴 때에는 필요한 경우가 아니라면 두경부에 전리방사선을 쬐지 않도록 하여야 한다. 다만 악성종양 치료 등의 이유로 전리방사선을 주사해야 할 경우, 주기적으로 갑상선암 발생을 추적할 것을 고려할 수 있다. 비만 역시 갑상선암의 위험요소이므로 적절한 식이와 운동을 통해 체중을 유지할 필요가 있다. 갑상선암의 가족력이 있을 경우에는 갑상선암에 걸리지 않도록 더욱 주의해야 한다. 특히 갑상선수질암 가족력이 있을 경우, 가족 구성원 모두가 RET 유전자변이 여부를 확인하고 결과에 따라 적절한 처치를 받을 필요가 있다. 기존 갑상선 질환이 있는 경우, 여성호르몬 관련 고위험군 역시 더욱 주의하고 의료진과 적절한 추적에 대해 상의해야 한다.

환경유해인자와 관련해서는 아직 증거가 충분하지 않으나 사전예방의 원칙에 따라 생활용품에 사용되는 물질들에 관심을 가지고 발암성, 내분비계 교란과 관련하여 문제가 있는 물질을 피할 필요가 있다.

3-2 2차 예방

성인기 이전 머리나 목에 전리방사선 조사를 받았거나 갑상선암 가족력이 있는 등의 고위험군에서는 의료진의 의학적 판단에 따라 검진을 수행할 필요가 있다. 다만 증상이 없는 성인이나 어린이를 대상으로 임상 촉진, 초음파 검사 등 일상적인 갑상선암 검진을 수행하는 것은 권장되지 않는다.

08 전립선암

전립선암(prostate cancer)은 미국 남성에서 가장 일반적으로 진단되는 암이며 한국에서도 발생률이 점차 높아지고 있는 암종이다. 그동안 전립선암에 대한 많은 연구가 시행되어왔으나 나이, 아프리카계 인종, 전립선암의 가족력을 제외하고는 그 원인에 대해 결정적으로 알려진 것이 거의 없다. 남성호르몬의 영향, 식이습관(특히 식생활의 서구화로 인한 지방 섭취 증가) 등이 관련 있는 것으로 생각된다. 그 외에 전립선의 감염성 질환, 성관계 횟수, 사회경제적 상태 등도 영향을 미치는 요인으로 종종 거론되나 어느 것도 뚜렷한 증거는 없다. 한국의 경우 과거에는 전이가 나타난 뒤에야 병원을 찾는 환자가 많았지만, 근래에는 전립선암에 대한 관심 확산과 암검진의 보편화, 혈중(혈청) 전립선특이항원(Prostate-Specific Antigen, PSA) 측정 검사와 경직장초음파검사 및 생검 등 진단기술의 발전에 따라 조기에 발견되는 환자가 많아졌다. 이번 절에서는 전립선암의 역학적 특성, 위험요인, 예방 등에 대해 알아본다.

1 역학적 특징

1-1 발생률

2018년에 발표된 중앙암등록본부 자료에 의하면 2016년에 한국에서는 22만 9,180건의 암이 새로이 발생했다. 그중 전립선암(C61)은 1만 1,800건, 전체 암 발생의 5.1%로 7위를 차지하였고 남성에게 발생하는 암 중에서는 4위를 차지하였다. 1999-2016년에 전립선암의 연령표준화 발생률은 지속적으로 증가하는 추세를 보였다.

OECD 국가들의 경우 남자에서 대표적으로 많이 발생하는 3대 암종으로 전립선암, 대장암, 폐암이 보고되고 있다. 이러한 점을 감안할 때 생활양식이 점차 서구화되고 있는 한국의 경우에도 전립선암의 증가가 지속될 것으로 예상된다.

1-2 사망률

2018년 통계청 사망원인통계 자료에 의하면 2018년의 전립선암 사망자 수는 1,995명, 사망률은 남녀 전체 인구 10만명당 3.9명, 남자 인구 10만명당 7.8명으로 나타났다. 전립선암 사망률은 2008년 남녀 전체 인구 10만명당 2.4명, 2016년 남녀 전체 인구 10만명당 3.4명으로 지난 10년간 꾸준히 증가하였다.

1-3 유병률

전국단위 암 발생 통계를 산출하기 시작한 1999년부터 2016년까지 암 유병자 수를 살펴보면 전체 암 유병자 173만 9,951명 중 전립선암 유병자는 7만 7,635명으로, 남녀 전체에서는 4.5%의 분율을 나타내고 남자에서는 10.2%의 분율을 나타냈다. 전립선암 유병분율은 남녀 전체에서는 갑상선, 위, 대장, 유방에 이어 5위를 차지하였고, 남자에서는 위, 대장에 이어 3위를 차지하였다.

2016년 5년 암 유병자 수를 살펴보면 전체 암 유병자 82만 3,071명 중 전립선암 유병자는 4만 5,215명으로, 5.5%의 분율을 나타냈다. 전립선암 5년 유병분율은 남녀 전체에서는 갑상선, 위, 대장, 유방, 폐에 이어 6위를 차지하였고, 남자에서는 위, 대장에 이어 3위를 차지하였다.

전립선암 유병자 7만 7,635명 중 진단 후 경과 기간별 유병자 수는 1년 이하가 14.8%, 1년 초과 2년 이하가 12.3%, 2년 초과 5년 이하가 31.2%, 5년 초과가 41.8%로 나타났다.

1-4 생존율

전립선암의 2012-2016년 5년 상대생존율(relative survival rate)은 93.9%로, 1993-1995년의 55.9%, 2001-2005년의 80.4%에서 꾸준히 증가하는 양상을 보였다. 2012-2016년 기준 전립선암의 5년 상대생존율 93.9%는 갑상선암을 제외한 모든 암의 5년 생존율인 64.4%보다 높다.

전립선암의 2012-2016년 요약병기별 5년 관찰생존율(observed survival rate)은 국한(localized) 87.1%, 국소(regional) 83.7%, 원격(distant) 35.6%, 모름(unknown) 69.9%로

보고되었다. 또한 5년 상대생존율은 국한(localized) 102.2%, 국소(regional) 97.5%, 원격(distant) 43.7%, 모름(unknown) 88.8%로 보고되었다.

2 위험요인

2-1 나이

전립선암에서 나이는 가장 중요한 위험요인이다. 전립선암은 나이에 비례하여 증가한다. 40세 이하에서는 드물게 발생하다가 50세 이상에서 급격히 늘어나고, 특히 60세 이후 노인에게 많이 발생한다. 2011년 한국에서 발생한 전립선암 환자의 연령대를 보면 70대가 41.9%로 가장 많고 60대가 36.4%, 80대 이상이 10.9% 순이다. 80대 이상의 비율이 낮은 것은 한국 남성의 평균수명이 76세로 80세 이상 환자 수가 적기 때문이다.

2-2 인종

전립선암의 발생률과 사망률은 인종에 따라 차이가 크다는 점이 다수의 연구에서 밝혀졌다. 전립선암 발생률은 동양인이 가장 낮고 미국, 캐나다, 스칸디나비아 등에서 가장 높으며, 미국의 흑인은 백인보다 전립선암 발생률이 30%쯤 높다. 일반적으로 흑인은 진단 당시 암의 진행 정도가 비슷했던 백인보다 생존율이 낮으며, 흑인의 전립선암 5년 생존율은 62%, 백인은 72%로 보고되고 있다.

또 한 가지 흥미로운 사실은 미국에 거주하는 일본인의 전립선암 발생률이 미국의 백인들보다는 낮으나 일본 본토인보다는 훨씬 높다는 조사 결과다. 이는 생활환경이 전립선암 발생의 주요 원인 중 하나임을 보여준다.

2-3 호르몬

전립선은 남성호르몬의 영향을 많이 받는 장기다. 체내의 남성호르몬 농도가 전립선암 발생에 어떤 영향을 미치는지는 아직 명확히 밝혀지지 않았으나, 안드로겐(androgen)은 전립선의 성숙에 영향을 미치고 전립선암의 발달과 진행에 기여하는 것으로 여겨진다. 남성호르몬의 대부분을 만들어내는 곳인 고환을 제거하면 전립선암이 생기지 않으며, 전립선암 환자라도 수술이나 약물로 고환을 제거하거나 그 기능을 없애면 암이 퇴화한다고 알려져 있다.

미국 국립암연구소(NCI)에서 실시한 7년간의 전립선암 예방연구 결과에 따르면, 남성호르몬 억제제를 복용한 남성에게서 24.8%의 전립선암 유병률 감소 효과가 나타났다. 그러나 18개 코호트 연구를 종합한 메타분석에서는 혈중 남성호르몬 농도와 전립선암 발생 간에 별다른 관련이 없는 것으로 나타났다.

2-4 가족력

전립선암 환자 중 가족력이 있는 사람은 9% 정도로 알려져 있다. 통계에 따르면 형제 중에 전립선암 환자가 있으면 발병 확률이 3배 정도 높아지고, 일란성 쌍둥이의 경우에는 한쪽이 전립선암이면 다른 쪽도 발병할 확률이 4배 이상이라고 한다. 또 전립선암의 가족력이 있는 집안은 그렇지 않은 집안에 비해 발병 가능성이 8배 정도 높게 나타났다.

그러나 가족력이 있거나 없는 남성의 전립선암의 공격성(aggressiveness)이 차이가 있는지 여부는 불확실하다. 유전적 요인은 쌍둥이의 일치성 중 42%를 설명할 수 있지만, 비유전적 요인(예: 환경요인) 또한 전립선암의 발생 위험에 상당한 영향을 미치는 것으로 보인다.

전립선암과 관련된 유전인자는 상염색체 우성유전을 하며, 비교적 이른 시기의 암 발생을 촉진한다. 이 유전자의 빈도는 0.003%(10만분의 3) 정도인데, 유전에 의한 환자는 전체 전립선암 환자의 9% 정도이지만 55세 미만에, 즉 상대적으로 이른 나이에 발생하는 전립선암 중에서는 유전적 요인이 약 45% 정도로 많은 부분을 차지한다. 관련 유전인자가 성염색체가 아닌 상염색체에 존재하는 만큼 부계의 가족력뿐 아니라 모계의 가족력도 중요한 것으로 알려져 있다.

유전성 전립선암은 흔히 60세가 되기 전에, 특히 55세 이전에 발생한다. 이는 일반적인 전립선암에 비해 7년 이상 이른 것이다. 그러나 임상적 양상은 일반적인 전립선암과 크게 다르지 않다.

2-5 인슐린, 혈당, 제2형 당뇨병

제2형 당뇨병(Type 2 Diabetes Mellitus) 환자는 초기에 고혈당증 및 고인슐린혈증을 가지고 있으며, 수십 년에 걸친 췌장 베타 세포의 소진으로 인슐린(insulin) 농도가 감소하고 있다. 고인슐린혈증은 성장인자 촉진을 통해 전립선암의 위험을 증가시킬 것으로 예측되었다. 그러나 혈중 인슐린, 포도당 농도, 인슐린 저항성과 전립선암의 위험에 대한 연구는 일관되지 않은 결과를 보여준다. 가설과 반대로 일부 연구에서는 당뇨병 환자들 사이에서 전립선암 위험이 30–70% 감소한 것으로 나타났다. 그러나 다른 전향적 연구 또는 환자-대조군 연구에서는 이러한 음의 연관성에 대한 명확한 증거가 발견되지 않았다. 한편 또 다른 전향적 연구에서는 당뇨와 전립선암 사이에 양의 연관성이 관찰되었다. 중증 2형 당뇨병을 가진 남성은 안드로겐(androgen) 수준이 낮아지고, 이로 인해 라이디히 세포(Leydig cell)에 고혈당증과 관련된 해로운 영향을 줄 수 있다. 따라서 일부 연구에서의 전립선암과의 연관성 결여 및 전립선암 위험의 감소는 성장인자 촉진과 관련한 고인슐린혈증 또는 고혈당증의 유해한 작용과 안드로겐 감소의 유익한 작용 사이의 균형 혹은 불균형을 반영한 것으로 보인다.

당뇨병 진단 이후 시간이 지남에 따라 전립선암의 위험이 감소할 수 있다. 당뇨병이 악화되어 인슐린이 감소하게 되면 안드로겐 수치 이상(감소)이 증가할 수 있기 때문이다. 현재 전세계적으로 제2형 당뇨병과 당뇨병 전단계의 유병률이 높아짐에 따라 혈중 인슐린, 포도당, 당뇨병, 그리고 전립선암과 관련된 연구 결과가 일관성을 보여주고 있지는 않지만, 전립선암 발생에 있어 고인슐린혈증과 고혈당증의 정확한 역할을 확인하기 위한 추가적 연구가 필요할 것으로 보인다.

2-6 비만

외국의 전향적 연구들은 체질량지수 또는 체중과 전립선암에 대해 상충되는 결과를 보고하고 있다. 한 연구에서는 정상 체질량지수에 비해 매우 높은 체질량지수($\geq 35kg/m^2$)에서 전립선암 사망 위험이 34% 더 높게 보고되었다. 그러나 다른 전향적 연구 결과에서는 체질량지수와 전립선암 위험의 양의 연관성을 지방량이 아닌 근육량에 의한 것으로 보고하였는데, 이는 근육이 안드로겐에 의해 영향을 받기 때문이다. 지방량이 아닌 제지방체중(lean body mass)의 표지자로서의 체질량지수는 스웨덴 건설노동자들을 대상으로 한 후향적 코호트 연구 결과 체질량지수와 전립선암 사이에 통계적으로 유의한 양의 연관성을 설명할 수 있다. 이 코호트 연구에 따르면 제지방체중은 전립선암 위험과 양의 연관성을 나타내었으나, 또 다른 코호트 결과는 반대의 결과를 보고하였다.

미국 Health Professionals Follow-Up Study(HPFS)에 따르면, 성인기의 비만은 전립선암의 위험이나 치명적인 원격 전이와 관련이 없는 것으로 나타났다. 그러나 더 젊은 연령대의 남성(< 60세)과 전립선암 가족력이 있는 사람의 경우, 비만은 전립선암과 음의 관련성을 나타냈다. 남성에서 과체중이나 비만은 인슐린과 포도당 조절 및 섹스 스테로이드의 균형 등 여러 가지 생리적 시스템을 교란한다. 이러한 생리적 교란의 일부는 전립선암의 위험을 증가시키거나(예: 순환 인슐린과 포도당 증가) 위험을 감소시키는 것(예: 안드로겐 대비 에스트로겐 증가)으로 나타날 수 있다. 따라서 체질량지수와 전립선암에 대한 상충되는 연구 결과는 높은 체질량지수와 지방량 및 제지방량이 호르몬 시스템과 암의 진행에 미치는 가변적 효과에 기인한 것으로 생각된다. 한편, 비만이 전립선암 발생률 및 사망률에 미치는 결과는 다를 수 있다. 사망률은 암의 병인뿐 아니라 암의 진행, 생존, 늦은 발견 등을 아우르는 지표이기 때문이다.

한국의 연구에서는 비만할수록 전립선암 발생 위험이 증가하는 양상을 보이는 것으로 나타났다. 따라서 연구 결과들에 일관성이 없다 해도, 비만하면 높은 병기의 전립선암이 증가한다는 증거가 일단 나온 만큼, 적정 체중을 유지하는 것이 전립선암 예방에 좋을 것으로 생각된다.

2-7 음식

식생활이 전립선암에 미치는 영향은 아직 확실히 밝혀지지 않았다. 현실적으로 식이와 연관된 연구를 진행하는 것은 쉽지 않다. 개인이 장기간 섭취한 음식의 양을 정량화하기가 어렵고 과거의 식생활을 확인하는 조사가 정확할 수 없으므로 원인이 된 음식이나 식습관을 밝히는 일이 매우 힘들기 때문이다. 또한 혈중 영양소의 개인차가 매우 다양하고, 식생활 습관도 변하기 때문이다.

1) 지방 섭취

지난 수십 년간 지방, 특히 동물성 지방은 주로 생태학적 연구 및 환자-대조군 연구 결과에 근거하여 전립선암의 수정 가능한 위험요인으로 간주되어왔다. 생태학적 연구에 따르면 1인당 지방 소비는 전세계적으로 전립선암 발생률 및 사망률과 밀접한 상관관계가 있으며, 식이지방 섭취는 전립선암의 발생 또는 진행에 영향을 줄 수 있음을 시사하였다. 이러한 관련성은 이후 여러 환자-대조군 연구에 의해 뒷받침되었으나 코호트 연구 결과는 여러 상반된 결과를 보여주었다. 일부 코호트 연구에서는 전립선암과의 연관성이 관찰되지 않았지만, 다른 연구에서는 총지방량과 동물성지방이 양의 연관성을 보여주었다. 일부 연구에 의하면 지방 섭취와 진행된 전립선암(예: extra-prostatic extension, 전이, 사망)은 1.6-2.9 정도의 오즈비를 보여주었는데, 이는 지방 섭취가 발암 과정의 후기에 영향을 미칠 가능성을 뒷받침한다.

지방 섭취와 전립선암의 관련성을 뒷받침할 만한 생물학적 기전이 확실하게 밝혀지지는 않았지만, 안드로겐 레벨, 리간드-수용체 결합 및 활성, 성장인자 등의 역할이 연구되고 있다. 한편, 지방 및 동물성 지방은 그 자체가 원인이 아니고 붉은색 육류, 가공육, 유제품 섭취 등의 고지방 섭취에 기여하는 특정 식품에서 기인할 가능성이 있다.

2) 토마토와 라이코펜

라이코펜(lycopene)은 토마토, 수박 등에 들어 있는 빨간 색소로, 강력한 항산화(세포의 산화를 억제하는 것) 작용을 함으로써 암이 발생할 가능성을 줄인다고 알려져 있다. 장기 추적연구를 포함한 대규모 코호트 연구에 따르면, 토마토 이용 식품과 라이코펜의 섭취량이 많을수록 장기 국한 및 전이암을 포함한 전립선암 위험이 낮아졌다. 하루에 토마토소스를 2회 이상 섭취한 남성은 전립선암 위험이 2% 낮았다. 이러한 효과가 라이코펜 자체의 효과인지 아니면 토마토의 다른 생리활성 물질 때문인지, 혹은 아직 알려지지 않은 식이 및 생활패턴 때문인지는 추가 연구가 필요하다.

3) 대두와 식물성 에스트로겐

일반적인 대두 식물성 에스트로겐은 이소플라본 제니스테인(isoflavones genistein) 및 다이드제인(daidzein)을 포함하며, 이는 안드로겐-의존 및 비의존 세포주의 성장을 모두 억제하는 것으로 알려져 있다. 아시아 국가에서의 대두 제품에 대한 높은 소비가 이들 국가에서의 전립선암 발생이 낮은 이유 중 하나로 설명되기도 하지만, 서구 남성과 아시아 남성은 대두 섭취 차이 이외에도 많은 요인이 다를 것으로 생각된다. 식물성 에스트로겐 및 콩 제품과 전립선암의 관련성을 조사한 역학연구는 별로 많지 않다. 대두 섭취의 개인 간 큰 변동성과 대두 섭취와 관련된 다른 요인들을 보정한 추가 연구가 필요할 것으로 생각된다.

4) 차(tea)

녹차는 테스토스테론 매개 상향 조절(testosterone-mediated upregulation)에 의한 오르니틴 탈카복실화효소(ornithine decarboxylase)에 의해 유도된 전립선 암세포의 성장을 억제할 수 있는 폴리페놀을 함유하고 있다. 홍차 폴리페놀은 IGF-1-induced Akt 시그널 전달 경로에 대한 영향을 통해 전립선암 세포의 성장을 억제할 수 있다. 녹차나 홍차의 전립선암 관련 효과는 전향적 코호트 연구, 후향적 코호트 연구, 일반인구집단 기반 환자-대조군 연구에서 일관된 결과가 보고되고 있지 않다.

2-8 직업 및 환경 노출

농부, 특히 농약에 노출이 많은 농부들은 전립선암의 위험이 높은 것으로 알려져 있다. 전향적 연구에 따르면, 전자기장에 노출되는 전력회사 근로자는 전립선암 사망 위험이 높은 것으로 보고되었다. 이들 연구의 대부분은 직업명을 바탕으로 하고 있으며, 개별 근로자의 특정 물질 노출을 정량화하지는 않고 있다.

3 예방 전략

3-1 1차 예방

1) 일반적 1차 예방

암의 일반적인 예방법, 특히 적정 체중 유지, 식생활 관리 등을 통해 전립선암 발생 가능성을 줄일 수 있다. 다양한 식품을 통한 미세영양소(micronutrient) 섭취는 이들이 항산화제 역할을 함으로써 암 예방에 기여하는 것으로 알려져 있다. 또한 동물성 지방은 전립선암 발병에 중요한 역할을 하는 것으로 생각된다. 정리하자면, 동물성 지방이 많은 육류를 적게 먹고 섬유질이 많은 음식, 신선한 과일과 야채, 콩류 등을 적절히 섭취하는 것이 전립선암의 예방에 도움이 된다고 할 수 있다.

또한 직업 관련 유해물질에 대한 노출을 최소화할 필요가 있다. 전립선암은 농약, 코크스, 유기용제, 방사성물질, 금속성 먼지 등 유해물질에 상시로 노출되는 직업, 신체활동이 적은 직업, 전신에 진동이 전달되는 직업 등에 종사하는 근로자에게서 발생이 증가하는 경향이 있기 때문이다. 작업장의 보건·안전수칙을 철저히 지키고 유해물질에 노출되는 것을 최소화하기 위한 노력이 필요하다.

2) 화학예방

전립선암의 화학예방(chemoprevention) 연구가 활발히 진행되고 있다. 미국 국립암연구소(NCI)는 전립선암의 화학예방제를 평가하기 위해 2개의 대규모 무작위 임상시험에 연구비를 지원하였다. The Prostate Cancer Prevention Study는 7년간 매일 피나스테리드(finasteride) 일정량(5mg/day)을 투여하여 전립선암 발생 위험이 감소되는지 여부를 시험하였다. 5α-reductase type II 효소를 억제하는 약물인 피나스테리드는 양성 전립선 비대증 관련 하부요로증상을 감소시키기 위해 널리 처방되고 있다. 이 연구에는 55세 이상이며 PSA 농도가 3ng/mL 이하인 건강한 남성 1만 8,882명이 참여하였다. 전립선암 기간유병률은 피나스테리드군에서 위약군에 비해 24.8% 감소하였다. 그러나 높은 grade(Gleason sum $\geq$ 7)의 전립전암 비율은 위약군보다 피나스테리드군에서 더 높았다. 피나스테리드를 전립선암 예방약제로 사용하기 위해서는 좀 더 많은 근거의 축적이 필요할 것으로 보인다.

SELECT는 셀레늄 또는 비타민 E 보충제의 섭취가 전립선암의 위험을 감소시키는지를 연구한 무작위 이중맹검 위약대조 실험연구이다. 이 2가지 보충제는 Clark Selenium Trial과 ATBC Trial에서 보인 전립선암 발생 감소 결과를 근거로 선택되었다. 3만 5,533명의 남성이 참여한 이 연구에서 1,000인년당 전립선암 위험의 절대 증가치는 비타민 E의 경우 1.6, 셀레늄의 경우 0.8, 비타민 E와 셀레늄 조합의 경우 0.4로 나타났다. 결과적으로 비타민 E 보충제는 오히려 전립선암 발생 위험을 높이는 것으로 나타났다.

3-2 2차 예방

조기검진을 통해 전립선암으로 인한 사망을 줄일 수 있다는 증거는 아직 확립되어 있지 않으나, 남은 수명이 10년 이상으로 예상되는 50세 이상 남자들에게는 매년 혈중 PSA측정검사와 직장수지검사를 받을 것을 권고하고 있다. 다만, 75세 이상이면서 아무 증상이 없는 사람에게는 정기적인 검진을 권하지 않는다.

수검 대상자는 사전에 의사에게서 조기검진의 이점(암을 조기에 발견하여 그로 인한 사망을 예방)과 위험성(위양성 판정으로 인한 불필요한 조직검사 실시와 그에 따를 수 있는 합병증 등)에 대해 충분히 설명을 들은 뒤, 본인의 선호 및 전립선암 발생 위험도를 고려하여 수검 여부를 결정하는 것이 좋다.

09 췌장암

1 해부학적 특징

췌장은 위장 뒤쪽에 위치한 길이 15cm 내외의 긴 내분비기관으로, 머리는 십이지장과 연결되어 있다. 췌장은 크게 머리, 몸통, 꼬리의 3개 부분으로 나눌 수 있는데, 십이지장과 연결된 췌장의 가장 오른쪽 부분을 머리라고 부르며, 비장과 인접한 가느다란 부분을 꼬리, 그 가운데 부분을 몸통이라 부른다. 췌장암(pancreatic cancer)은 췌장의 어느 부분에 위치하는가에 따라서 증상이 달라질 수 있다.

기능에 따라서 췌장을 크게 내분비 영역과 외분비 췌장의 2가지로 나눌 수 있다. 내분비 영역은 랑게르한스섬(islets of Langerhans)으로 구성되어 있으며, 전체 췌장의 약 1–2%를 차지하고 있다. 반면에 외분비 영역은 샘꽈리(acinar) 세포로 구성되어 여러 소화효소를 분비하며, 이러한 소화효소들은 췌관에 합류하는 작은 관을 통해 분비된다.

췌장암의 85–90%는 췌관의 외분비 영역의 관상피세포에서 발생한 선암(Pancreatic Ductal AdenoCarcinoma, PDAC)이다. 따라서 췌장암은 대부분 췌장관 선암종(PDAC)을 일컫는다. 그러나 실제로 췌장암은 신경내분비종양(NET) 및 샘꽈리세포암종(acinar cell carcinoma)과 같은 다양한 임상병리학적 특성을 포함하고 있다.

2 역학적 특징

2-1 발생률

'GLOBOCAN 2018'에 따르면 췌장암은 전세계에서 모든 암종 중 열세 번째로 가장 흔하게 발생하는 암종으로, 전체 암 발생의 2.5%를 차지하며 매년 45만 8,918명이 발생하고 있다. 헝가리의 경우 세계표준인구로 표준화한 연령표준화 발생률이 인구 10만명당 10.8명으로 연령표준화 발생률이 가장 낮은 기니(0.35명/10만명)보다 약 30배 정도 높게 나타나 큰 차이를 보인다. 남녀별 발생비율은 각 국가별로 차이를 보이나 대체로 남성(5.5명/10만명)이 여성(4.0명/10만명)에 비해 발생률이 높은 편이다.

한국의 2016년 중앙암등록본부 암등록통계에 따르면 췌장암은 전체 암종 중 아홉 번째로 가장 흔한 암으로 2016년 6,655명이 새롭게 췌장암으로 진단받았으며, 이는 전체 암종 중 약 2.9%에 해당된다. 조발생률은 10만명당 13.0명이며, 2000년 주민등록연앙인구로 표준화한 연령표준화 발생률은 10만명당 7.2명이다. 성별에 따른 췌장암의 연령표준화 발생률은 남성(8.3명/10만명)이 여성(6.1명/10만명)보다 높다. 췌장암의 발생률 추세를 살펴봤을 때, 남녀 모두에서 증가하고 있으나 여성(연간%변화율: 2%)이 남성(연간%변화율: 0.5%)보다 더 빠르게 증가하고 있다[그림 1]. 연령군별 발생률을 살펴봤을 때 40세 이전 췌장암 발생률은 10만명당 2명 미만으로 매우 낮은 편이나, 연령이 증가함에 따라 발생률 또한 증가하는 양상을 나타낸다[그림 2].

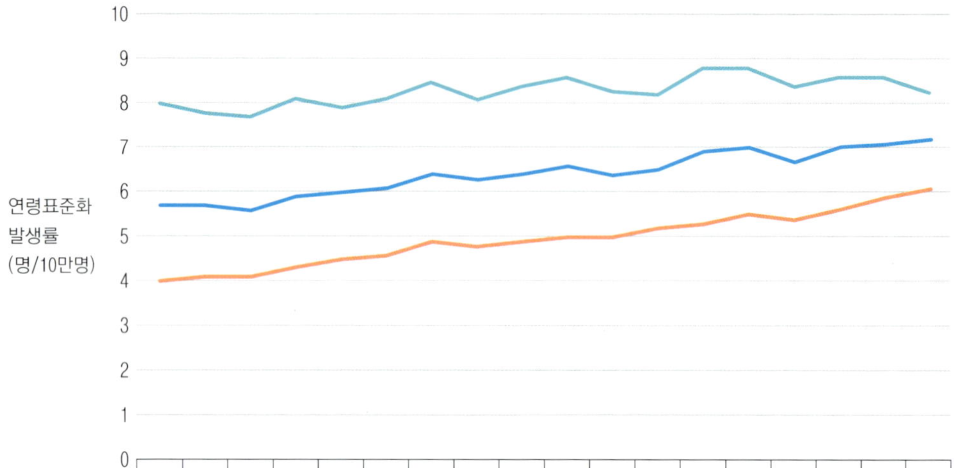

	1999	2000	2001	2002	2003	2004	2005	2006	2007	2008	2009	2010	2011	2012	2013	2014	2015	2016
전체	5.7	5.7	5.6	5.9	6	6.1	6.4	6.3	6.4	6.6	6.4	6.5	6.9	7	6.7	7	7.1	7.2
남자	8	7.8	7.7	8.1	7.9	8.1	8.5	8.1	8.4	8.6	8.3	8.2	8.8	8.8	8.4	8.6	8.6	8.3
여자	4	4.1	4.1	4.3	4.5	4.6	4.9	4.8	4.9	5	5	5.2	5.3	5.5	5.4	5.6	5.9	6.1

[그림 1] 한국 췌장암 연도별 연령표준화 발생률 추이

* 표준인구: 2000년 주민등록연앙인구

출처: 중앙암등록본부, 국가암등록사업 연례보고서(2016년 암등록통계), 2018년.

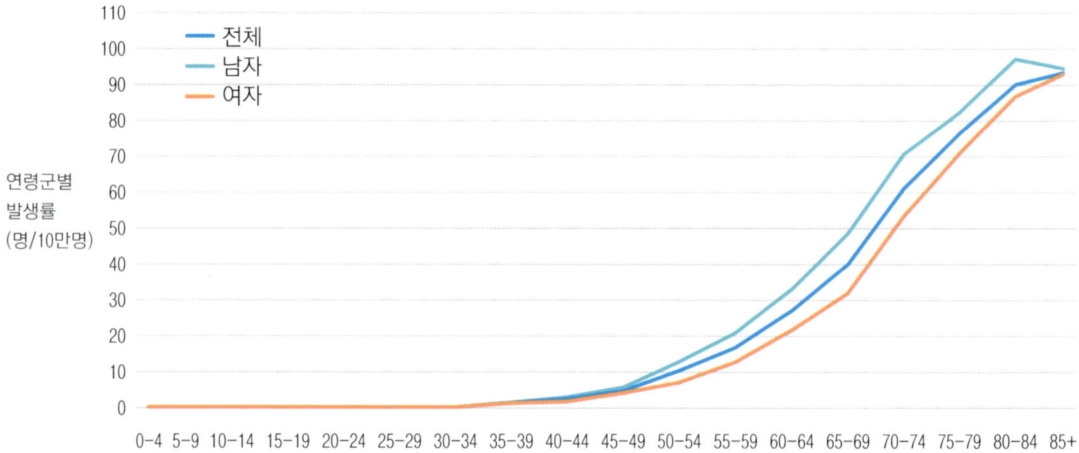

[그림 2] 연령군별 췌장암 발생률

출처: 중앙암등록본부, 국가암등록사업 연례보고서(2016년 암등록통계), 2018년.

2-2 사망률

췌장암은 특별한 초기증상이 거의 나타나지 않으며 효과적인 검진방법이 없어 조기발견이 어렵다. 게다가 췌장이 얇은 피막만으로 덮여 있고 혈관 및 간문맥 등과 밀착되어 있어 전이가 쉽게 일어나는 예후가 매우 나쁜 암종이다. 'GLOBOCAN 2018'에 따르면, 췌장암은 전세계에서 모든 암종 중 일곱 번째로 가장 흔한 사망원인으로 전체 암 사망의 4.5%를 차지하며 매년 43만 2,242명이 췌장암으로 사망하고 있다. 세계표준인구로 표준화한 연령표준화 사망률은 우루과이의 경우 인구 10만명당 9.9명으로 가장 높은 사망률을 보인 반면, 기니는 10만명당 0.32명으로 가장 낮은 사망률을 보여 약 30배 정도의 차이가 나타났다. 약 절반 이상의 사망이 미국과 유럽 등 선진국에서 보고되고 있으며 아프리카, 인도 등에서는 췌장암으로 인한 사망률이 상대적으로 낮은 편이다.

한국의 2017년 통계청 사망원인통계에 따르면, 췌장암은 전체 암종 중 다섯 번째로 가장 흔한 사망원인으로 2017년 5,782명이 췌장암으로 사망하였으며 이는 전체 암 사망자 중 약 7.3%에 해당된다. 조사망률은 10만명당 11.3명이며, 2005년 주민등록연앙인구로 표준화한 연령표준화 발생률은 10만명당 6.9명이다. 성별에 따른 췌장암의 연령표준화 사망률은 남성(8.2명/10만명)이 여성(5.7명/10만명)보다 높다. 췌장암의 사망률 추세를 살펴봤을 때 남녀별로 다른 양상을 보인다. 남성의 경우 2000년 이후부터 췌장암 사망률이 매년 0.6%씩 감소하는 경향을 보이나, 여성의 경우 매년 1.0%씩 증가하는 양상을 보이고 있다[그림 3]. 연령군별 사망률을 살펴봤을 때 췌장암은 40세 이전에는 사망률이 10만명당 1명 미만으로 매우 낮은 편이나, 연령이 증가함에 따라 특히 65세 이후부터는 사망률이 급격히 증가하는 양상을 보인다[그림 4].

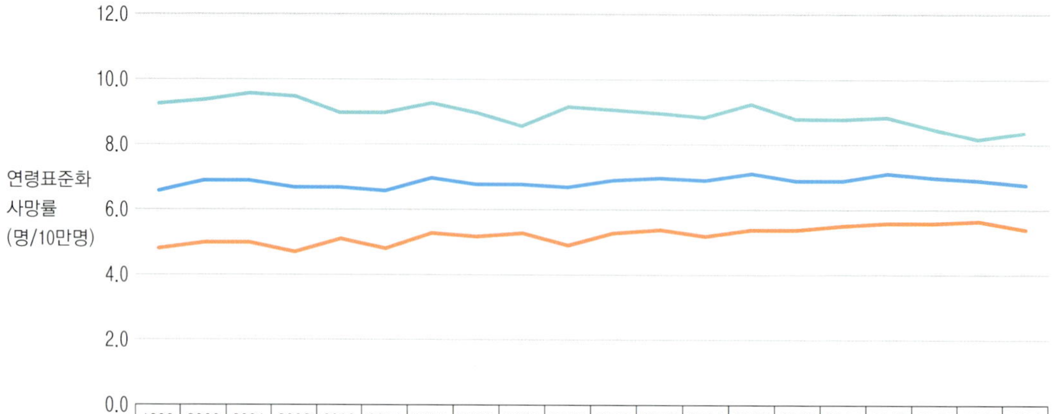

	1999	2000	2001	2002	2003	2004	2005	2006	2007	2008	2009	2010	2011	2012	2013	2014	2015	2016	2017	2018
전체	6.6	6.9	6.9	6.7	6.7	6.6	7.0	6.8	6.8	6.7	6.9	7.0	6.9	7.1	6.9	6.9	7.1	7.0	6.9	6.8
남자	9.3	9.4	9.6	9.5	9.0	9.0	9.3	9.0	8.6	9.2	9.1	9.0	8.9	9.3	8.8	8.8	8.9	8.5	8.2	8.4
여자	4.8	5.0	5.0	4.7	5.1	4.8	5.3	5.2	5.3	4.9	5.3	5.4	5.2	5.4	5.4	5.5	5.6	5.6	5.7	5.4

[그림 3] 한국 췌장암 연도별 연령표준화 사망률 추이

* 표준인구: 2005년 주민등록연앙인구

출처: 통계청, 사망원인통계, 2018년.

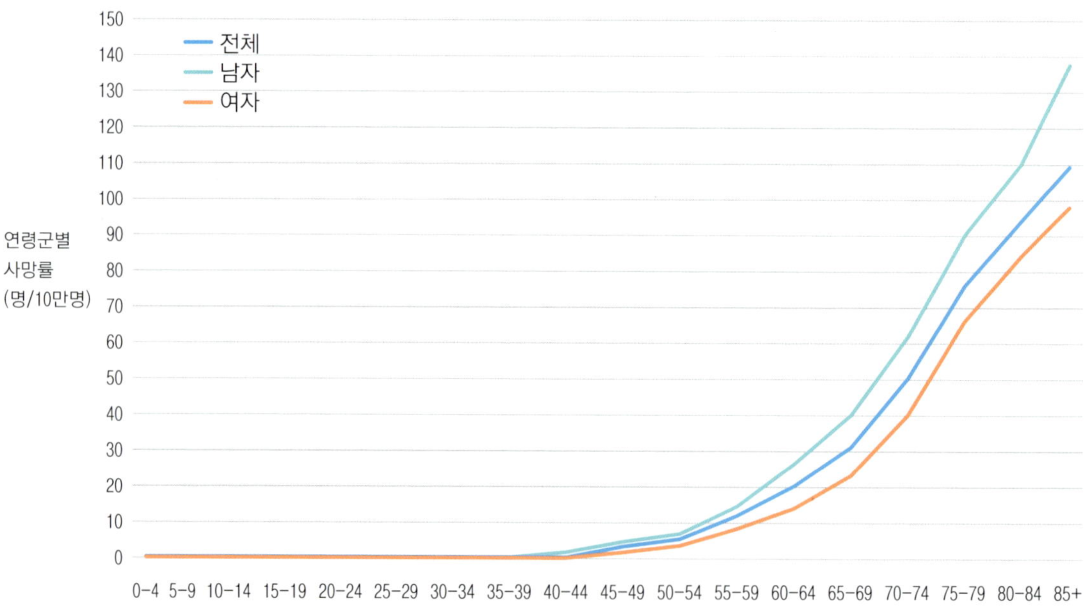

[그림 4] 연령군별 췌장암 사망률

출처: 통계청, 사망원인통계, 2018년.

3 위험요인

3-1 흡연

흡연은 췌장암의 위험요인으로 가장 널리 알려져 있으며, 가장 확실한 위험요인이기도 하다. 비흡연자와 비교하였을 때 과거 흡연자는 췌장암에 걸릴 위험이 1.2배 높고, 현재 흡연자의 경우 췌장암에 걸릴 위험이 2.2배 높은 것으로 보고되고 있다. 전체 췌장암 중 20-25%는 흡연에 기인하는 것으로 추정된다. 흡연은 췌장암의 개시자(initiator)로 작용하기보다는 촉진자(promoter)로 작용하는 것으로 간주된다. 흡연에 노출되는 경우, 구강 및 상기도에서 상피세포와 면역세포가 직접 활성화되어 호중구, 대식세포, T세포 및 수지상세포를 포함한 면역세포를 활성화시키고 여러 가지 염증 전구물질들의 분비를 촉진시키는 것으로 보고되고 있다. 또한 흡연은 선천적인 숙주방어 메커니즘을 손상시키고, 외부 병원체에 대한 반응을 낮추며, 면역반응을 변경시켜서 염증과 섬유화를 유발하는 것으로 알려져 있다. 흡연이 췌장의 염증 및 섬유화에 어떻게 관여하는지에 대해서는 명확하게 알려진 바가 없으나, 흡연은 만성췌장염의 진행을 가속화시키는 것으로 보고되고 있다. 흡연에서 발생하는 발암물질은 암세포와 그 전구체에 직접 작용하여 증식을 촉진하고 세포자멸사를 억제한다. 동시에 흡연에서 나오는 화합물질은 췌장의 성상세포와 면역세포를 활성화하여 종양세포의 미세환경에 영향을 미치며, 췌장의 성상세포 및 면역세포는 암세포와의 상호작용을 통하여 질병 진행을 촉진시킨다.

3-2 비만

세계보건기구(WHO)에서는 비만을 "건강을 해칠 정도로 지방조직에 비정상적인 또는 과도한 지방질이 축적된 상태"로 정의하고 있으며, (비만의 정도는 체지방량으로 진단하는 것이 가장 좋으나 체지방량 자체를 측정하기 어렵기 때문에) 체중을 신장의 제곱으로 나눈 체질량지수를 체지방량에 대한 대리지표로 사용하고 있다. 각 국가별로 체지방량을 이용한 비만의 정의는 다른데, 한국의 경우에는 대한비만학회에서 정의한 25kg/m^2 이상을 비만으로 정의하고 있다. 그러나 서구 국가들에서는 대부분 30kg/m^2 이상을 비만의 기준으로 정의하고 있다. 미국암협회(ACS)의 연구에 따르면, 비만은 췌장암으로 인한 사망 위험의 증가와 관련이 있다. 비만(체질량지수 ≥ 30kg/m² 이상)인 남성과 여성의 췌장암 위험은 정상 체질량지수(체질량지수 < 25kg/m²)를 가진 사람과 비교하였을 때 약 2배 정도 높았으며, 2011년도 영국의 질병부담연구에 따르면 남성 췌장암의 약 12.8%와 여성 췌장암의 11.5%가 과체중 및 비만에 기인한 것이었다. 23개의 전향적 연구 결과에 대하여 체계적 문헌고찰 및 메타분석을 시행하였을 때, 체질량지수가 5만큼 증가할 때마다 췌장암이 발생할 위험이 1.10배 증가하는 것으로 나타났다.

비만이 췌장암의 위험을 어떻게 증가시키는지에 대해 설명하기 위하여 여러 가지 가설이 제안되었다. 그중 한 가지는 비만세포의 증가가 종양의 생성과 촉진에 영향을 미치는 인슐린 및 인슐린성장인자(IGF-1)의 분비를 증가시키는 것과 관련이 있다는 것이다. 또한 비만은 지방조직의 대식세포 침윤으로 유발될 수 있는 저강도의 만성적인 염증을 특징으로 하며, 지방세포의 침윤은 TNF-α, Interleukin-6와 같은 염증마커들을 증가시킨다는 사실도 종종 보고되었다. 비만에 의한 저산소증은 VEGF를 증가시키며, 증가된 VEGF를 비롯한 혈관생성인자들은 종양의 생성 및 성장에 중요한 역할을 한다. 음식 섭취를 통한 발암물질 노출 증가는 비만과 관련된 췌장암의 위험 증가를 설명해주는 가능성 있는 요인이다. 음식물에 함유된 다환족 탄화수소 및 벤조피렌과 같은 발암물질과 돌연변이원은 이들 화합물질의 체내 축적과 밀접한 관련이 있다고 제안되었다. 췌장암은 고온에서 가열한 튀김 및 구운 적색육, 가공육을 포함한 식품의 섭취와 관련이 있는 것으로 추정되고 있다.

3-3 제2형 당뇨병

제2형 당뇨병이 있는 환자가 췌장암에 걸릴 위험은 일반인에 비해 1.82배 높은 것으로 보고되었다. 당뇨병 환자에게서 췌장암의 위험이 높다는 것은 잘 알려진 사실이지만, 당뇨병이 췌장암의 원인인지, 반대로 췌장암으로 인한 췌장의 내분비기능 장애가 당뇨병으로 나타나는 것인지에 대해서는 논쟁의 여지가 있다. 당뇨병이 췌장암으로 인해 나타나는 대사장애의 결과인지, 비만과 같은 공통된 위험요인이 작용한 결과인지, 당뇨병 자체 혹은 당뇨병에 의한 대사장애가 췌장암의 원인인지에 대해서 명확하게 밝혀진 바가 없다. 그리고 당뇨병의 유병기간은 췌장암의 위험과 역의 상관관계가 있는 것으로 나타났다. 제2형 당뇨병이 췌장암을 유발하는 정확한 기전은 아직까지 알려지지 않았지만, 당뇨병으로 인한 고인슐린혈증, 인슐린저항성, 높은 농도의 IGF-1, 만성염증 등이 종양을 유발하는 것으로 추정된다.

3-4 만성췌장염

만성췌장염(chronic pancreatitis)은 췌장의 지속적인 염증반응 및 섬유화를 특징으로 하는 질병으로 만성췌장염의 주요 원인은 음주이다. 만성췌장염은 잠재적으로 추정되는 췌장암의 주요한 위험요인이다. 현재까지의 역학적 연구 결과들은 만성췌장염을 앓고 있는 환자들의 췌장암 발생 위험을 일반인과 비교했을 때 2배에서 30배까지로 추정하고 있다. 그러나 작은 검정력(100명 미만의 췌장암 환자 수) 및 시간적 선후관계의 불명확성(만성췌장염 진단시기부터 췌장암 진단까지의 짧은 lag-period), 음주·흡연 등 교란변수의 개입과 같은 가능성으로 인해 아직까지 만성췌장염이 췌장암을 유발하는지에 대한 인과관계는 명확히 밝혀지지 않았다.

2016년도에 9개 코호트 연구 및 4개의 환자-대조군 연구에 대하여 메타분석을 수행한 결과, 모든 연구 결과를 포함하였을 때 일반인과 비교하여 만성췌장염 환자의 췌장암의 비교위험도(RR)는 7.96이었으나, 2년의 lag-period를 고려하였을 때의 비교위험도는 16.16이었다. 그리고 5년의 lag-period를 고려하였을 때의 비교위험도는 7.90이었으며, 최소 9년 이상 만성췌장염을 추적관찰한 경우로 제한하였을 때의 췌장암에 대한 비교위험도는 3.53이었다. 기간별로 만성췌장염 진단시기부터 췌장암 진단시기까지의 lag-period를 고려하더라도 유의미한 관련성을 보였다는 점에서 이러한 연구 결과는 만성췌장염이 췌장암의 위험요인일 가능성이 높다는 것을 보여준다. 그러나 긴 기간 동안 추적관찰을 진행하였을 때 관련성의 강도가 감소하는 것을 관찰할 수 있었다.

3-5 음주

일부 역학연구에서 음주가 췌장암의 위험을 높인다는 결과가 보고되었으나 아직까지 음주와 췌장암 간의 관련성은 명확히 밝혀지지 않았다. 최근 왕 등(Wang et al., 2016)의 19개의 전향적 연구들에 대한 메타분석 결과에 따르면, 경도에서 중등도 음주는 췌장암과 유의한 관련성을 보이지 않았으나 과도한 음주는 가장 낮은 수준의 음주와 비교하여 췌장암의 위험을 1.15배 높이는 것으로 보고되었다.

과도한 음주는 염증반응을 일으켜 만성알코올성췌장염을 유발할 수 있으며, 만성알코올성췌장염은 췌장암의 위험을 높이는 것으로 보고되었다. 또한 알코올의 대사산물인 아세트알데하이드는 국제암연구소(IARC)에서 발암가능물질(Group 2B)로 분류한 물질로, 인비보(in vivo) 연구, 동물 및 인간 대상 연구에서 산화적 손상과 비산화적 손상을 통해 염증반응과 섬유화를 유발하고 발암물질로 작용할 수 있다는 사실이 보고되었다.

4 예방 전략

4-1 1차 예방

현재까지 췌장암을 예방할 수 있다고 확실하게 증명된 방법은 없다. 특히 연령, 성별, 인종 및 가족력과 같은 일부 위험요인은 통제 불가능하며, 췌장암에 대한 선별검사는 추천되지 않는다. 따라서 현재로서는 흡연과 같은 생활습관 관련 요인들을 교정하여 췌장암의 위험을 낮추는 것이 최선의 전략이다.

1) 금연

흡연은 가장 널리 알려져 있으며, 가장 확실한 췌장암에 대한 위험요인이다. 최근 12개의 환자-대조군 연구를 종합하여 살펴보았을 때, 담배를 끊은 이후 시간이 경과함에 따라 췌장암의 위험이 현저히 감소하는 것을 관찰할 수 있었다. 특히 금연 후 20년이 경과한 사람들의 경우에는 비흡연자와 비교하여 췌장암의 위험에서 유의한 차이가 없었다.

2) 신체활동

신체활동이 췌장암을 예방할 수 있는가에 대해서는 아직까지 논쟁의 여지가 있다. 개별 코호트 연구에서 신체활동은 대부분 췌장암에 대한 예방효과를 입증하지 못하였다. 개별 코호트 연구들을 종합한 체계적 문헌고찰 및 메타분석 연구에서는 고강도의 신체활동 혹은 직업에서의 신체활동이 췌장암을 예방하는 것으로 보고되었지만, 신체활동의 췌장암 예방효과에 대한 관련성의 강도는 매우 낮게 나타났다. 그러나 비만 및 체지방이 췌장암의 위험을 높이는 것을 고려하였을 때, 중등도 강도 혹은 고강도의 신체활동을 지속적으로 실천하는 경우에 췌장암을 예방하는 효과가 있을 것으로 예상된다.

3) 체중조절

비만과 체지방이 췌장암의 위험을 높인다는 것은 잘 알려져 있지만, 의도적 체중조절이 췌장암의 위험을 감소시킨다는 직접적인 증거는 아직까지 찾아보기 힘들다. 다만 의도적 체중감소가 체지방의 감소를 동반한다는 점, 이러한 체중감소는 C-reactive protein이나 TNF-α, Interleukin-6와 같은 염증마커들을 감소시킨다는 점, 그리고 관찰연구 및 무작위 임상시험에서 의도적 체중감소가 전체 암의 위험을 감소시켰다는 점을 고려하였을 때, 적정한 체중조절을 유지하는 것이 췌장암의 예방과 관련이 있을 것으로 예상할 수 있다.

4) 식이

역학연구 결과에 따르면 췌장암은 적색육 및 가공육의 섭취와 관련이 있는 것으로 알려져 있다. 역학적 관찰연구들은 적색육과 가공육의 섭취를 줄이고 과일과 채소가 풍부하게 포함된 균형 잡힌 식단을 통해 췌장암의 위험을 감소시킬 수 있다는 것을 시사하고 있다. 또한 견과류 섭취와 음주의 제한 또한 췌장암 예방에 도움이 될 수 있다는 연구 결과들이 보고되고 있다.

4-2 선별검사

미국의 질병예방특별위원회(U.S. Preventive Service Task Force)에서는 2004년도와 2019년도에 췌장암의 선별검사에 대한 권고안을 발표하였다. CT, MRI, 내시경 초음파(EUS)에 대하여 모두 이득이 잠재적 피해보다 적다고 판단하였고, 그에 따라 증상이 없는 경우 췌장암에 대한 선별검사를 하지 말도록 권고하는 D등급의 권고안을 발표하였다. 특히 2019년도의 선별검사에 대한 권고안에서는 가족력과 흡연력, 과도한 음주, 만성췌장염 등의 췌장암 위험요인이 있는 경우에도 증상이 없다면 췌장암 선별검사를 하지 않는 것을 권장하였다.

10 소아청소년암

1 정의

소아암(childhood cancer) 또는 소아청소년암(childhood and adolescent cancer)은 소아 또는 청소년에서 발생한 악성종양을 말한다. 악성종양은 세포 성장이 통제되지 않고 분화 상태가 다양하며 침윤과 전이를 일으키는 특징이 있는 반면, 소아청소년에서 발생하는 뇌종양은 성장속도가 느리고 전이를 일으키지 않는 양성종양이더라도 심각한 증상을 초래하거나 치료가 어려운 경우(예: 뇌간 등 특정 부위에 발생한 종양)가 있어 임상적으로 악성종양의 범주에 포함시키고 있다.

소아청소년암은 발생시기에 따라 소아암(0–14세)과 청소년암(15–19세)으로 나뉜다. 주요 역학자료에서 소아청소년암 환자의 연령은 세계보건기구(WHO) 연령 범주화 권장안에 따라 0세, 1–4세, 5–9세, 10–14세, 15–19세의 5개 범주 및 0–4세, 5–9세, 10–14세, 15–19세의 4개 범주로 분류된다. 한편, 비교적 이른 시기에 발생하는 악성종양의 역학적 특징을 기술할 때 20–24세에 발생하는 초기성인암(young adult cancer)까지 포함시키는 경우도 있다.

소아청소년암은 발생시기에 따라 성인암과 달리 분류되지만, 이외에도 여러 가지 측면에서 성인암과 차이점이 있다. 즉 발생률, 발생분포, 위험요인, 예후 등에서 차이를 보이는데, 성인암에 비해 환경에 직접적 영향을 받지 않는 조직(예: 조혈, 신경, 결합조직 등)에 발생하는 경향, 생활습관(예: 식이, 운동 등)과 같은 예방인자가 있는 성인암과 달리 특별한 예방법이 존재하지 않는 경우가 많다는 점, 완치율이 높아짐에 따라 장기 생존자가 많아 부작용이 빈번하게 발생할 수 있다는 점, 치료 후 성장발달과정을 거쳐야 한다는 점 등을 그 예로 들 수 있다.

2 분류

소아청소년암 분류체계는 성인암의 분류체계와 다르다. 세계보건기구는 원발부위(topography) 및 형태학적 소견(morphology)을 고려한 성인암 분류체계인 International Classification of Diseases for Oncology(ICD-O) 제2판(ICD-O-2)을 근간으로 1996년 소아암 분류체계인 International Classification of Childhood Cancer(ICCC)를 발간하였고, 2005년에는 ICD-O 제3판(ICD-O-3)을 근간으로 ICCC 제3판(ICCC-3)을 발간하였다. 이후 2008년 세계보건기구가 발간한 Classification of Tumours of Haematopoietic and Lymphoid Tissues를 추가 반영한 분류체계가 활용되고 있다(ICCC based on ICD-O-3/WHO2008). 2015년 한국 암등록통계의 경우 ICCC-3 분류체계에 따라 12개의 주요 진단그룹, 47개 세부그룹의 소아청소년암에 대한 암통계를 제공하고 있다[표 1].

[표 1] ICCC-3 분류체계에 따른 한국 소아암 발생률, 0-14세, 2015년 암등록통계

진단그룹	발생자 수 (명)	백분율(%)	연령표준화 발생률* (명/100만명)
모든 암	1,025	100.0	147.9
I. 백혈병, 골수증식성질환과 골수형성이상증후군	337	32.9	49.7
II. 림프종 및 세망내피성 신생물	157	15.3	22.1
III. 중추신경계통 및 각종 머리내 및 척수내 신생물	114	11.1	16.0
IV. 신경모세포종 및 다른 말초신경세포종양, 교감신경계통종양	82	8.0	13.5
V. 망막모세포종	27	2.6	4.6
VI. 신종양	34	3.3	5.6
VII. 간종양	21	2.0	3.4
VIII. 악성 골종양	48	4.7	5.8
IX. 연조직 및 다른 골의 육종	52	5.1	7.3
X. 생식 세포 종양, 영양막 종양 및 생식선의 신생물	74	7.2	9.9
XI. 다른 악성 상피성 신생물 및 악성 흑색종	63	6.1	7.7

XII. 다른 및 상세불명 악성 신생물	14	1.4	2.0
분류되지 않는 악성 신생물	2	0.2	0.3

*세계보건기구가 정의한 세계표준인구를 적용함.

3 기술역학적 특성

3-1 세계적 질병부담

소아청소년암의 세계적인 수준의 질병부담에 대해 최근 발표된 자료로는 International Incidence of Childhood Cancer(IICC-3), CONCORD-3, GLOBOCAN 2018, Global Burden of Disease Study(GBD) 2017이 대표적이다. 2017년 발표된 IICC-3는 국제암연구소(IARC)에 제출된 420개 암등록자료 중 자료의 질 기준을 만족하는 308개 자료를 토대로 ICCC-3 분류체계에 따른 소아청소년암의 연령표준화 발생률(세계표준인구 적용) 및 연령특수 발생률(0-4세, 5-9세, 10-14세, 15-19세)을 보고하였다. 2018년 London School of Hygiene and Tropical Medicine의 Cancer Survival Group이 발표한 CONCORD-3는 322개 암등록자료를 활용하여 ICD-O-3 분류체계에 따른 주요 소아암(급성림프구성백혈병, 림프종, 뇌종양)을 2000-2014년에 진단받은 환아들의 5년 순생존율(net survival rate)을 보고하였다. 2018년 국제암연구소(IARC)가 발표한 'GLOBOCAN 2018'의 경우 국제질병분류(International Classification of Diseases, ICD) 제10판(ICD-10)에 따른 주요 소아청소년암의 발생률 및 사망률에 대한 세계적인 추정치(global estimates)를 제공하고 있다. 2018년 Institute for Health Metrics and Evaluation이 발표한 GBD 2017 역시 ICD 제9판(ICD-9) 및 ICD-10에 따른 주요 소아청소년암의 1980-2017년 사망률, 1990-2017년 발생률, 유병률 및 장애보정손실년(disability-adjusted life years)에 대한 정보를 제공하고 있다.

3-2 한국의 현황 및 국제 비교

2017년 한국 통계청 사망원인통계의 연령별 사망원인 사망률을 살펴보면 1-9세에서는 악성신생물(인구 10만명당 1.9명)이 사망순위 1위이며, 10-19세에서는 악성신생물(인구 10만명당 2.3명)이 고의적 자해, 운수사고에 이어 사망순위 3위에 해당한다. 한국표준질병사인분류(Korean Standard Classification of Diseases, KCD) 제7판(KCD-7)에 따른 암종별 순위를 살펴보면 1-9세에서는 뇌암(인구 10만명당 0.7명), 백혈병(인구 10만명당 0.5명) 순으로 사망률이 높았으며, 10-19세에서는 백혈병(인구 10만명당 0.8명), 뇌암(인구 10만명당 0.6명) 순으로 사망률이 높았다. 2015년 암등록통계에 따르면 0-14세 연령군에서 소아암 발생률 1위는 백혈병(인구 10만명당 4.4명), 2위는 비호지킨림프종(인구 10만명당 2.1명), 3위는 뇌 및 중추신경계 암(인구 10만명당 1.8명)이었다. 남자에서는 백혈병, 비호지킨림프종, 뇌 및 중추신경계 암 순으로 발생률이 높았고, 여자에서는 백혈병, 뇌 및 중추신경계 암, 비호지킨림프종 순이었다.

또한 2015년 모든 소아암 발생자 1,025명 중 ICCC-3 분류체계의 '백혈병, 골수증식성질환과 골수형성이상증후군'의 진단그룹에 속하는 환아가 337명으로 32.9%였고, 이중 림프성백혈병(lymphoid leukemias)이 213명으로 20.8%, 급성골수성백혈병(acute myeloid leukemias)이 70명으로 6.8%를 차지하였다. '림프종 및 세망내피성 신생물'의 진단그룹에 속하는 환아는 157명으로 15.3%, 이 중 비호지킨림프종이 43명으로 4.2%를 차지하였으며, '중추신경계통 및 각종 머리내 및 척수내 신생물'의 진단그룹에 속하는 환아는 114명으로 11.1%, 이 중 성상세포종(astrocytoma)이 30명으로 2.9%를 차지하였다[표 1].

박현진 등(2016)이 1999년부터 2011년까지 한국 암등록자료에 포함된 총 1만 5,113명의 소아암 발생자에 대한 자료를 분석한 결과, 0-14세 연령군에서 모든 암의 연령표준화 발생률(세계표준인구 적용) 변화 추이는 남녀 전체에서 1999년 인구 100만명당 117.9명에서 2011년 155.3명으로 상승하였으며, 연간변화율은 2.4%(95% CI 2.1-2.7)였다. 2015년 암등록통계에서는 0-14세 연령군에서 모든 암의 연령표준화 발생률이 인구 100만명당 147.9명으로 약간 감소된 추이가 확인되었다[표 1]. 한편, 2015년 암등록통계에서 보고된 ICD-10에 따른 주요 소아암의 5년 상대생존율 추이를 살펴보면, 0-14세 연령군에서 모든 암은 1993-1995년에 55.8%에서 2011-2015년에 82.8%로 크게 상승하였다. 같은 기간 백혈병은 46.9%에서 82.0%로, 비호지킨림프종은 62.4%에서 90.7%

[표 2] IICC-3에 발표된 소아청소년암 연령표준화 발생률* 국제 비교

(단위: 명/100만명)

국가	모든 암(0-14세)	모든 암(0-19세)
대한민국(1999-2012)	135.9	141.6
일본(8개 등록자료, 1990-2013)	134.3	130.1
중국(6개 등록자료, 1990-2013)	131.9	135.0
태국(6개 등록자료, 1993-2013)	111.4	112.7
인도(7개 등록자료, 1990-2013)	96.9	97.9
미국(1998-2012)	166.9	179.6
캐나다(9개 등록자료, 1992-2013)	164.9	176.4
프랑스(13개 등록자료, 1993-2012)	158.4	171.2
이탈리아(26개 등록자료, 1992-2013)	186.1	206.2
스페인(11개 등록자료, 1990-2013)	164.3	174.6
영국(2000-2011)	140.5	149.5
호주(1992-2014)	154.9	175.1
뉴질랜드(1993-2012)	152.1	166.5
브라질(5개 등록자료, 1995-2012)	145.2	151.0

*세계보건기구가 정의한 세계표준인구를 적용함.

로, 뇌 및 중추신경계 암은 48.5%에서 61.1%로 5년 상대생존율이 상승하였다.

IICC-3에 발표된 주요 국가들의 소아청소년암 연령표준화 발생률을 살펴보면, 국가 간 자료수집 시기의 차이는 있으나 한국의 경우 태국, 인도와 같은 아시아 국가들보다는 높고 북미, 유럽 및 오세아니아 여러 국가들보다는 낮은 것으로 나타났다[표 2]. 소아청소년암에 대한 국제통계를 살펴보면 저중소득국가의 발생률이 고소득국가의 발생률보다 낮은 경향이 관찰되는데, 이는 과소진단(under-diagnosis) 또는 과소보고(under-reporting)의 가능성을 염두에 두고 해석해야 한다. 또한 CONCORD-3에 발표된 주요 국가들에서 주요 소아청소년암(뇌종양, 급성림프구성백혈병, 림프종)을 진단받은 환아들의 2010-2014년 5년 순생존율을 살펴보면, 한국의 경우 중국, 태국과 같은 아시아 국가들,

[표 3] CONCORD-3에 발표된 주요 소아암(0-14세) 5년 순생존율* 국제 비교 (2010-2014)

(단위: %)

국가	뇌종양	급성림프구성백혈병	림프종
대한민국	60.3	84.4	91.0
일본(16개 등록자료)	69.6	87.6	89.6
중국(21개 등록자료)	41.1	57.7	61.1
태국(6개 등록자료)	44.5	65.9	73.9
미국(48개 등록자료)	78.2	89.5	94.3
캐나다(9개 등록자료)	72.7	92.6	92.3
프랑스(23개 등록자료)	70.8	88.6	94.2
이탈리아(45개 등록자료)	74.8	87.8	91.6
스페인(10개 등록자료)	66.2	84.7	92.9
영국(4개 등록자료)	71.9	92.2	91.7
호주(8개 등록자료)	67.1	90.7	92.3
뉴질랜드	58.2	91.4	96.6
브라질(6개 등록자료)	28.9	66.0	88.2

*다른 원인에 의한 사망(background mortality)을 보정하였을 때 암 진단 후 5년 동안 생존할 누적 확률

브라질보다는 높으나 북미 및 유럽 여러 국가들, 호주보다는 낮은 수준인 것으로 확인되었다[표 3]. 고소득국가에서 저중소득국가보다 암 생존율이 높은 것은 높은 의료접근성, 적절한 시기의 진단 및 양질의 치료, 부모의 질병에 대한 지식 및 높은 치료순응도 등을 그 요인으로 들 수 있다.

4 위험요인

현재까지 알려진 소아청소년암의 확립된 위험요인으로는 암 유전성 소인 증후군(cancer predisposition syndrome), 임신 중 진단방사선 노출, 과출생체중(high birthweight) 등을 들 수 있다. 소아청소년에서 빈번하게 발생하는 급성림프구성백혈병의 위험요인에 대해 최근 보고된 메타분석 결과들을 살펴보면, 임신 중 직업적 농약 노출 또는 유년기 실내 농약 노출이 질병 발생 위험도를 높이는 반면, 임신 중 비타민 보충제 복용, 감염 노출의 대용치(proxy)로 유년기 주간돌봄센터(day care center) 이용은 질병 발생 위험을 낮추는 것으로 나타났다. 한편, 임신 중 흡연 및 음주, 유년기 실외 농약 노출 및 전자기장(electromagnetic field) 노출은 급성림프구성백혈병 발생 위험과는 유의한 관련성이 없는 것으로 관찰되었다. 현재까지 알려진 또는 의심되는 소아청소년암의 위험요인은 크게 유전적 위험요인, 내재적 위험요인, 환경적(외적) 위험요인 3가지로 분류된다.

4-1 유전적 위험요인

일반적으로 소아청소년암의 약 5-10% 정도가 암 유전성 소인 증후군에 의해 발생하는 것으로 알려져 있지만 암종별[예: 망막모세포종(retinoblastoma)의 경우 약 40% 정도]로 차이가 나타난다. 암 유전성 소인 증후군 발생과 관련된 유전자는 종양억제유전자(tumor suppressor gene), 종양유전자(oncogene), DNA 안정 유전자(stability gene) 3가지 종류이다. 소아청소년에서 발생하는 암 유전성 소인 증후군의 종류는 매우 다양하며, 대표적인 예로는 망막모세포종, 신경섬유종증(neurofibromatosis) 제1형, 판코니 빈혈증(Fanconi anemia), 리-프라우메니 증후군(Li-Fraumeni syndrome) 등이 있다[표 4].

[표 4] 소아청소년에서 발생하는 암 유전성 소인 증후군의 대표적인 예

Syndrome	Gene	Gene Type	Mode of Inheritance	Tumor Types
Retinoblastoma	RBI	TS	AD	Retinoblastoma, osteosarcoma
Beckwith-Wiedemann sydrome	CDKNIC/ NSOI	TS	AD	Wilm's tumor, hepatoblastoma, adrenal carcinoma, rhabdomyosarcoma

Neurofibromatosis type 1	NF1	TS	AD	Neurofibroma, optic pathway glioma, peripheral nerve sheath tumor
Fanconi anemia	FANC	SG	AR	Leukemia, squamous cell carcinoma
Bloom syndrome	BLM	SG	AR	Leukemia, lymphoma, skin
Ataxia telangiectasia	ATM	SG	AR	Leukemia, lymphoma
Li-Fraumeni syndrome	TP53	TS	AD	Soft tissue sarcoma, osteosarcoma, breast, adrenocorticocarcinoma, leukemia, choroid plexus carcinoma

약어: AD, autosomal dominant; AR, autosomal recessive; SG, stability genes; TS, tumor suppressor genes.
출처: Whelan K, Alva E. Epidemiology of Childhood Cancer. In: Robin NH, Farmer MB, eds. *Pediatric Cancer Genetics*. St. Louis, MO: Elsevier; 2017, 1-20.

4-2 내재적 위험요인

소아청소년암의 내재적 위험요인에 해당하는 대표적인 예로는 출생체중, 부모의 연령 등이 있다. 특히 출생체중과 소아청소년암 발생의 관련성에 대해 현재까지 상당수의 논문이 발표되었는데, 최근 발표된 6개의 출생코호트를 결합한 International Childhood Cancer Cohort Consortium(I4C) 연구에서도 높은 출생체중이 모든 소아청소년암 발생 위험을 높이는 것으로 나타났다(hazard ratio 1.26 per 1kg increase; 95% CI 1.02-1.84) (Paltiel et al., 2015). 출생 시 과체중 또는 과속화된 태아성장(accelerated fetal growth)과 관련된 발암기전으로는 줄기세포(stem cell)의 수(number) 차이, 인슐린양 성장인자(insulin-like growth factor) 및 에스트로겐(estrogen)의 영향 등이 거론되고 있다.

한편, 출생체중과 소아청소년암의 관련성은 암종별로 서로 다른 양상으로 나타나는데 급성림프구성백혈병, 빌름스 종양(Wilm's tumor)은 과출생체중과 관련성이 있는 반면, 간모세포종(hepatoblastoma)은 저출생체중(low birthweight)과 관련성이 있는 것으로 알려져 있다. 또한 출생 시 부모의 연령이 높은 경우 소아청소년암 발생 위험이 높다는 보고가 있으며, 급성림프구성백혈병, 빌름스 종양 등에서 유의한 관련성이 관찰된 바 있으나 일관성은 결여된 양상을 보였다.

4-3 환경적(외적) 위험요인

소아청소년암 발생과 관련이 있다고 알려진 환경적 위험요인 중 비교적 잘 확립된 요인에는 전리방사선(ionizing radiation) 노출, 알킬화제(alkylating agent) 및 국소이성화효소(topoisomerase) 차단제를 포함한 화학요법(chemotherapy) 등이 있다. 그 외에 농약, 담배연기(tobacco smoke) 등 화학물질 노출과 소아청소년암의 관련성이 보고된 바 있으며, 엡스타인-바 바이러스(Epstein-Barr Virus, EBV), 인간면역결핍 바이러스(Human Immunodeficiency Virus, HIV) 등 일부 감염은 특정 소아청소년암 발생과 관련이 있는 것으로 알려져 있다. 소아청소년암의 환경적 위험요인에 대해서는 특정 시기(예: 임신 중 노출)의 물리적, 화학적, 생물학적 노출이 암 발생에 영향을 미치는 것으로 인식되고 있다 [표 5].

[표 5] 소아청소년암의 환경적 위험요인의 대표적인 예 및 요인노출 시기

Exposure examples	Outcome examples	Causal criteria			Likely/possible time window of effect			
		Risk estimate	Consistency	Biological pathway	PC	In-utero	Peri-natal	Infancy
Ionizing radiation								
Radiotherapy	CNS, osteosarcoma	+++	++	+++				
Pelvimetry	ALL, AML	+	+	++		O		
CT/MRI scans	ALL, AML, CNS	+	++	++			O	O
Prescription drugs								
Chemotherapy	AML/MDS, CNS, thyroid	+++	++	+++				O
Fertility drugs/IVF	ALL, AML, CNS, retinoblastoma	+	±	+	O	O		
Other chemicals								
Pesticides	ALL, AML, CNS, NHL, Wilm's tumor	+	±	+	O	O	O	O
Tobacco smoke	ALL, AML	+	±	+	O	O	O	O

Infections								
EBV	BL, CHL	+++	++	++		O	O	O
HIV	CHL/DLBCL/ Kaposi's sarcoma	+++	++	+++		O	O	O
KSHV	Kaposi's sarcoma	+++	++	++		O	O	O

약어: ALL, acute lymphoblastic leukemia; AML, acute myelogenous leukemia; BL, Burkitt lymphoma; CHL, classic Hodgkin lymphoma; CNS, central nervous system tumors; DLBCL, diffuse large B-cell lymphoma; EBV, Epstein-Barr virus; HIV, human immunodeficiency virus; IVF, in vitro fertilization; KSHV, Kaposi's sarcoma-associated herpesvirus; MDS, myelodysplastic syndrome; NHL, non-Hodgkin's lymphoma, PC, pre/peri-conception.

Note: Risk estimate, +++ ≥2.0, ++ ≥1.3 <2.0, + <1.3; consistency, ++ ~100%, + ≥50% <100%, ± equivocal; biological pathway, +++ identified, ++ suspected, + suggested.

출처: Tikellis G, Dwyer T, Paltiel O, Phillips GS, Lemeshow S, Golding J, et al. The International Childhood Cancer Cohort Consortium (I4C): A research platform of prospective cohorts for studying the aetiology of childhood cancers. *Paediatr Perinat Epidemiol* 2018, 32(6), 568-583.

5 예방과 관리

소아청소년암 예방을 위해서는 위험요인에 대한 노출을 피하여 질병 발생 위험을 감소시키는 1차 예방의 역할이 근본적이라 할 수 있다. 소아청소년암 발생과 관련된 위험요인을 구명하기 위한 역학적 연구들은 소아청소년암이 비교적 드물게 발생하는 특징으로 인해 환자-대조군 연구가 주를 이루었으며, 근래에는 환자-대조군 연구의 방법론적 제한점을 극복하기 위한 임신 및 출생코호트 연구가 활발히 추진되고 있다. 대표적인 예로 I4C는 노르웨이, 덴마크, 영국, 미국, 호주, 이스라엘의 출생코호트 자료를 통합한 소아청소년암 역학 연구 결과를 발표하고 있으며, 한국의 어린이환경보건출생코호트(Korean Children's Environmental Health Study, Ko-CHENS)를 포함한 중국, 일본과 같은 다른 아시아 국가, 프랑스, 이탈리아 출생코호트 자료도 추가할 계획이다.

또한 유전자검사(genetic testing)를 통한 암 유전성 소인 증후군 발생 고위험군의 질병 조기발견 및 조기치료 실시 등 2차 예방을 위한 노력도 소아청소년암의 질병부담을 줄이는 데 기여할 수 있다. 이와 더불어 소아청소년암은 완치율이 향상됨에 따라 장기 생존자에서 합병증 및 장애 발생을 최소화하는 3차 예방의 중요성도 매우 크다고 할 수 있다. 서구 사회를 중심으로 소아청소년암 완치자의 의학적·사회심리학적 측면에 대한 다양한 연구 결과들이 현재까지 축적되어왔으며, 대표적인 예로 미국의 Childhood Cancer Survivor Study(CCSS), 북유럽의 Adult Life after Childhood Cancer in Scandinavia Study(ALiCCS) 등을 들 수 있다. 또한 미국을 중심으로 한 Children's Oncology Group(COG), 유럽을 중심으로 한 International Society of Pediatric Oncology(SIOP) 등은 효율적이고 체계적인 소아청소년암 환자 치료 및 완치자 관리를 위해 표준화된 치료방법과 진료지침을 마련해 제공하고 있으며, 이는 전세계적으로 활용되고 있다. 2018년 COG가 발표한 제5판 Long-Term Follow-Up Guidelines for Survivors of Childhood, Adolescent, and Young Adult Cancers가 대표적인 예이다. 한국의 경우 이러한 국제협력으로 구축된 자료들을 참고하여 대한소아혈액종양학회, 대한소아뇌종양학회 등에서 마련한 소아청소년암의 치료 프로토콜을 활용하고 있다. 이와 더불어 소아청소년암 예방 및 치료 성적 향상을 위해 국내 자료에 기반한, 의학적으로 적용 가능한 근거의 확보 및 완치자에 대한 체계적인 장기 추적관리에 힘쓰고 있다.

5장

암 예방과 관리

01 암 예방의 원칙과 적용

1 1차, 2차, 3차 예방의 개념

질병의 자연사 관점에서 질병 예방은 일반적으로 1차, 2차, 3차 예방의 3단계 예방 원칙으로 구분하고 있다. 1차 예방(primary prevention)은 건강한 인구집단 혹은 개인을 대상으로 하여 질병에 걸리지 않도록 예방하는 것이다. 2차 예방(secondary prevention)은 임상적 증상이 나타나기 이전에 질병을 조기발견하여 조치하도록 하는 것이다. 3차 예방(tertiary prevention)은 질병으로 진단된 환자에 대해 악화와 장애, 사망을 줄이고자 하는 것이다. 최근 고령 인구의 증가와 함께 '오래 사는 것'보다 '건강한 상태에서 오래 사는 삶'이 강조되면서 질병 예방의 개념은 더욱 중요해지고 있다.

2 질병의 자연사 관점에서의 질병 예방의 개념과 원칙

질병의 자연사 관점에서 위험요인 노출로부터 시작하여 요인의 노출 상태지만 아직 건강한 상태, 특정 요인 노출이 초기 생물학적 효과를 유발하는 상태, 인체 내 세포 및 조직과 분자생물학적 변화 과정을 통해 생물학적 손상이 시작되는 상태, 생물학적 손상의 누적으로 해부학적 구조나 기능에 이상이 생기는 상태, 곧 증상은 아직 없지만 질병이 시작되어 진행되고 있는 질병전 단계(pre-disease phase), 다른 말로는 전임상적 단계(subclibical phase)로 이어진다. 이후 이상 증상을 느끼고 그것이 반복적으로 일어나게 되면 질병 진단을 하여 임상적 질병 단계로 들어가게 된다. 이후 치료를 거쳐 질병은 완화되거나 재발·악화되고, 합병증이 발생하거나 장애가 발생할 수 있으며, 최종적으로는 사망으로 이어지게 된다. 치료 이후 단계는 질병의 예후 단계로 볼 수 있다. 단계별 자연사적 관점에서는 이후 단계의 위험을 감소시키기 위해 이전 단계에서 미리 예방하는 것이 그 목표가 될 것이다.

만성질환의 감수성은 병인-숙주 방어기전 및 건강행태-환경 간 상호작용 등 여러 요인의 상호작용으로 더 커지기 때문에 각 요인에 대한 노출을 감소시키는 1차 예방이 가장 근본적이다. 1차 예방은 질병의 감수성 상태에 있는(susceptible), 즉 앞으로 질병이 발생할 가능성이 있는 대상으로서, 그렇지만 현재는 건강한 대상자들을 표적으로 한다. 구체적 내용으로는 질병의 위험요인에 대한 노출을 제어하게끔 하고(risk factor intervention), 건강하지 않거나 안전하지 않은 행동들을 변경하게끔 하며(behavior modification), 노출에 대한 사람들의 저항력을 높이거나 혹은 노출이 일어날 경우를 대비하여 질병에 대한 서항력을 높이는 것을 목표로 한다. 일반인구 전체를 대상으로 일반적 건강 상태나 만성질환의 유병 상태 혹은 그로 인한 불건강 상태의 개선을 목표로 위험요인에 대한 노출을 줄이고자 하는 활동을 건강증진이라 하는데, 이는 지역사회 전체 인구집단 혹은 특정 구성원 등 집단의 역량을 강화하여 위험요인을 개선하고 교정하고자 하는 실행 활동이다.

질병의 특성상 어떤 질병은 병리적 변화가 시작된 후 증상 발현까지 매우 서서히 진행되어 무증상기가 존재할 수가 있는데, 이 시기에 2차 예방으로 조기발견, 조기치료를 할 수 있다. 2차 예방은 앞서 언급한 바와 같이, 전임상적 단계로부터 임상적 단계로 이행되는 기간이 있는 질환의 경우에 선별검사를 포함한 건강검진을 통해 가능하다. 2차 예방은 조기진단과 조기치료가 그 목표이다.

3차 예방은 임상적 단계로부터 시작하여 예후 단계에서의 예방을 일컫는다. 따라서 3차 예방은 증상 발현이 시작된 후 적절한 치료를 하는 것과 동시에 혹은 치료 이후에 시행된다. 3차 예방의 목표는 궁극적으로 질병으로 인한 사망을 예방하는 것이겠지만, 예후 단계에서 일어날 수 있는 불이익들, 즉 장애, 합병증, 재발과 악화를 예방하며, 이와 관련된 위험요인의 노출을 감소시키는 것까지, 광범위한 영역이 3차 예방에 포함된다. 또한 재활을 통한 일상생활로의 복귀나 직업재활훈련의 영역도 3차 예방의 영역으로, 오늘날 환자들의 삶의 질이 강조되면서 3차 예방에 관한 관심이 늘어나고 있다.

3 암 예방의 자연사에 따른 암 예방 개념과 원칙

암은 발암 과정에 따라 개시(initiation), 촉진(promotion), 이행(progression) 단계를 거치며, 유전적으로는 DNA 손상과 관련되어 있다. 좀 더 자세히 설명하면, 발암요인 및 발암 환경에 대한 노출로 DNA가 손상을 입어 발생하는 것인데 초기에는 손상된 DNA가 복구 과정을 거쳐 원래대로 회복되지만 한계 이상의 과도한 혹은 반복된 짧은 시간의 노출은 손상된 DNA로 인해 결국 발암 과정이 개시된다. 생물학적으로는 발암 개시에 의해 초기 생물학적 효과가 관찰되지만, 이후 생물학적인 손상으로 전환되면서 발암 과정의 촉진 단계로 접어들게 된다. 이때에는 생물학적 손상이 누적적으로 일어나며 기능과 구조에 변화를 초래하면서 양성종양이나 발암 이전 단계의 세포학적 변화를 유발하게 된다. 이후 발암이 촉진 단계로 접어들지만 아직까지는 증상을 느끼지 못하는 단계로서, 전암성 병변(precancerous lesion)이나 양성종양 등이 이미 발생하고 있을 수 있다. 이 시기에는 2차 예방으로 조기진단을 통해 조기치료를 받을 수 있다. 증상이 시작되고 나서 암 진단을 받게 되면 암 치료 단계로 이어진다. 초기 병기의 암은 대부분 암 치료 이후 악화 시점이 되어야 암이 이행 단계로 진행되지만, 이미 진행된 암은 이미 발암의 이행 단계로 진행된 상태라고 볼 수 있다. 암은 발암 단계를 거치면서 빠르게 성장하며 주위 조직으로 침윤하고 신체 각 부위로 전이되어 결국 사망을 유발하게 된다.

암에 대한 1차 예방의 궁극적 목표는 암이 개시되기 이전 단계, 혹은 개시된 초기 단계에서 암 상태에 대한 중재를 통해 암의 개시 혹은 촉진 단계로 이행되지 못하게 하는 것이다. 2차 예방은 발암의 촉진 단계를 다룬다. 초기 유전형 변화가 발생하면 악성화 과정으로 이행되어 진단이 가능한 암으로 자라게 된다. 따라서 2차 예방의 궁극적 목표는 발암 촉진 단계에서 일어난 초기 변화를 조기에 감지하여 빠른 조치를 취함으로써 암의 이행 단계로 진행하지 못하게 하는 것이다. 3차 예방은 암의 이행 단계에서 암 사망을 예방하고 암으로 인한 장애를 최소화하는 것을 목표로 한다. 그러나 이행 단계에서의 암은 대부분 걷잡을 수 없을 정도로 빠른 속도로 자라기 때문에 암 치료 후 환자가 어느 정도 신체적·심리적으로 안정적인 상태가 되었을 때 3차 예방에 대한 조치를 고려하여야 한다.

4 암 예방 전략과 적용

세계보건기구(WHO)에서는 암의 1/3은 1차 예방으로 암 발생을 예방할 수 있고, 1/3은 2차 예방을 적용하여 조기진단과 조기치료를 통해 암 사망과 암 발생을 줄일 수 있으며, 나머지 1/3은 암이 발생한 경우이지만 3차 예방으로 완화할 수 있고 장애와 사망 위험을 줄일 수 있다고 언급하였다. 암의 위험요인들은 다른 많은 만성질환과 위험요인을 공유하기 때문에 암 예방에 대한 1차 예방 전략은 다른 만성질환의 예방에도 영향을 준다. 따라서 암에 대한 1차 예방은 가장 비용-효과적인 관리 전략으로 볼 수 있다.

1차 예방 전략으로는 인구집단에 대해 암 위험요인인 생활습관과 위험행태 감소, 위험요인 노출을 최소화하거나 노출되지 않도록 하는 보호, 특수 노출 요인을 표적으로 하는 예방과 보호 등이 있을 수 있다. 구체적 방법으로는 금연과 금주, 그에 대한 보건교육, 식이 변화와 신체활동 증가 등의 생활습관, 행태 등의 변화가 중재법으로 제시된다. 아울러 건강한 행동 수행에 대한 개인의 의무(HCV, HBV, HIV, HSV2 등의 성적 감염 예방을 위한 콘돔 사용 등)와 발암물질의 일반인구집단에 대한 노출 제어를 위한 규범화(건축자재로서의 석면 사용 금지 등), 암의 미생물학적 요인에 대한 예방접종, 직업적 발암물질 노출 예방을 위한 노출물질 모니터링과 물질안전보건자료(MSDS) 배포, 보호구 착용과 환기시설을 통한 노출 감소와 제어 등 특수 노출 요인에 대한 보호에 대해서도 예방 중재법으로 제시될 수 있다,

이를 위해서 효과적인 예방과 중재 전략을 수립하고, 1차 중재 방법을 발굴하며, 암 예방에 대한 보건교육과 올바른 암 정보에 대한 홍보, 학회를 기반으로 한 암 1차 예방 지침 수립, 암 예방 정책 수립, 암 예방 실천을 위한 기반 마련, 국립암센터 등을 통한 암 예방 실행 수칙과 지침 운영 배포와 같은 활동을 고려할 수 있다.

최근에는 위험 평가(risk appraisal)와 위험 층화(risk stratification) 개념을 1차 예방에 도입하고자 하는 시도가 있다. 현재는 질병이 없지만 앞으로 질병 발생 위험이 높은 대상을 선별하여 미리 위험요인에 대한 중재를 시행함으로써 미래의 질병 발생을 예방하고자 하는 개념이다. 그러한 예로서 여러 생활습관요인 및 위험요인의 조합을 이용한 10년 암 발생 위험 예측모형을 통해 개인의 위험 상태를 예측한 다음 저위험, 중간위험, 고위험, 극단적 고위험 상태 등의 위험 상태에 대한 층으로 대상을 구분할 수 있다. 이를 '위험 층화'라고 한다. 위험 층화는 각 위험 상태의 특성에 따라 위험요인 중재 처방을 내릴 수 있기

때문에 추후 미래의 암 발생을 줄일 수 있다는 개념이다. 최근에는 소프트웨어, 앱 등의 프로그램을 이용하여 건강관리프로그램으로 구현되기도 한다.

암에 대한 2차 예방은 증상이나 증후가 나타나기 전에 암을 감지하기 위해 선별검사를 이용하여 가급적 초기 상태의 암을 진단하고 조기에 치료하게끔 하는 것이다. 2차 예방을 위해서는 구체적 전략이 필요하며, 이는 2차 예방 프로그램을 시작하기 전에 2차 예방 방법(선별검사)에 대한 효율성 근거를 확보하는 것부터 시작된다. 2차 예방 전략을 수립할 때 효율성 근거를 확보하기 위한 필수적 고려사항은 다음과 같다.

① 2차 예방을 시행하고자 하는 특정 암의 자연사에 대해 충분히 이해하고 있어야 한다.
② 특정 암을 감지할 수 있는 선별검사가 존재해야 하며 이용 가능해야 한다.
③ 특정 암에 대해 선별검사 이후 효과적으로 치료할 수 있는 방법이 존재해야 한다.
④ 선별검사로 인한 암의 조기발견이 암 발생률 혹은 암 사망률을 감소시킨다는 근거가 있어야 한다.
⑤ 2차 예방 프로그램은 중요한 암에 선택적으로 적용되어야 하고 이를 시행할 때는 인구집단 건강관리프로그램에 통합되어야 한다.
⑥ 2차 예방 프로그램에서는 선별검사로 인한 위험, 비용 및 예상되는 이익을 고려해야 하며, 선별검사의 기대되는 이익이 선별검사로 인한 위험(risk)과 선별검사로 인한 비용보다 더 커야 한다. 선별검사는 최소 비용이어야 한다.
⑦ 선별검사 이후 양성인 사람들을 추적하고 정밀 진단 및 치료할 수 있는 시설이 있어야 하고, 선별검사의 질을 보증할 수 있는 제도와 체계가 있어야 하며, 선별검사 결과 및 이후 추적정보들을 보관·유지할 수 있는 체계가 있어야 한다.

2차 예방 방법은 타당성(정확성, 민감도와 특이도)이 높아야 하고, 선별검사에서 양성 대상자 중 암으로 진단될 확률(양성예측도)이 높은 검사 방법을 선택하여야 한다. 양성예측도는 얼마나 많은 사람들이 해당 암을 가지고 있는가, 즉 유병률에 따라 다르므로 유병률이 높은 암을 선정하여야 양성예측도가 높아진다. 따라서 2차 예방의 전략에서는 높은 민감도와 특이도를 가진 선별검사를 선택하고, 유병률이 높은 암을 표적으로 하는 전략이 필요하다. 또한 2차 예방에서는 위음성(실제 암이 있는데 검사에서는 음성으로 판별된 경우)도를 얼마나 낮출 수 있을 것인가에 대한 전략이 필요하다. 암이 있는 대상자에 대한 위음성 판정은 본인으로서도 의료진으로서도 매우 심각한 문제이며 법적 논쟁의 문제가 될 수 있다. 따라서 위음성을 줄이기 위한 학회와 국가의 상호협력적 시스템과 질적 보증 체계, 선별검사 실시 의료진의 정기적 교육 등에 대한 사전 전략 수립이 필요하다.

한국에서는 6대 암에 대하여 [표 1]과 같은 암검진(선별검사)을 통해 2차 예방을 적용하고 있다.

[표 1] 국가암검진사업

암	인구집단	선별검사 간격	선별검사 도구
위암	40세 이상 남녀	2년	상부위내시경(내시경 시행이 어려운 경우 상부위장관조영술로 대체)
유방암	40세 이상 여성	2년	유방조영술
자궁경부암	20세 이상 여성	2년	자궁경부세포도말검사
간암	40세 이상인 간암 고위험군(간경변, HBsAg(+), 항HCV(+) 또는 만성 B형 또는 C형 간염 환자)	6개월	간초음파 및 AFP 검사
대장직장암	50세 이상 남녀	1년	먼저, 대변 면역화학검사를 시행함. 만약 비정상 결과 발견되면 대장내시경 검사 시행(대장내시경 시행이 어려운 경우 이중조영 바륨 관장술로 대체함)
폐암	54-74세인 폐암의 고위험군인 남녀(흡연력이 30갑년 이상인 흡연자)	2년	저선량 흉부 CT

출처: https://www.ncc.re.kr/main.ncc?uri=manage01_4

암에 대한 3차 예방은 이미 암으로 진단된 환자를 그 대상으로 하기 때문에 진행 중인 암의 영향을 최소화하고 더 이상 악화되지 않도록 하는 전략과 암의 이차적 피해를 막는 전략, 그리고 암을 지니고 있지만 일상생활에서 안전하고 건강하게 생활할 수 있도록 하는 전략을 구상해야 한다. 진행 중인 암의 영향을 최소화하기 위한 전략은 암 증상을 줄이고 암 사망을 예방하기 위한 전략과 암의 재발과 악화를 줄이기 위한 목표 하에서 전략을 수립하는 것이다. 이는 효과적인 치료를 통해 예방한다는 측면에서 넓은 범위의 3차 예방 영역으로 볼 수 있기는 하나, 임상적 치료 영역으로서의 3차 예방과는 차이가 있다. 암으로 인한 이차적 피해를 막는 전략에는 암으로 인한 합병증과 장애, 일상생활에서의 손실, 경제적·직업적 손실 등을 예방할 수 있도록 전략을 수립해야 한다. 암의 합병증을 막는 것은 3차 예방보다 치료 영역이 더 강조되기 때문에 치료의 영역으로 두고, 암으로 인한 장애와 일상생활에서의 손실 등은 신체적·심리적 재활 방안을 도입하여 생물학적 기능에 대한 회복 차원에서 3차 예방 전략을 수립하도록 해야 한다. 경제적·직업적 손실에 대해서는 직업으로의 복귀와 재활, 새로운 직업의 훈련 등 의료 외적 영역일 수 있기 때문에 사회환경적 예방 정책을 고려하고 암 생존자들의 복지 차원에서의 전략을 고민해야 할 것이다. 암을 지니고 있지만 일상생활에서 안전하고 건강하게 생활할 수 있도록 하는 전략에는 암 생존자들을 표적으로 하여 삶의 질을 향상시키고 삶의 질에 대한 개선, 건강한 상태에서의 기대수명 연장 등을 표적으로 한 전략 개발이 필요하다. 또한 사망률이 낮아지고 기대수명이 길어지면서 암 생존자에서는 과거와 달리 새로운 현상이 관찰되는데, 이는 암 환자가 암 자체의 특성으로, 후속처치에 의해 다른 암이 발견되는 경우이다. 암 생존자들의 후속 암 조기발견은 2차 예방 영역이 아니라 3차 예방의 영역이며, 암 생존자들의 후속 암 예방을 위한 예방적 화학약물 처방 또한 3차 예방의 영역이다.

5 정밀의학적 암 예방 전략과 적용

정밀의학적 개념을 포함한 암 예방은 암에 대해 유전적 돌연변이를 지닌 혹은 유전적 감수성을 지닌 고위험 상태 혹은 고위험 대상을 확인하기 위해 암에 대한 고위험 유전자를 검사하거나, 해당 암에 대한 가족력이 있는 대상을 선별하거나, 암 고위험 대상을 예측하는 도구를 사용하여 개인의 위험을 확인하고 개인별 암 예방 전략을 수립하여 암 예방을 적용하는 것을 일컫는다.

정밀 예방에서는 가족력, 과거 병력, 기타 위험요인에 근거한 위험 평가가 도움이 된다. 위험 평가를 하면 저위험, 중간위험, 고위험, 극단적 고위험 등으로 위험층화를 할 수 있으며, 판별된 위험상태에 따라 개인에 대한 맞춤형 조치를 취할 수 있다. 정밀의학적 접근법에 따른 개인의 예방 맞춤형 조치에는 암 전단계로서 전암병변(precancerous lesion) 혹은 암 자체를 발견하고자 하는 2차 예방도 포함될 수 있다. 따라서 정밀의학적 암 예방에는 1차 예방과 2차 예방이 혼합되어 이용된다고 볼 수 있다.

개인별 맞춤형 조치는 위험 상태와 대상의 특성에 맞춘 중재 전략을 기획하게 된다. 단계별로 위험 중재는 아래와 같다. 저위험 상태에서는 유전상담과 교육, 그리고 일반인구집단과 동일한 스케줄의 선별검사를 시행하게끔 한다. 중간위험 상태인 경우, 위에서 시행한 조치와 더불어 식이 중재와 생활습관 변화 중재를 처방한다. 고위험 상태인 경우, 중간위험 상태의 조치와 더불어 약리적 화학예방(chemoprevention)을 사용하기도 한다. 위험 확률이 극단적 고위험 상태일 경우에는 더 나아가서 예방적 수술이 시행되기도 한다.

가족성 유방암 환자들의 가족을 예로 들면, 가족성 유방암 환자 중 BRCA1, 2 돌연변이가 있을 가능성은 일반인구집단보다 100배 이상이며, BRCA1, 2 돌연변이를 가진 유방암 환자의 가족에서 50% 정도가 돌연변이를 가지고 있다. 돌연변이가 있는 가족의 경우 현재는 유방암이 없더라도 70세까지 유방암이 발생할 확률은 10명 중 5명에서 많게는 8명에 달하기 때문에 서양에서는 개인의 상황에 맞는 예방조치를 사전에 취하도록 권고하고 있다. 가족성 유방암 환자의 가족 구성원들이 본인의 유방암 발생에 대해 우려하고 있다면, 유전상담 과정을 통해 우선 위험 평가를 받을 수 있다. 위험 평가는 BRCA 돌연변이에 대한 확률을 예측하는 위험 평가를 통해 BRCA 돌연변이를 가질 확률이 높으면 BRCA 돌연변이에 대한 검사를 시행하고, 돌연변이 결과를 포함하여 유방암 발생 확률에 대한 위험 평가를 통해 위험 층화가 이루어진다. 판별된 위험 상태에 따라 저위험군이면 일반 여성과 동일한 스케줄로 유방암 선별검사를 받도록 하고 위험요인에 대한 교육을 시행하며, 중간위험이면 유방암 위험요인으로 조절 가능한 생활습관 요인의 중재와 식이 중재, 운동 등 비약물적 요법이 처방되며 유방암 선별검사 시기가 앞당겨질 수 있다. 고위험군이면 위험요인 중재와 선별검사 시간표의 조정뿐 아니라 예방호르몬제제의 처방 등이 이루어질 수 있고, 극단적 고위험으로 판별되는 경우에는 상기 모든 조치와 함께 예방적 유방절제술, 예방적 난소절제술 등을 시행하기도 한다.

한국의 경우 돌연변이가 있는 무증상 가족 구성원에서 70세까지 유방암이 발생할 확률은 10명 중 4-5명으로 서양에 비해 낮고 유방암 발생률 또한 미국에 비해 낮긴 하지만, 유방암 클리닉을 중심으로 가족성 유방암 환자와 그의 가족에 대해 유전상담과 예방조치를 일부 시행하고 있다. 유전상담의 대부분 환자는 적절한 상담과 교육으로 조처되고 있다.

6 사회환경학적 관점과 근거기반의료 관점에서 추가된 암 예방의 개념

질병의 자연사 관점 외에 사회환경학적 관점에서의 예방 개념이 1978년에 추가되었는데, 근본적 예방 혹은 궁극적 예방(premordial prevention) 개념이다. 근본적 예방은 질병 발생 이전에 질병에 대한 요인 감소를 목표로 한다는 점에서 1차 예방과 유사하다. 그러나 근본적 예방 전략은 인구집단을 둘러싸고 있는 사회적·환경적 조건을 통제하기 위해 흔히 법률이나 국가 정책을 통해 추진하고, 생애 관점에서 어린이들에 대한 예방을 통해 이후 미래에 발생할 수 있는 성인 질병을 감소시키고자 하는 접근 방법이라는 점에서 1차 예방과는 다른 개념이다.

암에 대한 근본적 예방에는 여러 암의 발암요인인 담배에 대한 세금인상정책, 담배 광고제한정책 등이 해당된다. 한국은 담배 1갑에 따른 세금이 1989년 360원(담배 1갑 800원)에서 2015년 3,318원(담배 4,500원)으로 인상된 바 있고 현재도 담배에 부과되는 전체 세금은 유사한 수준이다. 담배소비세, 부가가치세, 지방교육세, 개별소비세, 국민건강증진부담금, 폐기물부담금과 생산안정화재단출연금 등 여러 종류의 세금이 부가되고 있다. 또한 담배소비 제어 관련 정책으로는 담배에 관한 경고문구와 성분표시 의무화(담배사업법 제25조, 제25조의 2), 담배에 대한 오도문구 사용 제한(제25조의 5), 담배에 대한 광고 제한(제25조), 담배 판매회사 등의 담배 판매촉진을 위한 금품제공 금지(제25조의 4) 등을 법령화하고 있어 근본적 예방의 일부로 볼 수 있겠다. 또 다른 근본적 예방의 예제는 호르몬 및 비만 관련 암에 대한 근본적 예방으로서, 어린이들에 대한 고열량 저영양 식품에 대한 교내 판매 금지와 TV광고 제한, 외식업체의 영양성분 표시제도 등과 같은 정책(2009년 어린이식생활안전관리 특별법)을 들 수 있다.

진단과 치료의학 중심의 의료에서 최근 예방진료 양상으로 패러다임이 전환되면서 과학적 근거와 국민의료비 측면의 효율성 부분에서 고민해야 하는 부분이 생기게 되었다. 4차 예방은 위양성 결과가 사람에게 적용되는 것을 막자는 의미이며, 이익보다 위해가능성이 더 높은 의료개입의 유효성에 있어 과학적 근거가 명확하지 않은 경우 해당 의료개입으로부터 대상자를 보호해야 하며, 의료개입을 해야 한다면 윤리적 기반 하에서 해당 의료를 시행하는 것을 의미한다. 암 예방 측면에서 4차 예방에 해당하는 예제가 명확하지는 않으나, 암 예방 진료의 영역이 넓어지면 4차 예방의 개념이 중요한 개념으로 대두될 것으로 사료된다.

7 암 예방의 실현

암 생존자들의 경우 심혈관계 질환 등 다른 만성질환이 발생할 수 있는데, 이에 대한 예방 활동은 암 생존자라는 대상 측면에서는 3차 예방에 해당되지만 심혈관계 질환 예방을 위한 조기검진이라는 중재 측면에서는 2차 예방에 해당된다. 또한 심혈관계 질환 발생 위험이 높은 암 생존자들에게 추후 심혈관계 질환 발생을 예방하기 위한 위험요인 중재는 생존자라는 대상 측면에서는 3차 예방에 해당되지만, 중재 측면에서는 1차 예방에 해당된다. 이와 같이 1차, 2차, 3차 예방은 명확히 구분될 수도 있지만 대상과 중재 측면에서 그 분류가 달라질 수 있음을 기억해야 한다.

암에 대한 1차 예방의 목표는 발생률 감소이다. 2차 예방의 단기 목표는 조기진단과 조기치료를 통하여 지연시간(lag time)을 앞당기고 그로 인해 생존율이 가장 먼저 개선되는 것인데, 실제 목표는 인구집단의 사망률 감소가 되어야 한다. 조기진단 시에는 단기적으로 진단되는 환자의 수가 늘어나게 되면서 오히려 발생률이 늘어날 수 있다. 그러나 장기적으로 사망률 감소의 효과가 더욱 명확해지면 결국 발생률 감소로 이어지게 될 것이다. 3차 예방의 경우 환자의 사망률 감소의 반대급부로 암 유병률 증가가 나타날 수 있다. 그러나 단순한 지표로 판단하지 말고 환자들의 삶의 질 증가, 건강수명 증가, 직업 복귀율 등의 증가를 목표로 수립해야 할 것이다.

02 한국의 암 관리 및 예방과 정책

1 한국의 암 관리 사업 역사

암은 1983년 이래 한국인 사망원인 1위 질환으로, 국가 차원에서 암에 대한 체계적 관리 방안을 마련하고자 하는 꾸준한 노력이 있었다. 1996년 제1차 암정복10개년계획을 정부에서 수립한 뒤 이를 기반으로 국립암센터를 설립하고 암관리법(Cancer Control Act)을 제정하였으며, 보건복지부 내 암 전담부서를 신설하고 체계적인 암관리사업을 추진하였다. 한국의 암 관리는 정부 주도의 체계적 사업 추진이 매우 특징적이라고 할 수 있다.

정부는 국가 차원의 암 관리를 추진하기 위하여 1996년에 '제1차 암관리종합계획('96-'05)'을 수립하고 관련 사업의 근거를 마련하였으며, 이를 근거로 「암관리법」을 제정하고 국립암센터를 설립하였다. 그 후 2006년에 '제2차 암관리종합계획('06-'15)', 2016년에 '제3차 암관리종합계획('16-'20)'을 체계적으로 수립하며 암 관리를 추진하였다. 암 관리 영역에 따른 각 종합계획의 주요 추진실적은 [표 1]과 같다.

[표 1] 국가암관리종합계획 주요 추진실적

	제1기(`96-`05)	제2기(`06-`15)	제3기(`16-`20)
감시와 예방	• 중앙암등록본부 및 지역암등록본부 지정(`04) • 국가암 발생 DB 구축(`05)	• 국민암예방수칙 제정(`06) • 암예방의 날 제정(`07) • 국가암발생통계 산출기간 단축 * 2년으로 단축(`09) • 암등록통계 국제공인	• 시군단위 암 발생 통계 발표(`16)
조기검진	• 5대 암종 검진 실시 * 위, 유방, 자궁경부(`99), 간(`03), 대장(`04)	• 5대암검진 질지침 마련(`08) • 암검진기관 평가 도입(`08) • 7대암검진 권고안 개발(`15)	• 폐암 검진 시범사업(`17-`19) 및 본 사업 시행(`20) • 대장내시경 시범사업(`19-)

암 환자/생존자 지원	• 암 환자 의료비지원사업 실시 * 저소득층, 소아암(`02), 성인암까지 확대(`05)	• 암 보장성 강화 (본인부담금 5%) • 다학제진료 수가	• 암 생존자 통합지지 시범사업(`17 -)
완화의료	• 말기암 환자 호스피스 시범사업 실시(`03) • 암성통증관리지침 개발 (`04)	• 말기암 환자 호스피스 전문기관 지정 실시(`08) • 입원형 호스피스 수가 적용(`15)	• 소아청소년 완화의료 (`18.6 -) • 연명의료결정법 시행 (`17.8)
인프라	• 국립암센터 설립(`00) • 「암관리법」 제정(`03) • 지역암센터 6개 지정	• 지역암센터 12개소 운영	• 암빅데이터센터 개설 추진
연구	-	• 국산 항암신약 5건 개발 * 표적항암제 1건 포함 • 암연구투자 확대 * (`06)1,246억 → (`15)3,962억 • 항암신약사업단	• 정밀의료사업단(`17)

2 한국의 암 관리 체계 현황과 문제점

한국의 암 관리는 보건복지부가 주도하는 국가암검진과 암 치료를 위한 국민건강보험제도와 국고지원사업으로, 암 관리의 인프라성 사업은 암관리법에 근거한 암관리사업으로 구분되어 있다. 또한 진료의 기반이 되는 연구는 과학기술정보통신부나 교육부, 산업자원부 등 다양한 정부부처에서 추진되고 있다. 각 분야로 나누어 추진되면서 사업간 비전이나 조율, 협력에는 한계가 있다.

3 외국의 암 관리 사업

3-1 미국: 국가 포괄적 암 관리 프로그램

미국 질병관리본부(CDC)에서는 1998년 이래로 국가의 통합적 암 관리 프로그램(National Comprehensive Cancer Control Program, NCCP)을 제공하면서 암을 예방하고 관리하기 위한 프로그램의 설계와 전략 수립, 수행 적용 및 사업비 지원, 사업 안내, 기술

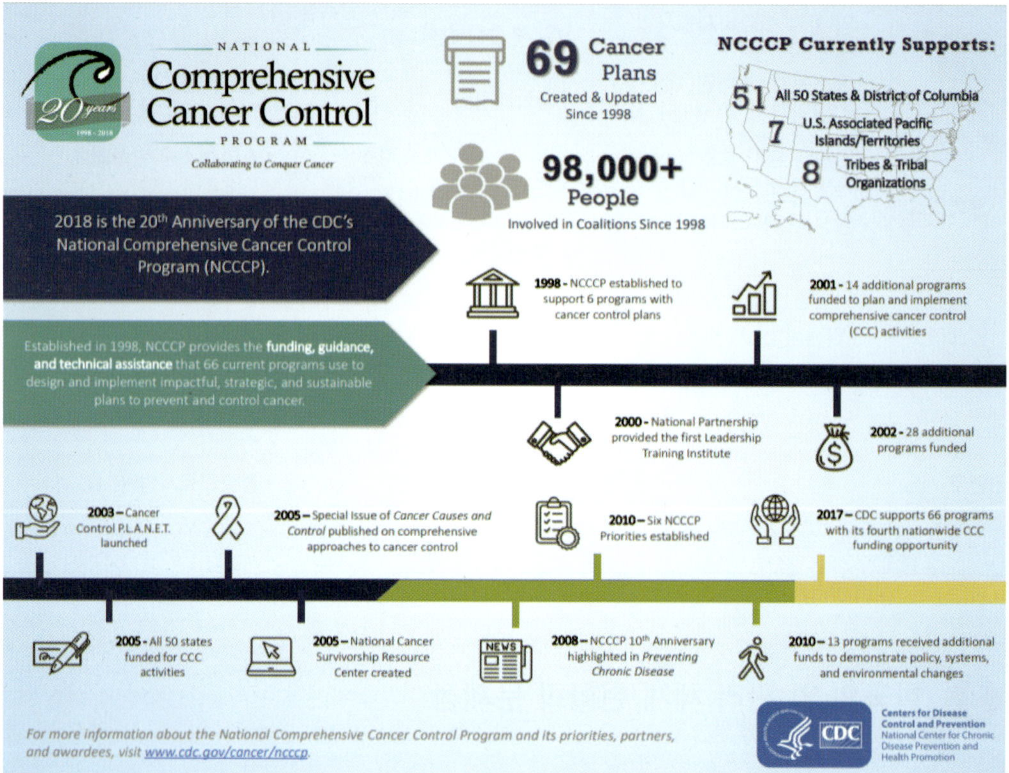

[그림 1] 미국의 국가 포괄적 암 관리 프로그램 추진 경과 (1998-2018)

적 지원 등을 하고 있다. 2010년에 6개의 우선순위 분야를 설정한 후 추진하고 있으며, 2018년까지 9만 8,000명의 사람들이 암 관리 프로그램에 협력 및 관여하였고 69개의 암 관리 계획이 수립되고 그중 94%가 추진되었다.

3-2 일본: 암 연구 10개년 전략('14-'23)

일본은 2007년 암관리법(Cancer Control Act)을 제정하고 이의 추진을 위하여 후생노동성과 국립암센터를 중심으로 연구와 사업을 진행하였다. 암에 의한 사망자 수 감소나 환자·가족의 고통 감소를 목표로 암의 실태를 해명하기 위한 연구, 혁신적인 진단 및 치료의 실용화를 위한 임상연구 등에 관한 시책을 마련하였다. 2019년 6월 후생노동성에서는 '암연구 10개년 전략'에 대한 중간평가를 시행하여 ① 미충족 의학적 요구(unmet medical

[표 2] 일본의 암 연구 10개년 전략

구분	내용
목표	완치·예방·공생 – 암 환자 및 지역사회와 함께 하는 암 연구
추진 주체	문부과학성, 후생노동성, 경제산업성
중점 추진 분야	암 특성 규명 연구
	미충족 의료 요구에 부응하기 위한 항암신약 개발
	환자 친화적인 새로운 의료기술 개발
	새로운 암 표준치료 연구
	생애주기 및 암 특성에 따른 중점 연구 영역
	암 예방법과 조기발견 기법
	암 생존자의 사회복귀 연구
	암 대책의 효과적인 추진과 평가

needs)에 대응하기 위해 소아의 고형암(pediatric solid tumor) 및 희귀암(rare cancer)에 대한 신약개발 추진, ②암 치료로 인한 신체적 고통에 대한 지지요법(palliative care) 연구 등의 내용을 후반기 5년의 중점 과제 및 신규 과제로 추가하였다.

3-3 영국: 성과 향상 – 암 전략

2011년에 영국의 보건국(Department of Health)에서는 국가 차원의 암 관련 성과를 향상시키기 위한 국가적 암 관리 목표를 수립하여 추진하였다(Improving outcomes: A strategy for Cancer, 2011). 암의 전주기에 걸친 전략적 프레임워크를 도입하여 암의 예방, 검진, 치료, 환자의 삶의 질, 형평성 제고와 관련한 성과 향상을 목적으로 추진하였다. 암과 관련해서 다양한 주제를 도출하여 전략을 수립하였으며, 특히 불형평성(inequity)과 암 진단 후 치료대기시간(waiting time)에 대한 집중적인 분석과 전략을 별도로 수립하였다. 영국에서는 암 전략을 진료 및 연구와 연계하여 추진하기 위해 건강보험인 NHS를 중심으로 NHS Cancer Plan을 추가적으로 수립하였다.

[표 3] 영국의 암 전략 (2011)

구분	내용
목표	"영국의 암 관련 성과를 세계적 수준으로 높이자."
추진 주체	보건국(Department of Health)
원칙	① 환자와 국민을 서비스의 중심에 둔다. ② 건강보험과 보건, 복지 서비스 제공 절차를 개선한다. ③ 모든 환자와 국민에게 양질의 서비스를 제공하기 위해 지방정부와 전문가들의 자율성을 높인다.
분야	환자와 국민들에게 정보 제공과 선택을 보장
	암 예방과 검진에서의 향상
	삶의 질과 환자경험에서의 향상
	암 치료에서의 향상
	불형평성 감소를 통한 암 성과의 향상
	자율성, 참여성, 민주주적 합법성을 고려한 위원회 운영

3-4 프랑스: 제3차 국가 암계획('14-'19)을 통한 암 치료의 향상 추진

프랑스에서는 2003년 국정지표의 최우선순위로 '암과의 전쟁'을 선포하고 정부 차원의 '암대책위원회'를 설치하였으며, 2004년에는 국립암센터(INCa)를 설립하였다. 프랑스 전역의 모든 사람에게 동등한 암 치료의 기회를 주기 위해 '제3차 국가 암계획(2014-2019)'을 수립하고 총 1.5억 유로의 예산을 할당하였다. 그중 암 의료시스템 마련을 위하여 140억 유로의 예산을 할당하였는데 구체적으로 다음과 같은 사항을 국가 암계획의 우선순위로 선정하였다. ①더 많은 환자 치료, ②기초의학 및 임상연구에 대한 더 많은 지원, ③환자의 암 투병기간과 그 이후 삶의 질 개선, ④암을 유발하는 위험요소 감소.

개인화 의학(personalized medicine) 또는 빅데이터 분석 분야에서 '건강 민주주의'와 같은 차별화된 가치를 강조하면서 지역별 8개의 통합암연구거점(SIRIC)을 구축하여 다학제적 통합 연구 및 바이오뱅크 네트워크 시행을 추진하였다. 또한 28개의 지역 분자유전센터와 16개의 초기임상시험센터(CLIP)를 통한 지원, 암 환자 무료 검사, 양성 환자의 표

[표 4] 프랑스 제3차 국가 암계획('14-'19)

구분	세부 내용
치료에 대한 접근성의 불평등 해소	• 가난한 사람들을 위해 무상으로 유방암, 대장암 검사 제공 - 현재 60% 대상 검진 → 80% 대상으로 3년마다 실시 - 10년 동안 30% 사망률 감소 기대, 5년 이내 자궁암백신 보급률 2배 증가 • (2019년) 지역 간 의료접근 불균형을 해소하기 위해 MRI 검사의 평균대기시간을 27일에서 20일로 줄일 것 • (2017년) 기관에서 제공하는 치료의 질에 대한 정보를 새로운 지표로 게시 • 환자의 편의성을 증대하기 위해 10년 동안 외래수술 수를 2배 증가 • 의학자들 사이의 정보 공유를 보장하기 위해 종양학에 관한 정보 공유를 2015년 말까지로 연장
모두를 위한 맞춤의학	• 임상실험의 수를 5년 안에 2배 증가 • 1,700여 명의 소아암 환자를 포함한 모든 암 환자들, 현재 혜택을 받지 못하고 있는 해외령을 포함한 모든 프랑스 지역의 암 환자들을 아우를 것 • 최고의 항암치료를 위한 유전학적 실험의 체계화와 함께 맞춤의학에 대한 접근성 강화 • 세계 유일의 프로그램으로서 앞으로 모든 암에 대한 서열분석 예정 - 이 프로그램을 위해 해당 기간 동안 6,000유로 지원 - 2015년 10,000 종류의 종양 분석 - 2018년 60,000 종류의 종양 분석
항암약품 가격의 재평가	• 환자들이 정기적으로 신속한 의약품을 사용하기 위해 시장에서 평가 이후의 결과를 기반으로 의약품 가격 재평가
암 투병환자의 더 나은 삶을 위한 지원	• 암 투병 후를 관찰하는 주치의와의 맞춤 프로그램을 치유된 모든 환자들에게 제공 • 질병으로 인해 교육을 받을 수 없는 16세 어린이까지 CNED(국립원격교육센터) 무료 등록대상 확대 • 직장 근무시간의 조정과 직업교육 강화를 통해 암 투병으로 회사에서 피해를 입는 직원들의 권리 확대 • 과거 암 투병 기록이 대출 혹은 보험 업체를 포함한 타인에게 유출되지 못하도록 관계법령 강화

적치료제 건강보험 지원, 민관협력을 통한 15개 혁신신약에 대한 초기 임상시험 지원을 추진하였다.

03 세계보건기구의 암 극복 전략

1 서론

세계보건기구(WHO) 산하 국제암연구소(IARC)의 발표에 따르면, 2020년 전세계적으로 1,930만명의 암 환자가 새롭게 발생하였으며 996만명이 암으로 사망하였다. 전체 암 발생의 60%, 암 사망의 70% 이상이 저소득 및 중간소득 국가(low and middle income countries)에서 발생하고 있다. 암으로 인한 사망은 에이즈, 말라리아, 결핵으로 인한 사망을 다 합한 수보다 많다. 그리고 이러한 암 발생과 사망은 앞으로 계속 증가할 것으로 전망된다.

세계보건기구는 2005년 5월 세계보건총회에서 승인한 '암 예방과 관리' 결의문(WHO58.22)의 후속으로, 증가하고 있는 암부담을 줄이고 암을 극복하기 위한 실질적 활동을 강화해나가기 위하여 〈암관리사업 실행지침(Cancer Control: Knowledge into Action)〉을 출판하였다. 이 지침은 총 6개의 모듈로 구성되어 있으며, 특히 중저개발국가의 정책 입안자와 암관리사업 담당자를 위한 것으로 효과적인 암관리사업을 위한 계획 수립, 실행, 홍보에 대한 실무적 내용을 포함하고 있다.

2 암 관리: 실천에 관한 지식, WHO의 효과적인 프로그램을 위한 가이드

이 지침에서 세계보건기구는 국가마다 '국가암관리계획'을 자체적으로 수립하도록 하고 있다. 그리고 국가암관리계획에 반드시 4개의 핵심 구성요소인 ①암 예방, ②조기검진, ③진단과 치료, ④완화의료를 포함할 것을 권고하고 있다. 국가암관리계획의 기본적인 요소로 지역사회주민을 대상으로 한 암등록사업(population-based cancer registration)도 포함하고 있다.

세계보건기구는 암을 극복 가능한 질환으로 정의하고 있다. 모든 암의 40% 이상을 예방할 수 있으며 유방암, 대장암, 자궁경부암을 포함한 가장 흔한 암 중 일부는 조기에 발견될 경우 치료할 수 있다. 그리고 암이 진행된 경우 진행속도를 늦출 수 있으며, 완화의료를 통해 통증을 줄일 수 있고, 환자와 그 가족들이 고통을 극복할 수 있도록 도울 수 있다. 자원수준에 관계없이 모든 국가는 예방, 조기발견, 진단 및 치료, 완화를 통해 암을 예방하고 치료할 수 있을 뿐만 아니라 고통을 완화시킬 수 있다.

이 지침은 세계보건기구에서 발간한 〈국가암관리사업: 정책 및 관리 지침(National cancer control programmes: policies and managerial guidelines)〉과 〈만성질환 예방프로그램(Preventing chronic diseases: a vital investment)〉 및 그동안 세계보건기구가 암을 효과적으로 관리하기 위하여 노력했던 여러 가지 정책에 기반하고 있다.

세계보건기구는 암 관리에 있어 통합적인 접근을 제안한다. 암의 위험요인의 일부는 다른 질환을 유발하는 위험요인이기도 하고 이들 위험요인을 관리하기 위한 방안도 매우 유사하다. 따라서 암과 이들 질환의 통합관리를 추진함으로써 보건의료자원을 효율적으로 사용할 수 있다. 예를 들면 암관리사업에서 생식 건강, B형간염 예방, HIV/AIDS, 직업 및 환경 보건과 같은 이슈들은 만성질환 예방과 연계하여 추진하도록 하고 있다. 세계보건기구가 발행한 〈암관리사업 실행지침〉 6개의 모듈은 다음과 같다.

- **모듈 1: 기획**

암관리사업을 어떻게 효과적으로 수립할 수 있는지를 소개한다. 특히 각 국가가 암관리사업에 투입할 수 있는 자원의 수준에 따른 암관리사업을 제시하고, 나아가 만성질환관리사업과 어떻게 연계할 수 있는지를 설명한다.

- **모듈 2: 예방**

피할 수 있는 주요 암 위험요인을 어떻게 효과적으로 관리하고 예방할 수 있는지를 소개한다.

- **모듈 3: 암 조기발견**

조기진단과 선별검사가 가능한 주요 암종의 효과적인 암 조기발견 전략을 소개하고, 어떻게 도입할 것인지를 제시한다.

- **모듈 4: 진단과 치료**

효과적인 암 진단 및 치료를 수행하는 방법을 소개한다. 특히 조기발견 프로그램 또는 치료 가능한 암과 연계된 방법을 제시한다.

- **모듈 5: 완화의료**
커뮤니티 기반 관리에 중점을 둔 효과적인 완화의료 사업의 도입방안을 제시한다.

- **모듈 6: 정책과 홍보**
의사결정자와 프로그램 관리자들을 위한 실무적인 지침으로 정책 개발 및 효과적인 암관리사업 도입을 어떻게 홍보하고 추진할 것인지를 제시한다.

한편, 세계보건기구 서태평양지역사무소 만성질환 예방관리과와 국립암센터 국제암대학원대학교가 공동으로 6개의 모듈을 활용한 이러닝 교육프로그램 e-CanLEAD를 개발하여 교과과정으로 운영하고 있다(http://edu.ncc-gcsp.ac.kr/?lang=en). 이 교육프로그램은 특히 저소득, 중간소득 국가의 암관리사업 담당자를 대상으로 암 예방과 관리 프로그램을 추진할 수 있는 역량을 강화하기 위한 목적으로 개발되었다. 기존의 6개 모듈 이외에 암 연구 모듈을 추가하여 총 7개 모듈(총 30개의 레슨)로 구성되어 있으며, 개발 과정에 세계보건기구 본부와 서태평양사무소, 국제암연구소(IARC), 미국 국립암연구소(NCI), 국립암센터의 전문가가 참여하여 암 관리에 필수적인 기본 지식과 사례들을 담았다.

3 국가별 암 관리 프로파일 2020

암과 만성질환에 대처하기 위해 각국의 질병 현황을 모니터링하고 질병을 관리하기 위한 각국의 노력을 평가할 수 있는 기준 마련이 반드시 필요하다. '세계보건기구의 국가별 암 관리 프로파일(WHO Global Cancer Country Profiles)'은 암 예방과 관리의 전세계적 현황을 파악하기 위한 보고서로서 각국의 암 사망률 및 발생률, 위험요인, 국가암관리계획 유무, 모니터링 및 감시, 1차 예방 정책, 선별검사, 치료 및 완화의료에 대한 데이터를 담고 있다. 프로파일에 담긴 데이터는 여러 자료원에서 도출한 것으로, 자세한 내용은 국제암연맹(Union for International Cancer Control, UICC) 웹사이트(https://www.iccp-portal.org/map)를 통해 확인할 수 있으며 Android 및 iOS 기기용 애플리케이션으로도 다운로드할 수 있다.

세계보건기구의 암 관리를 위한 노력의 하나로 최근 추진하고 있는 자궁경부암 퇴치와 소아암 관리를 위한 글로벌 이니셔티브의 사례를 소개한다.

자궁경부암 퇴치

https://www.who.int/reproductivehealth/cervical-cancer-public-health-concern/en/

전세계적으로 자궁경부암으로 인한 사망은 여성 암 사망의 7.5%를 차지하며, 네 번째로 높은 암 사망률을 보이고 있다. 2018년 9월 현재 2분마다 1명이 자궁경부암으로 사망하고 있다. 그러나 자궁경부암은 충분히 예방이 가능한 질환이기 때문에 더 이상 자궁경부암으로 인한 사망을 묵인할 수 없다. 이에 세계보건기구는 자궁경부암이 공중보건학적으로 더 이상 문제로 간주되지 않을 정도의 임계치에 대한 설정과 자궁경부암 퇴치를 달성하기 위한 단기간의 목표와 전략을 수립하고 있다.
자궁경부암 퇴치를 위해서는 무엇보다 비용-효과적인 자궁경부암 예방과 관리 사업을 우선적으로 추진하여야 한다. 자궁경부암 예방접종(인유두종 바이러스, Human Papillomavirus Vaccine, HPV), 선별검사를 통하여 자궁경부암으로 이행되기 이전 단계에서의 발견과 치료, 진행된 암의 조기진단 및 적절한 치료, 완화의료에 이르기까지 포괄적으로 추진하여야 한다.
자궁경부암 퇴치를 위해 다음의 3가지 목표를 수립하여야 한다.

① HPV 예방접종 확대
② HPV 검사를 이용한 선별검사 및 검사결과 양성 판정을 받은 여성의 적절한 관리 확대
③ 자궁경부암으로 인한 사망 감소

세계보건기구는 2030년까지 15세 여아의 90%가 HPV 예방접종 완료, 75%의 여성이 35세, 45세 때에는 자궁경부암 조기발견을 위한 정확한 선별검사 받기, 발견된 자궁경부암 환자의 90%는 적절한 치료와 관리를 받도록 하는 목표를 세우고 자궁경부암 퇴치를 위한 노력을 하고 있다. 이미 효과적인 자궁경부암 예방법과 관리법은 모두 알려져 있다. 이러한 새로운 예방법과 관리법을 이용해 전 세계 여성과 소녀들의 건강을 보호하고자 하는 노력에 동참할 것을 제안한다.

자궁경부암은 가장 예방 가능하고 치료 가능한 형태의 암 중 하나다. 자궁경부암 예방을 위해서는 HPV 예방접종, 선별검사 및 전암병변 단계에서의 치료, 침윤성암의 효과적 관리를 포함한 종합적인 국가 전략이 필요하다. 예방, 조기치료, 완화의료는 매우 비용-효과적이며, 여성과 소녀들의 건강과 복지를 평생 유지하는 데 도움을 줄 수 있다.
세계보건기구가 중요하게 다루고 있는 또 다른 자궁경부암의 이슈는 불평등이다. 매년 자궁경부암으로 인한 사망자의 약 90%는 저소득과 중간소득 국가에서 발생한다. 이 여성들 대부분은 목숨을 살릴 수 있었던 핵심적인 자궁경부암 치료나, 고통을 줄이고 삶의 질을 보호하는 데 도움을 주는 완화의료 서비스를 받지 못하고 있다. 또한 HIV에 감염된 여성은 지속적인 HPV 감염으로 자궁경부암이 발생할 가능성이 그렇지 않은 여성에 비해 4-5배 더 높다. 그동안 많은 고소득 국가들이 포괄적인 자궁경부암 예방과 관리를 성공적으로 이행하여 자궁경부암의 사망과 발생을 극적으로 줄일 수 있었다. 자궁경부암 퇴치를 위한 예방 및 관리 사업의 적극적 추진은 이러한 불평등을 해소하는 데 크게 기여할 것이다.

소아암 글로벌 이니셔티브

https://www.who.int/cancer/childhood-cancer/en/

지난 2018년 9월 세계보건기구는 2030년까지 소아암 생존율을 최소 60%까지 달성하기 위한 "WHO 세계 소아암 이니셔티브(WHO Global Initiative for Childhood Cancer)"를 새롭게 발표하였다. 이 새로운 목표는 현재 소아암 생존율을 2배 향상시키는 것으로 100만명의 소아암 환자를 추가로 구하는 것이기도 하다. 이 이니셔티브의 목표는 다음과 같이 2가지로 구분해볼 수 있다.

① 세계 및 국가 차원에서 소아암에 대한 인지도를 높임으로써 소아암 관리의 우선순위를 높임
② 소아암 치료에서 최상의 의료서비스를 제공할 수 있도록 국가의 역량을 확대

구체적으로 세계보건기구는 정부가 의약품과 기술을 포함하여 소아암의 진단과 치료 능력을 평가하거나, 암 진단 및 치료 프로그램 결정 및 비용의 우선순위를 설정하고, 소아암을 국가 전략, 건강보험 급여항목 및 사회보험 계획에 통합할 수 있도록 지원할 것이다.
암은 0-19세 어린이에게서 매년 30만 건 이상 새롭게 진단되는 등 어린이들의 주요 사망원인이다. 저소득 국가와 중간소득 국가의 암에 걸린 아이들은 고소득 국가의 어린이들보다 4배나 더 사망 위험이 높다. 이들 국가에 사는 소아암 환자들은 잘 진단되지도 않을 뿐 아니라 비싼 비용 때문에 치료를 포기해야 하는 경우가 많다. 또 이들을 관리해야 하는 전문적 훈련을 받은 인력 역시 부족한 상황이다.

세계보건기구의 소아암 글로벌 이니셔티브는 목표를 달성하기 위해 다수의 파트너가 참여하여 지원을 할 예정이다. 그중 미국의 세인트주드 아동연구병원(St. Jude Children's Research Hospital)은 소아암에 대한 최초의 협력센터로, 이니셔티브의 이행을 지원하기 위해 미화 1,500만 달러를 기부했다. 세계보건기구 사무총장은 "너무 많은 어린이들이 암으로 목숨을 잃었고, 가난한 나라의 생존율은 부유한 나라보다 형편없이 낮다. 세인트주드 아동연구병원과의 파트너십이 이러한 불공정함을 바로잡는 단계가 되기를 바란다"고 하였다.
이 이니셔티브는 매년 4,100만명의 목숨을 앗아가는 암, 당뇨병, 심장, 폐 질환 등 비전염성질환만큼 긴급한 조치를 촉구하기 위해 모든 국가의 수십 명의 국가원수와 장관들을 소집하는 '비전염성질환에 관한 제3차 유엔 총회 고위급 회의(Third UN Geneal Assembly High-Level Meeting on Noncommunicable Diseases)' 직후에 발표되었다. 이 행사는 2030년까지 비전염성질환으로 인한 조기사망률을 3분의 1로 줄여 지속가능개발목표(Sustainable Development Goals, SDG)의 목표치 3.4 달성을 위한 중요한 이정표가 될 것이다.

04 국가암검진

1 암검진 전략

암검진(cancer screening)의 개념을 이해하기 위해서는 먼저 조기발견, 조기진단, 검진에 대한 용어를 명확히 이해하는 것이 필요하다. 조기발견(early detection)은 질병이 진행되어 증상이 발현되기 전에 발견하는 것을 의미한다. 암의 조기발견은 조기에 치료를 받는 경우 치료가 더욱 효과적이라는 전제하에 주변 조직이나 다른 장기로 암이 퍼지기 전에 원발장기에 국한된 암을 발견하는 것을 그 목적으로 한다. 암 조기발견 프로그램(cancer early detection program)은 '조기진단'과 '검진'뿐만 아니라 이후에 이루어지는 암의 확진, 치료 그리고 사후관리까지를 모두 포함하는 개념이다.

조기진단(early diagnosis)은 질병으로 인한 징후나 증상을 가능한 한 빨리 인지함으로써 조기치료를 통하여 치료의 효과를 높이는 것을 의미한다. 이를 위해서는 일반인은 물론 의료인과 보건의료 관계자 등에게 특정 징후나 증상에 대한 교육을 필수적으로 해야 한다. 예를 들어, 유방에 덩어리가 만져진다거나 특별한 이유 없이 단기간에 체중감소가 있을 경우에 이를 인지하고 즉시 전문가와 상의할 수 있도록 하는 교육이 선행되어야 한다.

검진(screening)은 증상이 없는 사람들을 대상으로 진찰, 검사 또는 여러 가지 시술 등을 통하여 인지하지 못한 질병이나 문제가 있는지를 확인하는 것을 의미한다. 검진은 개인검진(opportunistic screening)과 집단검진(organized screening)으로 나눌 수 있는데, 여기서는 인구집단을 대상으로 하는 집단검진을 다루도록 하겠다. 암검진은 국가단위의 암 관리를 위한 '암 조기발견'의 한 부분으로, 암검진 프로그램을 시행하는 경우에는 몇 가지 고려해야 할 사항들이 있다. 먼저 소수의 개인에게 제공하는 것이 아니고 전체 국민 또는 다수의 인구집단에 검사를 제공해야 하므로 해당 지역에 암검진을 위한 기반이 제대로 갖춰져 있어야 실행할 수 있다. 또한 암검진을 제공할 수 있는 충분한 수의 인력, 확진과 치료 및 사후관리까지 가능한 시설의 확보 여부가 암검진 프로그램의 성공 여부를 결정하는 주된 요인이다. 왜냐하면 암검진 프로그램은 효과적인 검진방법을 선택하는 것도 중요하지만, 이상소견이 나온 경우에 신속하게 확진을 하고 적절한 치료를 제공할 수 있도록 하는 사후관리체계와 연계해 지속적인 서비스를 제공할 수 있어야 하기 때문이다.

암검진 프로그램을 시행할 것인지를 결정하기 위해서는 암검진을 통한 효과에 대한 근거가 있어야 하고, 질병의 보건학적 중요성, 검사방법의 효능, 비용-효과성, 그리고 활용 가능한 시설·인력·장비가 있는지 등을 충분히 고려한 후 결정해야 한다. 특히 비용을 고려할 때는 검진 자체만의 비용뿐 아니라 검진 이후 유발되는 비용도 같이 고려해야 한다. 암검진 비용 자체는 상대적으로 적게 소요된다고 해도 검진 후 이상소견으로 인해 추가 검사를 하거나 확진을 위한 추가적 비용이 많이 소요될 수 있기 때문이다. 또한 암검진 이외의 다른 사업에 투입되지 못함으로써 발생하는 기회비용까지 같이 고려해야 한다. 대부분의 보건의료체계에서는 자원이 제한되어 있다. 따라서 암검진으로 인한 이익(benefit)이 위해(harm)보다 크고 검사의 효능과 비용-효과성에 대한 충분한 근거가 있는 경우 암검진을 권고해야 한다.

인구집단을 대상으로 하는 암검진 프로그램을 계획할 경우에는 기본적인 선행조건들이 충족될 경우에만 도입을 검토하게 되는데, 윌슨(Wilson)의 기준으로 알려져 있는 세계보건기구(WHO) 기준이 대표적이다. 한국에서도 국가건강검진 항목의 선정을 국가건강검진위원회(2011. 03. 29)에서 발표하였다[표 1].

[표 1] 국가건강검진 항목의 선정 원칙

1. 중요한 건강문제일 것
2. 조기발견하면 치료가 가능할 것
   - 2-1. 질병을 조기에 진단할 수 있는 정확한 선별검사방법 및 검사주기가 존재할 것
   - 2-2. 조기발견에 따른 근거 있는 치료 및 관리 방법이 있고 이용 가능할 것
3. 검진방법이 수용성이 있을 것
   - 3-1. 국민이 쉽게 받아들일 수 있는 방법일 것
   - 3-2. 인프라(검진기관 수, 시설, 장비, 인력 등)가 구축되어 있을 것
4. 검진으로 인한 이득이 손해보다 클 것
5. 비용 대비 효과가 있을 것

2 국가암검진사업

한국의 첫 공공 암검진은 자궁경부암 검진으로 1988년 시작된 직장의료보험 피부양자를 대상으로 실시한 일반 건강검진 항목에 자궁경부세포검사가 포함되었다. 이어 1990년 공무원 및 사립학교 교직원 가입자 가운데 희망자에 한하여 위암, 간암, 대장암, 유방암, 자궁경부암에 대한 암검진(희망암검진)을 실시하였다. 이후 1996년 희망암검진 대상자를 직장의료보험 가입자까지 확대하였으며, 국민건강보험공단의 출범으로 2000년 지역가구주, 2001년 만40세 이상 피부양자 및 지역가구원까지 대상자를 확대하면서 전체 건강보험가입자로 암검진(2000년 지역가입자로 확대되면서 희망암검진의 명칭이 특정암검진으로 변경됨) 대상자를 확대하였다.

한편 정부는 제1차 암정복10개년계획(1996-2005년)에 따라 1999년부터 취약계층인 의료급여수급권자를 대상으로 위암, 유방암, 자궁경부암에 대해 무료로 암검진을 제공하는 국가암조기검진사업을 시작하였다. 이후 2002년 국가암조기검진사업 대상자를 기존의 의료급여수급권자에서 건강보험가입자 가운데 보험료 부과기준 하위 20%에 해당하는 저소득층으로 확대하였으며, 2003년에는 하위 30%로 확대하고 간암 검진을 추가하였다. 2004년에는 대장암 검진을 추가하면서 5대 암 검진체계를 구축하였으며, 2005년에는 무료로 암검진을 받을 수 있는 대상자를 하위 50%까지 확대하였고 본인부담금이 발생하는 암검진 대상자의 경우에는 일반 건강검진 항목으로 받고 있던 자궁경부암 검진을 특정암검진 항목으로 옮겨서 비로소 5대 암에 대한 공공암검진체계를 구축할 수 있었다.

현재까지도 공단암검진, 국가암검진 등등의 표현을 일선 검진기관에서 구분해 사용하고 있으나 한국 국가단위 암검진 프로그램(이하 국가암검진사업)은 모든 국민에 대해서 동일한 프로토콜에 따라서 암검진을 제공하고 있다. 다만 소득수준에 따라서 전액 무료인지 또는 검진비용의 일부를 부담하는지 차이가 있을 뿐이다. 국가의 정책 방향은 무료 암검진 대상을 확대하고 검진비의 부담률을 낮추는 방향으로 지속적으로 추진하였는데, 2005년까지는 암검진 비용의 본인부담금이 50%에서 2006년 20%로 줄어들었고, 2010년에 10%로 추가로 줄어들었다. 자궁경부암 검진의 경우 무료로 제공하는 일반건강검진 항목으로 시작되어서 국가암검진사업 시작부터 전 국민을 대상으로 무료로 제공되고 있으며, 2018년부터는 대장암 검진도 전 국민을 대상으로 무료로 제공되고 있다.

3 암종별 가이드라인

암검진에 있어 가장 중요한 요소 중의 하나가 무슨 암종을, 누구를 대상으로, 어떠한 방법으로, 얼마나 자주 검사를 할 것인가이다. 이를 결정하기 위해서 질병의 사회적 부담, 조기발견을 위한 검사방법의 유무, 조기발견 시 치료 가능성, 검진 가능 가용 의료인력 및 장비, 검진으로 초래될 수 있는 이익과 위해, 비용-효과 등을 검토하여야 한다.

한국은 2001년 국립암센터와 대한위암학회, 대한간학회, 대한대장항문학회, 한국유방암학회, 대한산부인과학회 등의 관련 전문학회가 공동으로 위암, 간암, 대장암, 유방암, 자궁경부암의 5대 암종에 대한 표준 암검진 권고안을 개발하여 발표하였다. 국가암검진사업이 시행된 지 10여 년이 지난 2015년에 암검진에 대한 국내외 연구의 근거를 종합하고 국가암검진사업의 성과를 평가하여 국가암검진 권고안을 개정하였다. 2015년 개정안에는 한국에서 암 발생률이 급격히 증가하는 갑상선암과 높은 암 사망률을 보이는 폐암에 대한 검진 권고안 개발도 함께 진행되었다. 개정된 국가암검진 권고안은 계획 단계부터 다학제 전문가들이 참여하여 체계적 문헌고찰과 한국 국가암검진 분석 결과를 반영한 근거 중심으로 개발되었다.

[표 2] 한국인의 암검진 권고안

	2001년	2015년
위암	40세 이상 성인	40-74세 성인 남녀
	2년	2년
	위내시경 또는 위장조영촬영	위내시경[1]
		위장조영촬영[2,3]
간암	30세 이상 남성, 40세 이상 여성 간암 발생 고위험군[4]	40세 이상 B형, C형 간염바이러스 보유자 연령과 상관없이 간경화증 환자
	6개월	6개월
	복부 초음파검사와 혈청 알파태아단백검사	복부 초음파검사와 혈청 알파태아단백검사

대장암	50세 이상 성인[5]	45-80세 성인 남녀
	5-10년	1-2년
	대장내시경[1]	분변잠혈검사[1]
	5년 주기의 에스결장경검사와 대장이중조영검사[2]	대장내시경[2]
유방암	30세 이상 여성 매월 유방자가검진	40-69세 여성
	35세 이상 여성 2년 의사에 의한 임상진찰	2년
	40세 이상 여성 1-2년 유방촬영술	유방촬영술
자궁경부암	성경험이 있거나 20세 이상 여성[6]	20세 이상 여성[7]
	1년	3년
	자궁경부세포검사	자궁경부세포검사[1,8]
		자궁경부세포검사와 인유두종바이러스검사[2,8]
폐암	-	30갑년 이상의 흡연력[9]이 있는 55-74세 고위험군
		1년
		저선량 흉부컴퓨터단층촬영
갑상선암	-	초음파를 이용한 갑상선암 검진은 근거가 불충분하여 일상적인 선별검사로는 권고하지 않음

1 일차적으로 권고하는 검진방법
2 선택적으로 고려할 수 있는 검진방법
3 위내시경을 할 수 없거나 수검자가 원하는 경우에 시행할 수 있다.
4 B형 또는 C형 간염바이러스에 의한 만성 간질환자 혹은 간경변 및 기타 간암 발생 고위험군
5 대장암 고위험군의 경우는 전문가와 상의한다.
6 성경험이 없을 경우에는 자궁경부암 검진대상자에 포함되지 않는다.
7 최근 10년 이내에 자궁경부암 검진에서 연속 3번 이상 음성으로 확인된 경우의 75세 이상 여성에는 권고하지 않는다.
8 고식적 자궁경부세포검사(conventional Pap smear test) 또는 액상세포도말검사(liquid-based cytology)
9 금연 후 15년이 경과한 과거 흡연자는 제외한다.

한편 대규모 인구집단을 대상으로 하는 집단검진의 경우에는 검진을 할 수 있는 가용자원과 비용·효과 등을 중요하게 고려하여야 한다. 현재 국가암검진사업에서 제공하는 암검진 프로그램은 기존의 국가암검진 권고안을 일부 수정한 것으로 검진대상, 주기, 방법에 다소 차이가 있다[표 3].

[표 3] 현행 국가암검진사업 프로토콜

암종	검진대상	검진주기	검사방법
위암	40세 이상 성인	2년	위내시경 또는 위장조영촬영
간암	40세 이상 간암 발생 고위험군[1]	6개월	복부 초음파검사와 혈청 태아단백검사
대장암	50세 이상 성인	1년	분변잠혈검사[2]
유방암	40세 이상 여성	2년	유방촬영술
자궁경부암	20세 이상 여성	2년	자궁경부세포검사[3]
폐암	30갑년 이상의 흡연력을 가진 54-74세 현재 흡연자[4]	2년	저선량 흉부컴퓨터단층촬영

1 간경변증이나 B형 간염바이러스 항원 또는 C형 간염바이러스 항체 양성으로 확인된 자
2 분변잠혈검사에서 양성(positive) 판정을 받은 경우에 추가적으로 대장내시경 또는 대장이중조영검사 실시
3 고식적 자궁경부세포검사(conventional Pap smear test)
4 2019년 현재, 현재 흡연자로 제한되어 있으나 금연한 지 15년 이내의 과거 흡연자까지 확대할 예정

4 암검진 참여율

국가암검진사업의 참여율은 지속적으로 증가하고 있다. 5대 암에 대한 국가암검진 체계가 구축된 2005년 참여율은 위암 검진 17.4%, 간암 검진 17.8%, 대장암 검진 12.6%, 유방암 검진 21.3%, 자궁경부암 검진 18.6%였다. 정부는 국가암검진의 참여율을 높이기 위해서 다양한 대책을 마련하였는데, 수검자의 접근도를 높이기 위하여 국가암검진을 제공하는 검진기관의 수를 확대하였고 공휴일과 주말에도 검진을 받을 수 있게 수가가산율을 신설하였다. 수검자의 경제적 부담을 줄여주기 위하여 무료 검진대상자를 지속적으로 확대하였고 의료급여수급권자와 건강보험 하위 50% 수검자가 국가암검진으로 암을 진단받을 경우에는 의료비지원사업을 통해 경제적 지원도 하고 있다. 이러한 지속적인 정부의 노력으로 참여율이 꾸준히 증가하여 대장암 검진을 제외한 나머지 암종의 참여율이 50%를 넘어섰고 위암, 간암, 유방암 검진의 경우에는 60%의 참여율을 보이고 있다[표 4].

상대적으로 참여율이 낮은 대장암 검진의 경우에는 나머지 4개 암검진에 비해서 참여율이 낮기는 하지만 2012년 검진주기가 2년에서 1년으로 변경되면서 검진대상자가 다른 암검진에 비해 많아져 실제 참여하는 검진자 수는 2017년 기준 580만명으로 위암 검

[표 4] 국가암검진사업 참여율 현황

암종	연도	검진대상자(명)	참여자(명)	참여율(%)
위암	2015	12,159,656	6,851,892	56.4
	2016	12,656,049	7,403,392	58.5
	2017	12,812,473	7,569,899	59.1
간암	2015	1,055,766	593,753	56.2
	2016	722,730	462,820	64.0
	2017	705,110	469,606	66.6
대장암	2015	14,853,422	5,008,596	33.7
	2016	15,445,936	5,419,622	35.1
	2017	16,109,937	5,815,636	36.1
유방암	2015	6,344,719	3,789,316	59.7
	2016	6,556,476	4,054,028	61.8
	2017	6,684,284	4,148,410	62.1
자궁경부암	2015	7,907,451	4,201,502	53.1
	2016[1]	9,335,746	4,866,701	52.1
	2017	9,587,030	5,132,384	53.5

1 검진대상자 '30대 이상'에서 '20대 이상'으로 확대

진 다음으로 많은 사람들이 참여하고 있다. 자궁경부암 검진의 경우에는 2016년 검진대상자가 30대 이상 여성에서 20대 여성까지 추가되면서 검진대상자는 확대되었지만, 20대 여성의 자궁경부암 검진 순응도가 낮아서 전체적인 참여율은 낮아지고 있다.

한국에서는 국가암검진과 같은 공공검진뿐만 아니라 개인검진으로 암검진을 많이 받고 있어 실제 한국 국민들의 암검진 수검률을 확인하기 위해서는 추가적인 조사가 필요하다. 국립암센터에서는 2004년부터 지속적으로 '암검진수검행태조사'를 통해서 한국 국민들의 암검진 수검률을 조사하고 있다. 2019년 조사에서는 위암 70.8%, 대장암 62.6%, 유방암 62.3%, 자궁경부암 57.1%(20대 포함하면 51.0%)의 검진 수검률을 보고하였다. 이는 70–80% 수준의 미국, 영국에 비하면 낮지만 40%대의 일본에 비해서는 높고, 제2차

암정복10개년계획(2006-2015년)에서 설정한 목표치 70%에 거의 근접한 수치이다.

인구집단을 대상으로 하는 암검진이 목표 암의 발생률 및 사망률의 감소를 가져오기 위해서는 대상자의 높은 참여율이 전제되어야 한다. 국립암센터의 조사에 따르면 암검진을 받지 않는 이유로, 현재 건강하기 때문에 검진의 필요성을 못 느낀다는 응답이 가장 많았다. 그러나 암검진은 아무런 증상이 없는 단계에서 검사를 통해 질병을 조기에 발견하는 것이다. 결국 암검진에 대한 인식이 부족하기 때문에 많은 사람이 암검진을 미루거나 외면하는 것이라 판단된다. 따라서 국가암검진의 참여율 또는 암검진 수검률을 높이기 위한 교육과 홍보, 대상에 맞는 적극적 중재가 필요하다.

05 비만 및 대사증후군 관리를 통한 암 예방

1 일반적인 보건사업의 실행과 평가

보건사업의 실행(implementation)은 수립된 보건사업 실행 계획의 일정에 따라 이를 운영하여 목표한 결과를 산출하기 위해 노력하는 전 과정을 말한다. 보건사업을 기획한 후 실행에 옮기는 것은 기획 과정에서 미처 고려하지 못한 많은 문제를 만나게 되는 복잡한 과정이다. 보건사업을 성공적으로 수행하기 위해서 다음과 같은 점들을 고려하여 운영할 필요가 있다.

첫째, 보건사업의 수행에 필요한 절차에 대한 자료와 정보를 체계적으로 기록하고 공식적인 문서로 남겨두어야 한다. 실행 과정에서 필요한 의사결정을 위한 정보들을 적시에 제공할 필요가 있고, 모니터링 및 평가의 근거를 마련할 필요가 있기 때문이다. 둘째, 보건사업의 실행과 관련된 여러 인력 및 자원 간 관계, 지역사회의 다양한 협력 관계 등을 형성하고 이를 잘 조정·유지해나가야 한다. 보건사업은 결국 사람을 대상으로 하는 사람이 하는 일이고, 그 관계에 의해서 서비스가 생산·유지되기 때문이다. 셋째, 지역보건사업을 통해 제공되는 서비스의 양과 질에 관련된 기준을 개발하고 실제 지역사회의 건강지표를 개선할 수 있도록 충분하게 그리고 적정한 수준으로 서비스를 제공하여야 한다. 넷째, 재원이 효율적으로 활용되도록 배분하여야 한다. 이 밖에도 부문 간 협력과 주민참여를 보건사업의 운영 과정에서 반드시 고려하여야 한다.

역사적으로 감염병 관리 중심의 보건행정이 지배적인 상황에서 건강증진은 개인의 책임으로 인식되었고, 치료 중심의 보건의료체계에서 의료서비스의 구매를 통한 개인적 해결이 주요한 해법으로 여겨져왔다. 그러나 인구의 고령화와 만성질환 중심의 질병구조 변화, 그리고 건강의 사회적 결정요인에 대한 증거가 축적되면서 건강증진이 개인의 선택이 아닌 지역사회 전체의 문제로 인식되고 있다.

일반적으로 평가란 의사결정을 지원하기 위한 목적으로 하는 것이다. 따라서 의사결정의 지원을 위해서라도 평가는 체계적으로 이루어져야 한다. 먼저, 평가는 반드시 사업을 개선한다는 목적의식을 가지고 이루어져야 하며 평가결과는 의사결정에 활용되어야 한다. 또한 평가는 사업의 목적과 목표, 이를 측정하기 위한 지표와 일관성을 가지고 이루어져야 한다. 사업을 지속적으로 개선하고 향상해나가기 위해서 보건사업의 기획과 수행이 평가와 유기적인 관련성을 가지고 진행되어야 한다.

보건사업을 평가하는 궁극적 목적은 사업을 개선하는 데 있다. 이러한 목적을 달성하기 위해서는 평가에 5가지 요소가 포함되어야 한다. 첫째, 사업 목표의 달성 여부가 포함되어야 한다. 둘째, 사업의 효과 부분이 포함되어야 한다. 셋째, 사업의 개선방안이 포함되어야 한다. 넷째, 사업의 결과에 대한 책임소재가 명확하게 드러나야 한다. 다섯째, 건강과 건강수준의 결정요인을 포함하여 보건사업과 관련된 새로운 지식을 획득하는 내용이 포함되어야 한다.

또한 평가를 통해 소기의 목적을 달성하려면 보건사업의 평가가 기본적으로 몇 가지 원칙에 따라 이루어져야 한다. 첫째, 명확한 목적하에 보건사업의 평가가 이루어져야 한다. 평가가 사업 전체의 목적 달성과 관련성을 가질 수 있도록 그 목적 및 방법이 보건사업의 기획에 포함되어야 한다. 둘째, 사업의 기획에 관련된 사람, 사업에 참여한 사람, 평가에 따라 영향을 받게 될 사람들이 평가에 참여해야 한다. 셋째, 평가기준이 명확하고 객관적이어야 한다. 평가기준이 모호하면 평가결과에 대한 수용성이 떨어질 수밖에 없고, 평가에 기초한 개선방안 도출이 어렵게 된다. 넷째, 평가는 미래지향적이며 활동 중심적으로 시행되어야 한다. 다섯째, 평가결과는 사업과 관련되어 있는 모든 이들에게 환류되어야 한다. 이를 통해 평가가 의사결정을 하는 데 핵심적 정보로 활용될 수 있어야 하고, 사업에 참여했던 사람들에게 학습의 장으로 기능해야 한다.

일반적으로 보건사업을 평가하는 데에서 다루어지는 평가의 네 영역을 살펴보면, 첫째는 보건사업에 무엇이 어느 정도 투입되었는지를 평가하는 영역이다. 이를 노력(effort)이라고도 하는데, 사업에 투입된 재정과 재정 이외의 요소로서 보건사업요원의 수나 보건사업요원이 사업에 투입한 시간 등으로 측정한다. 둘째는 보건사업을 통해 얻은 결과물을 평가하는 영역으로, 중간 산출물과 최종 결과로 나누어볼 수 있다. 사업의 중간 산출물은 사업 실적과 적절성 평가가 그 내용으로 포함된다. 사업의 결과는 사업이 달성하고자 하는 최종 목표를 달성하였는가를 점검하는 것이다. 예를 들면, 건강수준의 향상과 같은 결과와 이에 영향을 미치는 요인의 변화를 파악하는 것이다. 셋째, 서비스 노력과 성취도의 비율을 평가하는 영역이다. 흔히 이를 보건사업의 효율성 평가라고도 하는데, 비용-효과분석이나 비용-편익분석 등 경제학적 평가방법이 적용되기도 한다. 넷째, 사업의 성공과 실패 요인을 분석하는 평가 영역이다. 평가 유형 중에서 과정평가를 통해 주로 수행되는데, 사업을 수행하면서 사업목적의 달성에 긍정적으로 기여한 요인이나 부정적으로 기여한 요인 등을 찾아내는 것이다.

보건사업의 평가는 평가시기, 평가주체 등에 따라 몇 가지 유형으로 나눌 수 있다. 먼저 평가시기별로 보면, 보건사업의 진행단계 중 어떤 단계에서 평가가 이루어지는가에 따라 시초평가, 중간평가, 최종평가로 구분할 수 있다. 그리고 접근방법에 따라 구조평가, 과정평가, 결과평가 등으로 나누기도 한다. 구조평가는 보건사업을 위해서 투입된 인력 및 조직 구조, 시설과 장비, 재정 등의 적합성을 판정하는 것이다. 과정평가는 보건사업이 계획한 바에 따라 잘 추진되고 있는지를 점검하고 관련 요인들을 규명하는 것이다. 결과평가는 보건사업의 산출, 효과, 영향 등을 평가하는 것이다.

보건사업의 평가단계는 평가준비, 평가진행, 평가결과활용 단계로 나누어볼 수 있다. 평가준비단계는 보건사업의 기획단계부터 시작된다. 이 단계에서는 보건사업의 평가에 이용할 모형을 결정하고 보건사업의 평가목적에 부합되는 평가지표와 기준을 정하며 평가계획표를 수립한다. 평가지표는 보건사업의 목적과 목표의 달성 여부와 정도를 판단하는 데 이용하므로 목적한 바를 제대로 측정할 수 있는 능력이 있어야 하며(타당성), 측정도구로서 신뢰성을 가지고 있어야 한다. 또 이루어진 변화를 잘 파악할 수 있도록 감수성과 특이성을 가지고 있어야 한다. 평가지표별로 결과를 판단할 수 있는 평가기준도 필요하다. 평가기준은 보건사업의 달성 정도를 판단하거나 비교할 때 사용된다. 평가진행단계는 평가를 위한 자료를 수집하는 단계와 수집된 자료를 분석하는 단계로 나뉜다. 자료 수집은 평가지표를 산출할 수 있는 정보를 중심으로 이루어지며 사업의 다양한 측면을 평가하기 위해 여러 가지 1, 2차 자료를 수집하게 된다. 최근 한국에서는 사업비를 지원한 기관의 요구 등으로 인해 평가가 당연시되고 있으나, 요식행위 정도의 형식적 평가에 그치고 있어서 보건사업이 평가와 무관하게 관행적으로 반복되는 경우가 많다. 이를 지양하고 평가결과를 적극적으로 활용하기 위해서는 원칙에 기반을 둔 평가를 진행하여야 할 것이다.

2 비만 및 대사증후군사업의 원칙과 방향

다른 보건사업과 마찬가지로 비만 및 대사증후군사업의 경우도 대상자의 생애과정 및 생활터별 특성의 차이로 말미암아 사업의 기획과 실행에 있어서 차이가 발생할 수밖에 없다. 먼저, 학생의 건강생활습관은 비만 및 대사증후군 등 평생의 건강관리에 영향을 미치는 매우 중요한 요소이고, 생활터인 학교의 환경이 중요한 역할을 한다는 점에서 비만 및 대사증후군사업의 첫 출발지점이라 할 수 있다. 학생의 비만예방을 위해서는 학생을 지도하는 교사가 비만예방의 필요성을 이해하고, 건강증진 기술을 습득하여 학생 건강을 위한 도우미 역할을 수행해야 한다. 현재 보건교사가 배치되어 있는 학교는 보건교사가 학생들의 건강을 관리하고 있지만, 그렇지 않은 학교는 관리가 어려운 실정이다. 또는 보건교사가 배치되어 있어도 많은 수의 학생을 혼자서 감당하기가 불가능한 경우가 있기 때문에 오히려 교실에서 수업시간 등을 통해 학생들과 밀접히 교류하고 있는 담임교사 등이 책임 있는 역할을 할 수 있다면, 학생들의 비만예방에 큰 기여를 할 수 있을 것이다. 독일과 같은 선진국은 이미 오래전부터 신체활동, 삶의 질과 관련된 학생의 건강증진을 위하여 교사에게 일정한 역할을 부여하고 있고, 그 효과성이 입증되고 있다. 한국은 교육부에서 2012년부터 2014년까지 3년 동안 건강증진모델학교를 통한 학생 건강증진 활동을 수행해왔는데, 건강증진모델학교를 운영하고 있는 교사들이 그렇지 않은 학교의 교사보다 건강에 대한 관심과 인식이 유의하게 높았다. 비만예방사업에 대해 충분한 인식을 갖고 있는 교사가 비만예방사업에 참여한다면 훨씬 효과적인 사업을 수행할 수 있을 것이다.

일반교사 대상의 비만예방을 위한 학생 건강도우미 양성 프로그램은 일반교사의 건강에 대한 지식과 태도를 향상시킴으로써 학생 건강도우미로서의 역할을 수행하고, 자신의 비만예방행위를 강화하는 데에 목적이 있다. 구체적으로 먼저, 참여 교사의 경우는 교육에 참여하기 전보다 참여 이후에 건강에 대한 지식과 긍정적인 태도가 일정 수준 이상 좋아지고, 건강생활실천율 및 비만도 역시 좋아지며, 학생의 건강생활 실천을 지도할 수 있는 자기효능감이 높아지는 것을 사업 목표로 정할 수 있다.

한편, 프로그램 운영을 위한 전담인력을 반드시 확보해야 한다. 일반교사를 대상으로 한다는 점에서 교육청, 교육지원청과 필수적으로 협력체계를 구축해야 한다. 교육청 및 교육지원청이 교사들의 교육프로그램 참여를 안내할 수 있도록 역할을 부여할 뿐 아니라 적극적인 독려를 위해 교육평점 등과 같은 인센티브를 제공할 수 있도록 제도적 장치를 마련해야 한다. 또한 학회 및 대학이 교육프로그램을 개발하고 제공하는 데에 자문단 역할을 하고 교육프로그램의 체계적 평가에 기여할 수 있도록 연계할 필요가 있다. 투입 예산은 도시 지역과 농어촌 지역 등의 특성에 따라 유동적으로 달라질 수 있겠으나 표적집단이 되는 대상자를 포괄하고 충분하게 사업이 이루어질 수 있도록 예산을 충분하게 확보해야 한다.

역량 강화 교육은 전문가가 아닌 일반교사가 학생의 건강생활을 도울 수 있는 역량 구축에 초점을 두어야 한다. 건강의 기본 개념에 대한 학생들의 이해를 높이고, 비만예방에 필요한 구체적인 방법 등에 대하여 교육을 실시해야 한다. 교육프로그램은 건강 및 건강증진의 기본 개념 이해, 비만관리, 신체활동증진 프로그램 등으로 구성된 기본형이 있을 수 있으며 이는 지역의 필요도에 따라 달라질 수 있다. 또한 다양한 건강증진사업을 선택형 교육 내용으로 추가할 수 있다.

효과 평가를 위해서 프로그램에 참여하지 않은 대조군을 설정한 후 교육 시행 전후 설문조사를 실시하여 그 차이를 비교·분석한다. 설문조사는 건강에 대한 지식, 건강에 대한 긍정적인 태도, 비만예방활동에 대한 실천의지, 자기효능감, 교육프로그램에 대한 만족도 등을 포함하여 작성·평가한다. 단기적으로는 평가결과를 다음 계획의 수립에 반영하거나 환류할 수 있도록 평가회의를 개최한다. 장기적으로 교사들의 역할 수행에 대한 변화도를 통하여 효과성을 측정한다.

다음으로 직장인 대상의 비만예방 및 대사증후군사업을 생각해볼 수 있다. 직장인들은 일터에서 업무와 관련된 다양한 건강위험에 노출되고, 일터 안팎에서 일반적인 생활 관련 건강위험에 노출되고 있으며 이 둘은 상호연관되어 있다. 개인과 특정 인구집단의 건강수준을 결정하는 요인들은 다차원적이며 다수준에 걸쳐 작동한다. 따라서 직장인의 건강문제에 접근할 때는 생활습관은 물론, 성별과 연령, 생물학적 위험요인, 노동조건 등 보다 포괄적인 사회경제적 맥락에 대한 고려가 필수적이다. 또한 직장인 대상의 보건사업에서는 직장의 안전보건활동과 행태개선 사업을 통합할 필요가 있다. 직장인의 건강위험은 작업장 유해요인 노출과 위험 관련 행동 모두에 의해 증가하며 이 둘은 서로 동떨어진 문제가 아니기 때문이다. 유해한 작업환경에 노출될 위험이 높은 직장인들은 동시에 위험한 건강행동을 하게 될 가능성이 높다.

직장인 대상의 비만예방 및 대사증후군사업을 위해서는 먼저 대상 사업장이 어떤 종류의 사업장인지, 해당 직장인들이 어떤 일을 하는지에 대한 정보를 확보해야 한다. 다음으로 작업환경을 분석하여 해당 직장인들이 노출되는 위험요인을 파악하고 비만 및 대사증후군과의 관련성을 분석해야 한다. 세 번째로 주기적인 건강진단 등을 통해 건강수준을 평가하고, 건강 이상소견이 관찰되면 즉시 예방 및 제어 활동을 시작해야 한다. 네 번째로 직무 또는 작업 전에 건강위험을 평가해야 한다. 마지막으로 이렇게 드러난 위험에 대하여 정보를 제공하고, 교육을 실시하며, 위험의 관리와 통제를 위한 예방적 활동을 시행해야 한다.

사업에 대한 평가는 최소한 매년 시행해야 하고, 사업장 작업환경에 중요한 변화가 있다면 그 시점을 기준으로 다시 평가해야 한다. 서비스가 사업장의 요구와 부합하는지, 서비스 자원이나 기술은 충분한지, 건강문제를 해결하는 데에 서비스가 효과적인지, 서비스 개선이 필요한 부분은 무엇인지에 대한 평가가 항상 진행될 수 있도록 해야 한다. 또한 전반적인 건강 관련 기록, 직업적 유해요인 노출 및 위험 평가 데이터, 업무 관련 질병 및 사고에 관한 통계, 예방 및 통제에 관한 기록 등이 보관되고 활용될 수 있도록 해야 한다.

마지막으로 노인들의 비만예방 및 대사증후군사업을 위한 경로당 기반 지역보건사업을 들 수 있다. 고령기로 접어드는 시기는 노화를 자각하면서도 운동부족으로 비만과 대상증후군이 발생할 수 있으므로 이를 예방하기 위한 프로그램 지원이 매우 필요하다. 아울러 대부분의 노인들은 자가관리가 적절하게 이루어지고 있지 않기 때문에 노인들의 건강생활 실천에 대한 동기를 강화하기 위한 노력이 필요하다. 특히, 허약노인의 경우는 자가관리가 매우 어렵고 적극적인 노력이 없다면 장기요양 대상으로 상태가 악화될 가능성이 크다.

노인 대상의 건강생활지원 사업은 노인들의 건강생활 실천에 대한 동기를 부여하고, 지속적으로 실천할 수 있도록 지역 여건을 조성함으로써 노인의 기능수준을 높이고 생활기능을 유지하는 데에 목적이 있다. 구체적으로 경로당 노인들에게 건강 평가 및 상담 서비스를 제공하고, 건강관리에 대한 인식 및 건강생활실천율을 제고하며, 경로당 운동 참여율 및 지속률을 높이고, 지역 내 노인운동프로그램을 확충하며, 중증 허약노인의 단계별 집중사례관리 및 재활을 통해 자가관리 능력을 높이는 것으로 설정할 수 있다.

노인 대상의 건강관리를 위해서 우선적으로 건강증진팀, 만성질환관리팀, 방문건강관리팀 등 보건소 내부 조직 간의 합의와 조정이 필요하다. 내부 협력체계에 기반하여 지역사회 자원 현황을 파악하고 통합적인 관리체계를 구축하는 것이 필요하다. 보건소가 중심이 되어 경로당 프로그램을 기획하고 운영이 이루어진다고 해도 지역 협의체나 운영위원회를 구성하는 것이 필요한데, 지역의 관련 기관이 운영위원회에 참여함으로써 지원 및 지지망을 강화할 수 있으며 실제 노인의 필요를 반영하고 평가결과를 환류하는 데에 필요하기 때문이다. 투입 인력은 대상이 되는 노인인구의 규모에 따라 다르겠지만, 나열적으로 사업을 할 것이 아니라 충분하게 사업을 수행하여 대상이 되는 노인인구를 포괄하고 목표를 달성할 수 있을 정도의 인력을 충분하게 배치해야 한다. 예산 역시 대상범위 및 사업내용에 비추어볼 때에 대상자의 행동변화를 가져올 수 있을 정도로 충분하게 사업이 이루어질 수 있는 수준에서 예산을 배정할 필요가 있다.

허약노인 대상의 건강관리사업을 위해서는 먼저 경로당에서 수행할 건강증진사업을 기획하고 운영해야 한다. 이를 위해서 경로당 건강증진사업의 운영실태를 파악하고, 이에 기초하여 경로당 건강증진사업의 계획 및 추진방안을 기획한다. 또한 노인건강프로그램을 운영하는 기관 등과 네트워크를 형성하고 운영위원회를 조직·운영한다. 기획이 이루어지면 실제로 경로당에서 건강증진사업을 운영하는데, 경로당 이용 대상자의 건강평가를 실시하고 경로당 건강교실을 운영한다. 프로그램은 이미 효과성이 입증된 것을 사용하고, 프로그램이 이루어지는 장소는 경로당 외에 노인건강증진센터, 주민센터 등 유휴공간이나 협력공간 등을 최대한 활용하여 접근성을 높여나가야 한다. 이와 더불어 경로당 사업의 단절 없는 운영을 위해서는 노인운동지도자를 양성하여 그들로 하여금 건강프로그램을 지속할 수 있도록 해야 한다. 경로당 건강증진사업 참여자 중에서 추천으로 후보자를 발굴하여 일정 교육을 이수한 후 보조강사로 활동하도록 하고, 프로그램 후반부에 전담강사 역할을 하도록 하여 프로그램 종료 후에도 노인운동지도자를 중심으로 경로당 건강관리가 지속되고 보건소는 이를 모니터링하여 지원하는 체계가 유지될 수 있도록 한다.

경로당 기반 지역보건사업의 평가를 위해서는 먼저 평가지표를 선정할 필요가 있다. 구조, 과정, 결과 영역으로 구분하여 평가지표를 개발하는데, 구조 영역의 경우는 인력, 예산 등의 평가지표로 구성할 수 있고, 과정 영역의 경우는 대상자 등록관리, 교육 및 훈련, 지역사회 협력 등을 평가지표로 사용할 수 있다. 결과 영역의 경우는 실제 경로당에서 대상자의 건강생활실천율, 기능개선율 등을 평가지표로 사용할 수 있다. 평가는 대조군을 선정하고 프로그램 전후에 수행하여 사업의 효과가 평가될 수 있도록 해야 한다. 당연하게도 사업이 수행되기 전에 전체적인 사업기획 안에 평가기획이 포함되어야 할 것이다.

3 한국의 비만 및 대사증후군사업 사례

비만 및 대사증후군사업으로는 서울시 대사증후군사업이 대표적이다. 서울시 대사증후군사업은 비만 및 심뇌혈관질환, 당뇨병, 암 등의 질병으로 인한 시민들의 경제적 부담과 고통에 적극적으로 대처하기 위한 목적에서 2009년부터 시작되었는데, 지자체 차원에서 이루어진 질병예방사업으로는 전국 최초라 할 수 있다. 사업 참여를 희망하는 시민은 건강평가를 통해 5개의 대사증후군 위험요인인 허리둘레, 혈압, 혈당, 중성지방, 좋은 콜레스테롤(HDL) 중 해당하는 개수에 따라 대사증후군, 건강주의군, 약물치료군, 정상군으로 분류되어 표준화된 프로토콜에 의해 관리받도록 되어 있다. 사업대상자는 서울시에 거주하는 20-64세 서울시민이라면 누구나 해당되고, 서울시에 거주하지 않더라도 서울에 소재한 직장을 다니는 사람이라면 대상자에 포함된다. 서울시 대사증후군사업의 내용은 발견검사, 등록 및 지속 관리, 맞춤형 상담, 건강정보 제공, 찾아가는 서비스, 대시민 홍보 등으로 구성되어 있다. 서울시 대사증후군사업의 평가는 크게 정량평가와 정성평가로 구분된다. 정량평가는 등록관리 실적, 추구관리 실적, 건강관리지원 부분에 대한 평가로 구성되고, 정성평가는 자치구별 집중 사업의 운영사례에 대한 평가로 구성된다.

보건소 기반이 아닌 비만 및 대사증후군사업 중 대표적인 사업이 노인건강마일리지 사업이다. 노인건강마일리지사업은 노인의료비가 급격하게 증가하고 있는 사회환경 속에서 신체활동 증가가 노인의 비만, 심뇌혈관질환, 암, 치매 예방에 효과적이며, 결과적으로 의료비 절감에도 효과적이라는 연구 결과에 근거하여 사업이 추진되었다. 2013년에 노인건강마일리지 모형을 개발한 후 2014년부터 시범사업을 실시하고 있다. 노인건강마일리지사업은 국민건강보험공단 주도로 이루어지는데, 국민건강보험공단은 노인의 자발적이고 꾸준한 신체활동을 촉진하고자 마일리지를 제공하고 있으며, 사업의 원활한 추진을 위해 지역 내 관련 기관 간 협업을 추진하고 있다. 시범사업의 추진 경과를 살펴보면, 지역 본부별로 대도시, 중소도시, 군 지역의 지사 추천을 통해 선정된 후보지역을 대상으로 지역선정기준을 적용하여 시범사업 적용 지역을 선정하였다. 시범사업 선정 지역을 살펴보면, 2014년 1차 시범사업은 서울 도봉구, 경기 성남시, 충남 예산군 등 3개 지역이며, 2015년 2차 시범사업은 1차 시범사업 지역에 대구 달서구, 경남 진주시, 전남 고흥군이 추가되어 총 6개 지역에서 시행되었다. 2016년 3차 시범사업은 1차 및 2차 시범사업 지역에 강원 춘천시, 경기 파주시, 충북 진천군, 경북 안동시, 부산 부산진구, 전북 군산시 등 총

12개 지역으로 확대해 시행하였고, 2020년부터 전국적으로 확대하여 시행하고 있다.

노인건강마일리지 사업에서는 경로당, 노인회 등 지역사회 노인운동 프로그램과 금연, 영양, 절주 등 생활습관개선, 노인성질환 등 건강교육프로그램을 제공하며 참여에 따라 마일리지를 적립해준다. 마일리지는 신청서 제출 또는 프로그램 참여를 통해 스티커를 부착함으로써 적립할 수 있으며, 개인단위 누적을 원칙으로 하고 1인당 연간 최고 200점까지 인정된다. 적립한 마일리지는 누적점수 100점을 기준으로 1만원 상당의 상품으로 전환할 수 있다. 노인건강마일리지사업은 국민건강보험공단이 사업 주체가 되어 해당 지역 보건소, 생활체육회, 복지관 등 노인건강 프로그램 운영기관을 구성하여 운영한다. 지역운영위원회는 운동·건강교육 프로그램 승인, 마일리지 제공 등과 관련한 사항을 심의하고 운영실태를 파악하여 긴밀한 지역 협조체계를 마련한다. 이외에도 운영보고와 모니터링 결과에 대한 조치 등의 역할을 수행한다. 노인건강마일리지사업은 구조, 과정, 결과 측면을 모두 포함한 평가체계를 구축하였으며, 프로그램 유형에 따라 경로당프로그램, 취약지역프로그램, 커뮤니티프로그램, 재가방문프로그램으로 구분하여 평가를 실시하고 있다. 현재 마일리지의 초기 목표는 '과정중심 인센티브'이며, 향후에는 '건강결과에 대한 인센티브'로 확대하여 노인 운동프로그램뿐만 아니라 다양한 건강증진프로그램으로 확대해나갈 것으로 보인다. 더 나아가 사업의 적용·확대가 일정 수준 이상 도달하면 개인 운동, 영양관리, 금연, 암 조기발견, 건강검진, 예방접종, 구강관리, 적정체중 유지 등 다양한 분야로 확대하여 총체적인 건강관리를 유도하는 방향으로 나아갈 것으로 보인다.

4 일본의 Smart Wellness Point

일본은 지속적인 인구 고령화로 향후 10년간 75세 이상 노인인구가 상당수를 차지하게 될 것으로 예상되며 이에 따른 사회적 문제가 대두되고 있다. 특히, 고령인구의 증가와 함께 신체활동량 부족이 중요한 건강문제로 부각되면서 국민의 신체활동량 증가를 중요한 사회적 과제로 설정하였다. 신체활동량 부족과 같이 생활습관을 통해 발생하는 질병은 개인적 요인뿐만 아니라 지역 환경요인이 일정한 영향을 미친다. 운동프로그램을 실시하는 것은 건강증진을 예방하는 효과가 있어 체력연령과 의료비 지출 감소 등의 성과를 기대할 수 있지만, 다수의 국민행동 변화를 통한 효과적인 건강증진 예방효과를 위해서는 개인적 차원의 접근 전략뿐만 아니라 사회기술 개발을 통한 접근 전략을 마련해야 한다. 이에 일본은 건강하고 행복한 사회의 실현을 위한 Smart Wellness City를 추진하고 있으며, 건강해진 '주민'과 건강해지기 위한 정책을 시행하는 '지자체' 쌍방의 가치관 변화를 의미하는 '사회 이노베이션'이 필요함을 강조하고 있다. 사회 이노베이션을 일본 전체에 적용하기 위해서는 ①조례화, ②도시의 재구성, ③건강클라우드 개발, ④건강 포인트 기술을 확립해야 하며, 이를 통해 체력, 신체활동량, 헬스 리터러시, 사회자본 등을 25% 증가시키고 높은 의료비와 요양비 상승률을 20% 억제할 수 있다고 예측하고 있다.

지금까지 일본에서 시행되었던 건강증진사업은 대상자 선정과 인센티브 제공 면에서 한계점이 있었다. 건강증진사업 시행이 소규모 사업에 의해 전개되었으며, 비교적 건강의식이 높은 사람을 중심으로 하였다. 이로 인해 약 70%에 해당하는 건강무관심층에 대한 접근이 결여되었으며, 도시계획 발상과 상반된 접근전략에 해당하고, 건강클라우드가 구축되지 않은 상태에서 객관적 근거에 기초하지 못함으로써 효과를 증가시키지 못하였다. 또한 제공된 인센티브가 매력적이지 못하고, 매일의 건강 노력이나 성과에 대하여 다양하고 적절한 인센티브를 부여하는 알고리즘이 개발되지 않아 건강무관심층에서 인센티브가 효과적이지 않았다.

Smart Wellness Point는 기존의 인센티브 사업이 갖는 한계점을 개선할 수 있는 전략으로서 시행하게 되었다. 이를 통해 건강포인트를 제도화함으로써 건강증진을 시작하는 국민 증가, 건강증진 및 의료비 억제에 공헌하고, 헬스케어서비스산업의 활성화와 웰니스라이프를 실현하여 70%의 건강 무관심층을 활동적인 건강관심인구로 변화시킬 수 있을 것으로 기대된다. 2018년 기준으로 총 6개 지자체가 Smart Wellness Point에 참여하고 있는데, 건강에 관심이 없는 무관심층과 이들 중 건강증진을 위해 운동을 시작할 의도가 없는 무관심계층이 인센티브에 충분히 관심을 가질 수 있는 내용과 인센티브를 제공하도록 프로그램을 구성한다. 또한 ICT 기술을 적용하여 만보계 기록, 체지방 측정 기록을 저장하여 PC에 데이터를 업로드함으로써 웹 또는 이메일을 이용하여 획득한 포인트 성과를 가시화하고, 축적된 자료를 바탕으로 건강정보에 대한 피드백 및 보상을 제공한다. 지역의 자원봉사 단체, 건강운동교실, 운동시설의 지정관리자, 특정 건강검진사업 등 각 지자체의 건강정책과 연계하여 다양한 서비스를 제공하는데, 건강무관심층의 다양한 요구에 대응하고 참여를 촉진하기 위하여 민간스포츠 웰니스서비스와 연계한다.

Smart Wellness Point 사업 시행의 평가항목은 구조평가, 과정평가, 성과평가, 결과

평가로 구분된다. 각 평가항목의 구체적인 지표를 살펴보면 구조평가는 실시체제(관계기관과의 연계), 사업규모 및 목표의 타당성, 예산의 타당성, 지역자원의 활용상황, 대상자 모집을 위한 홍보전략, 포인트 교환방법으로 구성된다. 과정평가에서는 참가자의 만족도, 헬스리터러시, 자기효능감을 확인한다. 성과평가는 단기평가와 1년 단위의 중장기평가로 구분하여 진행되는데, 단기평가는 신체활동량(걸음 수), 체질량지수(비만 지표)와 체중, 체지방률, 근육률 지표를 활용하고, 중장기평가는 단기평가 항목에 더하여 건강검진 데이터의 개선도, 의료비, 개호판정률 및 개호도, 포인트 이용에 따른 지역경제 활성화 등의 지표를 사용한다. 실제 사업의 효과를 보면, 18개월 후 걸음 수와 체질량지수/근육률이 사업 참여 이전보다 개선되었으며, 건강도 개선으로 인해 대사증후군과 같은 생활습관병 위험이 높은 참가자의 35%에서 대사증후군이 개선되는 효과가 나타났다. 또한 시라코츠 지역의 경우 2015년과 2016년의 건강포인트사업 결과 약 1,000명의 걷기 행동 변화에 의해 연간 약 2,800만엔의 의료비 억제 효과가 나타났다.

06 완화의료

1 완화의료 전략

호스피스(hospice)는 말기 또는 임종 과정 환자와 그 가족의 고통 경감에 가치를 두는 신체적, 심리사회적, 영적인 영역에 대한 자원봉사와 기부에서 시작된 전인적 돌봄이자 그 돌봄의 철학을 의미한다. 1960년대 영국에서 근대 호스피스 운동(modern hospice movement)이 시작되었다. 환자의 전인적 고통(holistic suffering)에 접근하며 마약성 진통제를 적극적으로 사용하는 등 증상관리를 의료적으로 제공하고, 의료진이 의료적 서비스를 제공하는 새로운 유형의 호스피스 모델이 시작되어 세계적으로 확대되었다.

세계보건기구(WHO)의 정의에 따르면, 완화의료(palliative care)란 생명을 위협하는 질환을 가진 환자와 가족의 신체적·심리사회적·영적 문제에 대하여 조기발견과 평가·치료를 통한 고통의 예방 및 완화, 삶의 질 향상에 목적을 둔 활동을 말한다. 완화의료의 활동 영역은 다음과 같다.

- 통증과 여러 디스트레스 증상을 완화시킴
- 삶을 지지하고 죽음을 자연스러운 과정으로 받아들이게 함
- 죽음을 앞당기거나 지연하는 시도를 하지 않음
- 환자의 돌봄에 심리적이고 영적인 부분을 통합함
- 임종 전까지 환자가 삶 속에서 가능한 활동을 유지할 수 있도록 지원체계를 제공함
- 환자와 가족의 요청에 팀차원으로 서비스를 제공함
- 질환의 경과 중에 환자와 가족의 삶의 질을 향상시키려 노력함
- 조기에 제공할 수 있다면, 질환조절 치료와 연계하여 제공함
- 디스트레스 관련 임상적 합병증을 관리하고 이해를 돕는 연구를 시행함

2014년 세계보건총회(World Health Assembly)는 완화의료를 보건의료체계와 통합하여 대상질환을 확대하고 제공시기의 제한을 없앴다. 또한 완화의료를 통해 다양한 서비스를 단계별로 제공·권장하도록 제시하였다[표1].

[표 1] 호스피스·완화의료의 개념 변화

구분	1900년대 이전	`02년-	`14년-
용어	호스피스(hospice)	완화의료(palliative care)	완화의료(palliative care)
대상질환	말기암	생명을 위협하는 질환	모든 만성질환
제공시기	말기	임종 6개월 이전	진단 이후, 언제든지
제공유형	자원봉사 성격의 호스피스 시설에서 제공	호스피스기관, 가정방문 중심 ※전문완화의료 성격	단계별 제시 • 1단계: 완화의료적 접근 • 2단계: 일반완화의료 (임종돌봄, 통증 관리 등) • 3단계: 전문완화의료 (다양한 유형, 호스피스 전문기관)

세계보건총회에서 제시한 완화의료의 세 단계는 다음 [표 2]와 같다. 단계별로 다양한 유형과 내용의 서비스가 제시되었는데, 이는 각 나라의 보건의료제도와 의료자원, 질환의 특성에 따라 적용할 수 있다.

[표 2] 완화의료 제공 단계

구분	1단계	2단계	3단계
명칭	완화의료적 접근 (palliative care approach)	일반완화의료 (general palliative care)	전문완화의료 (specialist palliative care)
내용	• 모든 보건의료에서 제공되는 기본적 보건의료에 통합된 서비스 • 대부분 만성질환자	• 급성기 의료기관에서 질환 전문가에 의해 제공되는 질환치료와 통합된 일반적 완화의료 서비스	• 관련 전문가에 의해 팀으로 제공되는 완화의료 서비스 • 완화의료 제공의 30%-45% 담당 • 90% 정도가 암질환

2 통증 관리

통증은 인간의 삶의 질에 영향을 주는 매우 중요한 증상으로 적절한 통증 관리는 인간의 기본적 인권에 해당한다. 세계보건기구에서는 비감염성 질환(Non-Communicable Disease, NCD)의 관리 지표로 마약성진통제의 사용량을 선정하였으며, 각 나라에서 적절한 약물의 공급과 유통, 활용에 대한 정책을 수립하여 환자의 통증치료에 원활히 적용할 것을 권장하고 있다.

특히 말기암 환자 89% 이상의 대부분은 통증을 호소하고 있으나, 마약성진통제에 대한 부정적 시각과 환자의 소극적인 통증 호소 등으로 한국의 마약성진통제 사용량은 OECD 국가 인구당 평균 258mg에 비해 낮은 55mg으로 세계 43위, OECD 35위에 머물러 있다. 한국에서는 2007년에 암성통증관리지침 권고안을 보건복지부와 국립암센터에서 발간하기 시작하였으며, 이를 기반으로 다양한 마약성진통제의 도입과 보험수가 기준을 확대하였고, 매년 암성통증캠페인을 통해 통증 관리의 중요성에 대한 인식을 개선하고 있다.

3 호스피스 사업과 한국의 현황

생애말기(end of life)에는 신체적·심리적 고통이 커지나 이에 대한 지원체계가 부족하고 안락한 임종환경, 임종돌봄, 생애말기에 필요한 정보 제공 등에 대한 미충족 니즈는 가족과 개인의 부담으로 남겨진다. 국민들은 가정 등 대부분 익숙한 곳에서 가족과 함께 편안한 임종을 맞고 싶어 하나 한국은 의료기관에서의 사망이 매우 높은 편이다.

한국의 호스피스·완화의료는 2005년도 말기암 환자 대상으로 국고지원과 서비스 모델을 위한 시범사업을 시작으로 기반을 마련하였다. 2008년에는 '암관리법'에 근거하여 보건복지부의 호스피스 전문기관 지정이 시작되었으며, 2009년부터 입원형 건강보험 수가시범사업을 시작하여 2015년에 입원형 호스피스에 대하여 전면적으로 건강보험 수가를 적용하였다. 2016년 2월에는 '호스피스·완화의료 및 임종 과정에 있는 환자의 연명의료결정에 관한 법률(이하, 연명의료결정법)'이 제정되어 호스피스 사업이 새로운 법적 근거에 따라 추진되게 되었다. 2017년 8월 4일 '연명의료결정법'이 시행되게 되었으며 입원형

[표 3] 호스피스·완화의료 정책 변화

구 분	암관리법(기존)	연명의료결정법(현행)
시행일	`11.6.1 시행	`17.8.4.시행
대상질환	말기암 환자	호스피스 대상환자 • 말기질환: 암, 후천성 면역결핍증, 만성 폐쇄성 호흡기질환, 만성 간경화 • 임종 과정에 있는 환자
서비스 유형	• 입원형 중심 • 시행규칙 개정으로 가정형 시범사업 착수	• 입원형(`15년부터 본사업) • 자문형(`17.8월부터 시범사업 중) • 가정형(`16.3월부터 시범사업 중) • 소아청소년형(`18.9월부터 시범사업 중)
중앙·권역별 센터	없음	• 중앙호스피스센터 지정(`17.9) • 권역별호스피스센터 지정(`17.12)
제공기관	병·의원, 한방 병·의원	• 병·의원, 한방 병·의원 • 요양병원(`18.2월 시행, `16.9월부터 시범사업 중)

에 이어서 가정형과 자문형, 소아청소년형 호스피스 시범사업이 순차적으로 추진되었다.

유형별 전문기관은 입원형 97개소, 가정형 38개소, 자문형 33개소, 소아청소년형 7개소로 전국적으로 분포하고 있다(2019년 12월 기준). 호스피스 서비스 이용률은 암 사망자 대비 22.9%로 만성 폐쇄성 호흡기질환, 만성 간경화, 후천성 면역결핍증을 포함하면 사망자의 20.9%(2018년 사망자 기준)에 이른다.

4 말기암 환자와 가족의 삶의 질

중앙호스피스센터에서는 매년 호스피스 전문기관 이용에 대한 사별가족 대상 만족도조사를 시행하고 있으며 이에 대한 결과를 공개하고 있다. 응답한 가족의 경우 고인의 마지막 한 주간의 삶의 질에 대해서도 평가를 수행하였다. 2018년 사별가족 설문 대상 GDI 도구를 활용하여 임종 전 고인의 삶의 질에 대해 조사한 결과, 100점 만점 기준 77.9점으로 전년(77.6점) 대비 소폭 증가하였다. 문항 중에서는 '인간으로서 소중하게 대해졌다'는 항목이 매년 가장 높아 호스피스적 돌봄이 잘 이루어지고 있음을 알 수 있다.

[표 4] 사별가족 대상 고인의 마지막 한 주간 삶의 질에 대한 평가(Good Death Inventory, GDI)

단위: 평균점수

문항 \ 연도	2018	2017	2016	2015	2014
1) 신체적 통증은 적은 편이었다	5.5	5.4	5.0	5.1	5.1
2) 원하는 곳에서 지낼 수 있었다	5.9	5.9	5.6	5.6	5.6
3) 즐겁게 지냈다	5.0	5.0	4.8	4.8	4.8
4) 의사를 신뢰했다	6.0	6.0	5.8	5.8	5.7
5) 다른 사람에게 폐를 끼쳐 괴롭다고 생각했다	4.5	4.4	4.4	4.4	4.5
6) 가족이나 친구와 충분한 시간을 보냈다	5.7	5.7	5.4	5.4	5.3
7) 신변에 관한 일은 스스로 했다	3.7	3.8	3.6	3.8	3.7
8) 요양하고 있는 환경은 차분했다	6.1	6.0	5.8	5.8	5.7
9) 인간으로서 소중하게 대해졌다	6.2	6.2	6.0	6.1	6.1
10) 인생을 잘 마무리했다고 느꼈다	5.8	5.8	5.6	5.6	5.6
합계 평균 (70점 만점)	54.5	54.3	52.0	52.5	52.4
100점 만점 환산	77.9	77.6	74.3	75.0	74.9

※ 설문문항 수(10개), 척도값(7개): 1(전혀 그렇지 않다) - 7(매우 그렇다)

※ 전문기관별 응답 회수율이 5건 미만인 기관은 분석 대상에서 제외함

07 암 생존자 건강증진

1 서론

1차 보건의료 현장에서 암 예방과 암조기검진사업이 활성화되고 치료법이 발전하면서 최근 5년간(2011－2015년) 진단받은 암 환자의 5년 상대생존율은 70.7%로 증가하였다. 현재 암을 경험한 국민이 160만명이 넘는 것으로 추정되고 있으며, 암 진단 후 5년 초과 생존한 암 환자는 전체 암 유병자의 약 50%에 달하는 것으로 알려져 있다. 장기간 생존하는 암 생존자들이 증가하면서 암 치료 이후의 건강을 어떻게 관리하느냐가 점차 중요한 이슈가 되고 있다. 이미 고령사회에 진입한 한국의 경우, 65세 이상 성인을 대상으로 했을 때 10명당 1명은 암을 경험한 것으로 추정되고 있다. 노령인구의 만성질환 관리가 중요해지면서 암 생존자들의 장기 건강관리의 중요성이 더욱 커질 것이다.

암 진단 및 치료 과정, 재발에 대한 추적관찰을 지나 장기생존에 이르기까지 암 치료 여정에 따라 환자가 필요로 하는 보건의료서비스 수요에 따라 통합적인 양질의 서비스를 제공하는 것이 필요하나, 아직까지 이에 대한 체계적 접근이 부족한 현실이다. 이 글에서는 지금까지 국내외에서 이루어진 연구 결과와 임상현장에서 암 생존자 장기건강 클리닉을 통해 축적된 경험을 토대로 하여 ①2차 암 위험 및 검진, ② 건강행태 및 건강체중 관리, ③ 만성질환 관리 ④ 예방접종의 4가지 건강관리 영역에 대해 살펴보겠다.

2 2차 암 위험과 검진

암 치료 이후에 암 생존자에게서 새롭게 발생하는 암을 2차 암 또는 2차 원발암이라고 한다. 이는 원래 있었던 암이 인접 부위에서 다시 자라나는 것을 말하는 재발이나, 다른 부위로 옮겨져서 자라는 전이와는 다른 것이다. 최근 암 치료 성적이 좋아지면서 첫 번째

암 이후에 새롭게 발생하는 2차 암을 경험하는 환자들이 늘고 있다. 미국의 경우 성인 암 환자 9명 중 1명에서 2차 암이 발생하며, 한국의 연구에서도 암 생존자들은 일반인에 비하여 새로운 '2차 원발암(2차 암)'의 발생 위험도가 비슷하거나 높은 것으로 알려져 있다.

암 생존자에서 2차 암 발생 위험도가 일반인에 비해 높은 이유에 대해서는 여러 가설이 제기되고 있다. 암을 한 번 경험한 대상자는 암의 원인으로 알려진 비만 등 나쁜 건강행태를 가지고 있을 가능성이 더 높을 수 있으며, 암과 관련된 유전적 소인이 내재되어 있거나 암 치료 과정 중에서 노출된 약제 및 방사선이 2차 암의 위험도를 높일 수도 있다고 알려져 있다.

한국의 남성 암 환자 23만 9,615명을 8년간 추적조사한 결과에 따르면, 2차 암 발생률은 일반인의 암 발생률보다 약 1.1배 높았다. 특히, 비만(체질량지수 25 이상)인 남성의 경우 일반인에서는 10만명당 318.3명에서 암이 발생한 것에 비해, 암 생존자에서는 이보다 23% 높은 10만명당 381.9명의 연령표준화 암 발생률을 보였다.

유방암 환자의 경우에는 반대쪽에 유방암이 발생하는 위험뿐만 아니라 대장암이나 자궁내막암, 난소암 등이 생길 위험도 일반인에 비해 높다. 특히 유방암 호르몬 치료제인 타목시펜(tamoxifen)을 복용하는 경우에는 자궁내막암 발생 위험도가 증가한다. 대장암 환자의 경우에도 대장암 이외에 유방암이나 자궁내막암, 전립선암, 위암 등이 발생할 위험이 높으며, 자궁경부암 환자에서도 방광암이나 폐암 등이 생길 위험이 일반인에 비해 2–3배 정도 높다.

위암 환자에서 주로 발생하는 2차 암은 대장암, 폐암, 간암, 유방암, 방광암, 신장암이다. 대장암 환자의 경우 2차 대장암 이외에도 유방암이나 자궁내막암, 전립선암, 위암 등이 발생할 위험이 높다. 간암 환자에서는 대장암, 위암 및 전립선암, 방광암, 유방암 등이 2차 암 발생의 대부분을 차지하였다. 그 외에 호지킨병의 환자는 일반인에 비해 다른 암에 걸릴 위험이 3배가량 높으며, 비호지킨림프종 환자에서 2차 암이 발생할 위험은 일반인의 약 1.3배 내외로 알려져 있다.

그러나 아직까지 한국의 암 생존자들은 다른 2차 암 검진에 대해서 충분한 권유를 받지 못하고 있다. 보통 암 치료가 끝난 암 환자들은 자신이 진단을 받았던 암에 대해서만 재발 여부에 대해서 주기적으로 검사를 받는 경우가 많은 것으로 알려져 있다. 또한 한국의 암 환자들 4명 중 1명은 '한 번 암에 걸렸으니 또 다른 암은 잘 걸리지 않을 것이다'라고 잘못된 믿음을 가지고 있다. 특히, 2차 암 검진을 의료진에서 안내받지 못하거나,

본인의 2차 암 위험도가 일반인에 비해 같거나 높다는 것을 알지 못하는 암 생존자일수록 일반인에게도 추천되고 있는 위암, 대장암, 유방암, 자궁경부암 등의 필수 암검진을 제대로 받지 못하고 있다.

한국에서 주로 발생하는 원발암은 위암, 폐암, 간암, 대장암, 유방암, 자궁경부암으로 6대 암이 전체 암 발생의 2/3를 차지하고 있으며, 암 생존자의 경우에도 이들 6대 암이 가장 주요한 2차 원발암이다. 일반인에서 권유되는 암조기검진 권고안은 대부분의 암 생존자에게도 권유되며, 일부 항목에 대해서는 암 치료력이나 2차 암 위험요인에 따라서 의료진과 상의하여 일반인보다 더 강화된 암검진 전략이 필요하기도 하다. 특히, 암 생존자의 경우에는 대장내시경을 2차 대장암 선별검사로 시행하는 것이 더욱 비용효과적인 것으로 알려져 있다. 한국에서도 흡연력이 있는 폐암 고위험환자에서는 금연클리닉 연계와 함께 폐암검진사업을 2019년부터 도입하기 시작하였으므로 암 생존자에서도 폐암에 대한 고위험군을 대상으로 하여 2차 폐암 조기검진을 고려해볼 수 있다. 이외에 타목시펜을 복용하는 유방암 환자의 경우에는 자궁내막암의 위험이 증가하므로 정기적인 부인과 초음파 검사 등이 필요하다. 암 생존자의 자궁경부암 검진에 대해서도 일반인의 권고안에 준하여 적어도 30세 이상의 여성에서 2년마다 자궁경부세포검사를 받는 것이 필요하다.

암 생존자의 경우 적어도 일반인에서 권유되는 정기적인 암검진을 빠뜨리지 않고 받는 한편, 전문의료진과 상담을 통해 개인의 위험요인에 맞는 추가적인 2차 암 검진을 받는 것이 필요하다.

3 건강행태 및 건강체중 관리

흡연은 암 생존자의 2차 암 위험만 늘리는 것이 아니라 암 치료의 경과에도 나쁜 영향을 끼친다. 한국의 남성 암 생존자 중 흡연자는 원발암에 상관없이 흡연 관련 암이 2차 암으로 발생할 확률이 비흡연 암 생존자보다 2배 정도 높았다. 두경부암이나 조기폐암 환자에서도 흡연은 2차 폐암 발생을 증가시킨다. 또한 한국에서 암 진단 전에 하루 1갑 이상 흡연을 하던 암 환자는 비흡연 암 환자에 비하여 사망률이 31%나 높았다. 특히, 흡연력이 있는 폐암, 간암, 췌장암 환자에서는 비흡연 암 환자에 비해 약 40–75%까지 사망 위험도가 높았다. 폐암 환자만이 금연이 필요한 것이 아니라 모든 암 환자에서 금연은 당연히 실천해야 하는 것이다.

보통 일반인에서 소량의 음주는 심혈관 건강에 좋다고 알려져 있지만, 음주와 암 위험은 직선적인 용량-반응 관계를 가진다. 즉, 비음주자에 비해서 음주량이 커지면 커질수록 암 발생 위험도 증가하는 것으로 잘 알려져 있다. 그뿐 아니라 음주는 암 환자의 예후에 나쁜 영향을 미친다. 음주량이 많았던 두경부암, 간암 환자는 비음주 암 환자에 비하여 사망률이 25-85%나 높았다. 음주와 관련이 적어 보이는 유방암 환자에서도, 하루 소주 반 잔 이상의 음주를 하는 경우 비음주 환자에 비해서 유방암의 재발위험도는 35%, 유방암으로 인한 사망 위험도는 50% 이상 높았다. 즉, 암 생존자는 되도록 금주 또는 절주가 도움이 된다고 할 수 있다.

비만이 치료가 종료된 유방암, 대장암, 전립선암 환자에서 예후나 2차 암 발생에 영향을 준다는 결과들이 발표되고 있다. 필자가 속한 연구팀에서도 비만(체질량지수 25 이상)인 남성의 경우에서 일반인에서는 10만명당 318.3명에서 암이 발생한 것에 비해, 암 생존자에서는 이보다 23% 높은 10만명당 381.9명의 연령표준화 암 발생률을 보였다. 특히, 고도비만(체질량지수 30 이상)인 남성에서 정상체중군에 비해 일반인의 경우는 암 발생 위험도가 12% 증가한 데 비해, 암 생존자에서는 40% 이상 2차 암 발생 위험이 높은 것으로 나타났으며, 이러한 경향성은 대장암, 신장암, 간암, 임파종 등에서도 일관되게 보였다. 같은 비만도를 가지고 있을 때 일반인에 비해 암 생존자에서 또 다른 암이 생길 위험도가 더 높기 때문에, 비만인 암 생존자를 위한 맞춤 2차 암 검진 및 건강체중 관리 프로그램이 필요하다.

미국암협회(ACS)는 유방암, 대장암, 전립선암 경험자에게 건강체중을 유지하며 신체활동량을 늘리고 채소를 충분히 섭취하는 것이 암의 재발뿐 아니라 삶의 질 향상에 도움이 된다고 권유하고 있다. 하지만 모든 암 환자에서 건강체중 유지를 위한 체중감량이 권유되는 것은 아니다. 두경부암이나 식도암 환자에서는 저체중이 오히려 사망 위험도를 높일 수 있다. 항암치료나 방사선치료를 받고 있는 시기에는 체중감소가 치료순응도를 떨어뜨리고 합병증 위험을 높이기 때문에 균형 잡힌 영양공급이 오히려 필요할 수 있다. 따라서 암 경험자의 건강체중 관리를 위해서는 전문적인 의료진과 상의하며 식이-운동 프로그램을 계획하는 것이 좋으며, 필요한 경우에는 체중조절 약 처방을 병행할 수도 있다.

암 생존자에서 적절한 운동이 삶의 질을 높인다는 것은 매우 잘 알려져 있다. 일부 코호트 연구에 의하면, 일주일에 9 MET-hr 이상 신체활동을 하는 유방암 환자들은 운동을 거의 하지 않는 군에 비해서 사망 위험도가 감소하는 결과를 보였으며, 일주일에 18 MET-hr 이상의 운동이 대장암 환자들에서도 예후를 개선시키는 결과가 나타났다. 따라서 암 생존자들은 적절한 신체활동과 운동을 반드시 실천해야 한다. 2018년 미국의학협회지에서 일반인에게 제안한 운동 지침안에 따르면, 한 번 활동(빨리 걷기 등)을 할 때 숨이 약간 찰 정도로 5 – 10분 동안 지속하는 것이 좋으며, 하루에 적어도 30분 이상 지속시간에 관계없이 운동을 하는 것 자체가 효과가 있다고 한다. 앉아 있는 시간을 줄이는 것도 중요한 관리 방법이므로 암 생존자에게도 이러한 지침에 따라 권유할 수 있다. 즉, 암 생존자에서 운동은 삶의 질을 향상시킬 뿐만 아니라 예후에 긍정적인 영향을 줄 수 있으므로 특별한 문제가 없다면 일반인에게 권장되는 수준의 운동 권고안을 따라야 한다.

암 생존자의 2차 암 발생을 예방하고 예후를 향상하는 데 있어서 금연, 절주, 운동, 건강체중 관리는 매우 중요하므로 환자의 상태에 따라 적절한 상담과 관리를 받는 것이 필요하다.

4 만성질환 관리

고혈압을 가지고 있는 암 생존자는 정상혈압 암 환자에 비해서 사망 위험도가 20% 높다는 연구 결과가 있다. 유방암 환자에서 흔히 사용되는 호르몬 치료제인 타목시펜이 고혈압과 동반되면 뇌졸중 위험도가 크게 증가하는 것으로도 알려져 있다. 또한 당뇨가 암의 치료경과와 암 환자의 생존에도 영향을 줄 수 있다. 바론 등(Barone et al., 2008)이 발표한 메타분석 논문에서도 당뇨 병력이 있는 암 환자는 사망 위험도가 41% 높았다. 한국에서 시행한 한 연구에 의하면, 암 진단 전에 공복시 혈당이 126mg/dL 이상이었던 암 환자는 정상 혈당인 환자에 비하여 사망 위험도가 38%나 높았다.

암 치료 과정에서 사용되는 항암제, 호르몬치료, 방사선치료는 심부전, 심허혈, 또는 고혈압을 유발하는 부작용을 불러올 수 있으며, 체성분 변화와 인슐린 저항성 등에 영향을 줄 수 있다. 그러므로 암 생존자들이 고혈압, 고지혈증, 당뇨를 동반하고 있을 때에는 일반인에 비해 부족하지 않도록 생활습관 개선을 포함한 적극적인 만성질환 관리가 필요하다.

암 생존자들이 받는 항암요법이나 호르몬치료 등은 뼈 건강에도 영향을 미칠 수 있다. 또한 위절제술을 받은 경우에도 칼슘의 흡수 능력이 떨어져서 골다공증 위험도가 크게 증가한다. 이러한 암 치료로 인해 발생하는 2차적 골다공증은 빠르게 발생할 수도 있으나 잘 드러나지 않는 경우도 있다. 연령에 따른 골 소실이 가중되면서 시간이 경과된 후 드러나게 되는 경우도 있다. 따라서 암 생존자가 암 치료 과정에서 골대사에 영향을 미칠 만한 치료를 받았는지를 파악하고, 골다공증의 위험이 있는 암 생존자의 경우 이를 예방하기 위해 금연, 운동, 충분한 칼슘 섭취 등을 평상시에 실천해야 한다. 또한 골다공증에 대한 조기검진 및 예방을 실천하여 뼈 건강을 관리하도록 하는 것이 매우 중요하다.

5 예방접종

암 치료 중이거나 치료가 종료된 경우에도 면역력이 저하돼 감염병에 취약해지는 경우가 많으므로 암 경험자는 연령과 상황에 적합한 성인예방접종을 의료진과 상의하여 맞아야 한다. 또한 암 경험자는 매해 인플루엔자(독감) 예방접종을 받는 것이 권장된다. 이와 함께 폐렴구균, 대상포진, 파상풍·디프테리아·백일해 등도 의료진과 상의하여 적합한 예방접종을 하는 것이 좋다. 항암치료 과정 중에는 특히 면역력 저하의 위험성이 크기 때문에 항암치료 전에 필요한 예방접종을 받는 것이 좋다. 보통 항체가 형성되는 데에는 2주 이상의 시간이 필요하므로 항암치료 시작일보다 2주 전에 미리 예방접종을 받는 것이 권유된다. 항암치료가 진행되는 경우나 면역억제제를 함께 투여하는 경우에는 대상포진 예방접종과 같은 생백신 예방접종은 맞으면 안 된다. 항암치료가 끝난 후 백혈구 수치가 정상화된 후에는 어느 시기라도 의료진과 상의하여 필요한 예방접종을 받을 수 있다. 암 경험자뿐만 아니라 가족도 함께 접종하면 감염병 예방에 더욱 도움이 된다.

6 결론

암 생존자는 2차 암 예방과 검진, 건강행태 개선, 만성질환 관리, 예방접종 등 다양한 건강문제를 가지고 있다. 암 환자들이 경험하는 흔한 건강문제를 파악하고 생애주기에 걸쳐 적절한 근거 중심의 장기 건강관리를 제공하기 위해서는 한국에서 더 많은 역학연구가 수행되어야 할 것이다. 이 글에서는 국내외의 근거들을 통해 임상현장에서 활용되는 ①2차 암 위험 및 검진, ②건강행태 및 건강체중 관리, ③만성질환 관리 ④예방접종의 4가지 건강관리 영역에 대해서 살펴보았다. 많은 암 생존자들이 아직도 근거가 부족한 보완대체요법이나 건강기능식품에 의존하고 있는 상황에서 앞으로 더 많은 임상역학연구를 통해 근거 중심의 암 생존자 건강관리 서비스를 수립하기 위해 노력해야 할 것이다.

참고문헌

1장 개념과 접근

01 암 역학이란?

1. A. Geser et al. Final case reporting from the ugandan prospective study of the relationship between ebv and burkitt's lymphoma. *International journal of Cancer*. 1982.
2. A. J. Tuyns et al. Esophageal cancer in Ille-et-Vilaine in relation to levels of alcohol and tobacco smoking. Risks are multiplying. *Bulletin du cancer*. 1977.
3. A. L. Herbst et al. Adenocarcinoma of the vagina. Problems of Birth Defects. 1971.
4. A. M. Prince. A case/control study of the association between primary liver cancer and hepatitis B infection in Senegal. *Journal of Cancer*. 1975.
5. B. MacMahon et al. Age at first birth and breast cancer risk. *Bull World Health Organ*. 1970.
6. H. K. Ziel, W. D. Finkle. Increased risk of endometrial carcinoma among users of conjugated estrogens. *New England Journal of Medicine*. 1975.
7. International Agency for Research on Cancer. *World Cancer Report*. 2014.
8. International Agency for Research on Cancer. *World Cancer Report*. 2020.
9. N. Munoz. The causal link between human papillomavirus and invasive cervical cancer: a population-based case-control study in Colombia and Spain. *Journal of Cancer*. 1992.
10. R. Doll, A. B. Hill. Smoking and carcinoma of the lung. *British Medical Journal*. 1950.

02 기술적 통계지표

1. 대한예방의학회. 《예방의학과 공중보건학》. 계축문화사. 2011.
2. 안윤옥, 유근영, 박병주, 김동현, 배종면, 강대희, 신명희, 이무송. 《역학의 원리와 응용》. 서울대학교출판부. 2006.

3. 안윤옥, 유근영, 박병주. 《보건역학입문》. 군자출판사. 1996.

4. Centers for Disease Control and Prevention. Premature mortality in the United States: public health issues in the use of years of potential life lost. *MMWR* 1986, 35, IS—1 IS.

5. Elandt-Johnson RC. Definition of rates: some remarks on their use and misuse. *Am J Epidemiol 1975*, 102, 267-271.

6. Gardner JW, Sanborn JS. Years of potential life lost (YPLL)-what does it measure?. *Epidemiology* 1990, 1, 322-329.

7. Lai D, Hardy RJ. Potential gains in life expectancy or years of potential life lost: impact of competing risks of death. *Int J Epidemiol* 1999, 28, 894-898.

8. Last JM (ed.) *A dictionary of epidemiology* (4th edition). New York: Oxford, 2000.

9. Morgenstern H, Kleinbaum DG, Kupper LL. Measures of disease incidence used in epidemiologic research. *Int J Epidemiol* 1980, 9, 97-104.

10. Vandenbroucke JP. On the rediscovery of a distinction. *Am J Epidemiol* 1985, 121, 627-628.

2장 규모와 추이

01 한국인 암 통계

1. 보건복지부. 〈2021년 국가 암등록통계사업 안내〉. 보건복지부. 2021.

2. 중앙암등록본부. 〈국가암등록사업 연례 보고서(2018년 암등록통계)〉. 보건복지부. 2020.

3. Jensen OM, Parkin DM, MacClennan R, Muir CS, Skeet RG, Editors. *Cancer Registration: Principles and Methods*. IARC Scientific Publications No. 95. Lyon: IARC Scientific Publications; 1991.

4. N Long, MA Moore, W Chen, CM Gao et al. Cancer epidemiology and control in north-east Asia - past, present and future. *Asian Pac J Cancer Prev*, 2010, 11, 107-148.

5. OECD. *Health at a Glance 2019: OECD Indicators*,. OECD Publishing, Paris. 2019. Registration: Principles and Methods. IARC Scientific Publications No. 95. Lyon: IARC.

6. S Hong, YJ Won, JJ Lee, KW Jung et al. Cancer Statistics in Korea: Incidence, Mortality, Survival, and Prevalence in 2018. *Cancer Res Treat*. 2021, 53(2), 301-315.

7. S Park, J Bae, BH Nam, KY Yoo. Aetioloy of cancer in Asia. *Asian Pac J Cancer Prev*, 2008, 9(3), 371-380.

8. World Health Organization. The WHO's Fight Against Cancer Strategies that Prevent, Cure and Care. Geneva:World Health Organization, 2007.

9. YO Ahn. Cancer Registration in Korea: The Present and furtherance. *J Prev Med Public Health*, 2007, 40(4), 262-272.

02 암 질병부담

1. 윤석준 등. 〈한국인의 질병부담 측정 및 미래예측에 관한 연구 보고서〉. 고려대학교 산학협력단. 2021.

2. Flaxman AD, Vos T, Murray CJ. *An integrative metaregression framework for descriptive epidemiology*. University of Washington Press. 2015.

3. Lopez AD, Murray CC. The global burden of disease, 1990-2020. *Nat Med* 1998 Nov, 4(11), 1241-1243.

4. Murray CJ, Lopez AD. *The global burden of disease: a comprehensive assessment of mortality and disability from diseases, injuries and risk factors in 1990 and projected to 2020*. Cambridge (MA): Harvard University Press. 1996.

5. Murray CJ. Quantifying the burden of disease: the technical basis for disability-adjusted life years. *Bulletin of the World health Organization* 1994, 72(3), 429-445.

6. Ock M, Lee JY, Oh IH, Park H, Yoon SJ, Jo MW. Disability Weights Measurement for 228 Causes of Disease in the Korean Burden of Disease Study 2012. *J Korean Med Sci* 2016 Nov, 31(2), S129-S138.

7. Park B, Park S, Shin HR, Shin A, Yeo Y, Choi JY, Jung KW, Kim BG, Kim YM, Noh DY, Ahn SH, Kim JW, Kang S, Kim JH, Kim TJ, Kang D, Yoo KY, Park SK. Population attributable risks of modifiable reproductive factors for breast and ovarian cancers in Korea. *BMC Cancer*, 2016 Jan 6, 16(1), 5.

3장 암의 주요 원인

01 흡연

1. 국립암센터. 〈국내 근거 암위험요인의 기여위험도 추정〉. 2010.
2. 보건복지부. 〈국민건강영양조사 통계정보 보고서〉. 2018.
3. 보건복지부. 〈FCTC 바로알기, WHO 담배규제기본협약 10주년 기념자료집〉. 2014.
4. Botteri E, Iodice S, Bagnardi V, Raimondi S, Lowenfels A, Maisonneuve P. Smoking and Colorectal Cancer. *JAMA*, 2008, 300(23), 2765.
5. IARC monographs. IARC Monographs on the Evaluation of Carcinogenic Risks to Humans. WHO, 2004.
6. Joseph D, Tomas D, William K, Sandra H, Harold K. Cigarette smoking and coronary heart disease. *N Engl J Med*, 1962, 266, 796–801.
7. Liang P, Chen T, Giovannucci E. Cigarette smoking and colorectal cancer incidence and mortality: Systematic review and meta-analysis. *International Journal of Cancer*, 2009, 124(10), 2406–2415.
8. Murray J. *Murray & Nadel's textbook of respiratory medicine*. Philadelphia, PA: Elsevier Saunders; 2016.
9. Reitsma M. Smoking prevalence and attributable disease burden in 195 countries and territories, 1990–2015: a systematic analysis from the Global Burden of Disease Study 2015. *The Lancet*, 2017, 389(10082), 1885–1906.
10. Samet J. Tobacco Smoking. *Thoracic Surgery Clinics*, 2013, 23(2), 103–112.
11. Terry P, Miller A, Rohan T. Prospective cohort study of cigarette smoking and colorectal cancer risk in women. *International Journal of Cancer*, 2002, 99(3), 480–483.
12. Tsoi K, Pau C, Wu W, Chan F, Griffiths S, Sung J. Cigarette Smoking and the Risk of Colorectal Cancer: A Meta-analysis of Prospective Cohort Studies. *Clinical Gastroenterology and Hepatology*, 2009, 7(6), 682–688, e5.
13. U.S. Department of Health and Human Services. The Health Consequences of Smoking: A Report of the Surgeon General. Atlanta, GA: U.S. Department of Health and Human Services, Centers for Disease Control and Prevention, National Center for Chronic Disease Prevention and Health Promotion, Office on Smoking and Health, 2004.

02 음주

1. 김광기, 제갈정 옮김. 〈세계보건기구 해로운 음주 감소를 위한 세계전략〉. 한국건강증진재단. 2012.
2. 질병관리본부. 〈2017 국민건강통계〉. 2019.
3. 한국건강증진재단. 〈저위험 음주 가이드라인〉. 2013.
4. Bagnardi V., Rota, M., Botteri E., Tramacere I., Islami F., Fedirko V. et al. Alcohol consumption and site-specific cancer risk: a comprehensive dose-response meta-analysis. *British Journal of Cancer*, 2015, 112, 580-593.
5. Committee on Carcinogenicity of Chemicals in Food, Consumer Products and the Environment. Statement on consumption of alcoholic beverages and risk of cancer, Center for Radiation, Chemical and Environmental Hazards. Public Health England. 2015.
6. Connor J. Alcohol consumption as a cause of cancer. *Addiction*, 2017, 112(2), 222-228.
7. Park SK, Yoo KY, Lee SJ, Kim SU, Ahn SH, Noh DY, Choe KJ, Strickland PT, Hirvonen A, Kang D. Alcohol consumption, glutathione S-transferase M1 and T1 genetic polymorphisms and breast cancer risk. Pharmacogenetics 2000, 10, 301-309.
8. Ratna A and Mandrekar P. Alcohol and Cancer: Mechanisms and therapies. *Biomolecules*, 2017, 7(3), 61-80.
9. World Health Organization. SAFER: A world free from alcohol related harms. WHO/MSD/MSB/18.1. 2018.

03 비만

1. 대한비만학회. 〈2018 비만 진료지침〉. 대한비만학회, 2018.
2. Colditz GA, Peterson LL. Obesity and Cancer: Evidence, Impact, and Future Directions. *Clin Chem* 2018, 64(1), 154-162.
3. Hanahan D, Weinberg RA. Hallmarks of cancer: the next generation. *Cell* 2011, 144(5), 646-674.
4. Hanahan D, Weinberg RA. The hallmarks of cancer. *Cell* 2000, 100(1), 57-70. https//apps.who.int/iris/handle/10665/42330

5. Lauby-Secretan B, Scoccianti C, Loomis D, Grosse Y, Bianchini F, Straif K. Body Fatness and Cancer--Viewpoint of the IARC Working Group. *N Engl J Med* 2016, 375(8), 794-798.

6. Park S, Kim Y, Shin HR, Lee B, Shin A, Jung KW et al. Population-attributable causes of cancer in Korea: obesity and physicalinactivity. *PLoS One* 2014, 9(4), e90871.

7. WHO Consultation on Obesity, World Health Organization. Obesity : preventingand managing the global epidemic : report of a WHO consultation. WorldHealth Organization: Geneva, Switzerland, 1999. Report no.: https://apps.who.int/iris/handle/10665/42330

8. World Cancer Research Fund, American Institute for Cancer Research. Diet, Nutrition, Physical Activity and Cancer: a Global Perspective. Continuous Update Project Expert Report 2018. Available at dietandcancerreport.org. 2018.

9. World Health Organization. Regional Office for the Western Pacific. The Asia-Pacific perspective : redefining obesity and its treatment. In. Sydney: Health Communications Australia, 2000.

04 신체활동

1. 조영태 등. 〈01년~10년 신체활동 실천율 악화이유 분석〉. 한국건강증진재단. 2012.

2. 2018 Physical Activity Guidelines Advisory Committee. 2018 physical activity guidelines advisory committee scientific report. 2018.

3. Bernstein H, Bernstein C, Payne CM, Dvorakova K, Garewal H. Bile acids as carcinogens in human gastrointestinal cancers. *Mutation Research* 2005, 589(1), 47-65.

4. Carlson et al. Differences in physical activity prevalence and trends from 3 U.S. Surveillance Systems: NHIS, NHANES, and BRFSS. *J Physical Activity Health* 2009.

5. Hojman P, Gehl J, Christensen JF, Pedersen BK. Molecular mechanism linking exercise to cancer prevention and treatment. *Cell Metabolism* 2018, 27, 10-21.

6. Lee et al. Physical activity series working group: Effect of physical inacitivity on major non-communicable diseases worldwide: an analysis of burden of disease and life expectancy. *Lancet* 2012.

7. Park et al. Prevalence of participating in physical activity from 2 Korean surveillance systems: KNHANES and KCHS. *J Physical Activity Health* 2018.

8. Rock et al. American Cancer Society guideline for diet and physical activity for cancer prevention. *CA Cancer J Clin* 2020, 70, 245–271.

9. Wertheim BC, Martinez ME, Ashbeck EL, et al. Physical activity as a determinant of fecal bile acid levels. *Cancer Epidemiology, Biomarkers & Prevention* 2009, 18(5), 1591–1598.

10. Winzer BM, Whiteman DC, Reeves MM, Paratz JD. Physical activity and cancer prevention: a systematic review of clinical trials. *Cancer Causes and Control* 2011, 22(6), 811–826.

11. World Cancer Research Fund International. Diet, nutrition, physical activity and cancer: a global perspective: a summary of the Third Expert Report. *World Cancer Research Fund International*, 2018.

05 감염요인

1. 대한예방의학회 편집위원회. 《예방의학과 공중보건》. 제4판, 계축문화사, 2021.

2. 조유경, 송병철. "바이러스간염의 예방과 예방접종". 〈대한내과학회지〉 제82권 제2호, 2012. https://doi.org/10.3904/kjm.2012.82.2.123

3. 질병관리청. 〈HIV 감염인 진료를 위한 의료기관 길라잡이〉. 2020년 12월. http://www.kdca.go.kr › filepath › boardDownload

4. Bouvard V. Baan R, Straif K, Grosse Y, Secretan B, Ghissassi G, Benbrahim–Tallaa L, Guha N, Freeman C, Galichet L, Cogliano V, on behalf of the WHO International Agency for Research on Cancer Monograph Working Group. A review of human carcinogens—Part B: biological agents. *Lancet Oncol*, 2009, 10, 13–14. https://www.thelancet.com/journals/lanonc/article/PIIS1470204509700968/fulltext#back–bib1 or https://doi.org/10.1016/S1470–2045(09)70096–8

5. Krump NA, You J. Molecular mechanisms of viral oncogenesis in humans, *Nat Rev Microbiol*, 2018, 16, 684–698. doi:10.1038/s41579–018–0064–6

6. HTLV–1 바이러스. British Columbia HealthLink. 2018. https://www.healthlinkbc.ca/hlbc/files/documents/healthfiles/hfile34–k.pdf

06 직업요인

1. 안연순. "제17장 직업성 암". 《직업병학》. 차봉석 엮음. 계축문화사. 2007.

2. Boffeta P, Boccia S, Vecchia CL. Chapter 5. Overview of the major causes of human cancer. In: *A quick guide to cancer epidemiology*. Springer. 2014.

3. Doll R, Peto R (2005). Epidemiology of cancer. In: Warell DA, Cox TM, Firth JD (eds) *Oxford textbook of medicine*, vol 3, 4th edn. Oxford University Press. 2005.

4. Kang DM, Kim JE, Kim YK, Lee HH, Kim SY. Occupational Burden of Asbestos-Related Diseases in Korea, 1998-2013: Asbestosis, Mesothelioma, Lung Cancer, Laryngeal Cancer, and Ovarian Cancer. *J Korean Med Sci*, 2018 Jul 19, 33(35), e22.

5. Kim EA, Lee HE, Kang SK. Occupational burden of cancer in Korea. *Saf Health Work*, 2010 Sep,1(1), 61-68.

6. Loomis D, Guha N, Hall AL, Straif K. Identifying occupational carcinogens: an update from the IARC Monographs. *Occup Environ Med*, 2018 Aug, 75(8), 593-603.

7. Rim KT. Occupational cancers with chemical exposure and their prevention in Korea: a literature review. *Asian Pac J Cancer Prev*, 2013, 14(6), 3379-3391.

8. Rushton L, Hutchings SJ, Fortunato L, Young C, Evans GS, Brown T, Bevan R, Slack R, Holmes P, Bagga S, et al. Occupational cancer burden in Great Britain. *Br J Cancer*, 2012, 107 Suppl 1, S3-7.

9. Smith MT, Guyton KZ, Gibbons CF, Fritz JM, Portier CJ, Rusyn I, DeMarini DM, Caldwell JC, Kavlock RJ, Lambert PF, Hecht SS, Bucher JR, Stewart BW, Baan RA, Cogliano VJ, Straif K. Key Characteristics of Carcinogens as a Basis for Organizing Data on Mechanisms of Carcinogenesis. *Environ Health Perspect*, 2016 Jun, 124(6), 713-721.

10. Schottenfeld D, Beebe-Dimmer JL, Buffl er PA, Omenn GS. Current perspective on the global and United States cancer burden attributable to lifestyle and environmental risk factors. *Annu Rev Public Health*, 2013, 34, 97-111.

07 환경요인

1. Chen CL, Chiou HY, Hsu LI et al. Arsenic in drinking water and risk of urinary tract cancer: a follow-up study from northeastern Taiwan. *Cancer Epidemiol Biomarkers Prev* 2010, 19(1), 101-110.

2. Chen CL, Chiou HY, Hsu LI et al. Ingested arsenic, characteristics of well water consumption and risk of different histological types of lung cancer in northeastern Taiwan. *Environ Res* 2010, 110(5), 455-462.

3. Costet N, Villanueva CM, Jaakkola JJK et al. Water disinfection by-products and bladder cancer: is there a European specificity? A pooled and meta-analysis of European case-control studies. *Occup Environ Med* 2011, 68(5), 379-385.

4. Hamra GB, Guha N, Cohen A et al. Outdoor particulate matter exposure and lung cancer: a systematic review and meta-analysis. *Environ Health Perspect* 2014, 122, 906-911.

5. Hunter DJ, Colditz GA, Stampfer MJ et al. Risk factors for basal cell carcinoma in a prospective cohort of women. *Ann Epidemiol* 1990, 1, 13-23.

6. Ko KP, Shin A, Cho S, Park SK, Yoo KY. Environmental Contributions to Gastrointestinal and Liver Cancer in the Asia-Pacific Region. *J Gastroenterol Hepatol*, 2017 Sep 28, 33(1), 111-120.

7. Weinstock MA, Colditz GA, Willett WC et al. Nonfamilial cutaneous melanoma incidence in women associated with sun exposure before 20 years of age. *Pediatrics* 1989, 84, 199-204.

08 농약 및 살충제

1. 국립암센터. 〈농약 노출 수준과 암 발생 코호트 연구보고서〉. 2017.

2. 농림축산식품부. 〈2018 농림축산식품 통계연보〉. 2018.

3. 농촌진흥청. 〈농업인의 업무상질병 및 손상조사〉. 2018.

4. Atwood D, Paisley-Jones C. Pesticides Industry Sales and Usage 2008-2012. EPA, Washington, DC, 2017.

5. Cha ES, Hwang SS, Lee WJ. Childhood leukemia mortality and farming exposure in South Korea: A national population-based birth cohort study. *Cancer Epidemiol* 2014, 38(4), 401-407.

6. Choi S. Critical review on the carcinogenic potential of pesticides used in Korea. *Asian Pac J Cancer Prev* 2014, 15(15), 5999–6003.

7. IARC. IARC Monographs Volume 112: evaluation of five organophosphate insecticides and herbicides. IARC, Lyon, 2015.

8. Krstev S, Knutsson A. Occupational Risk Factors for Prostate Cancer: A Meta-analysis. *J Cancer Prev* 2019, 24(2), 91–111.

9. Lee WJ, Cha ES, Moon EK. Disease prevalence and mortality among agricultural workers in Korea. *J Korean Med Sci* 2010, 25(Suppl), S112–118.

10. Sull JW, Yi SW, Sohn TY, Jee SH, Nam CM, Ohrr HC. Pesticides and cancer incidence: The Kangwha Cohort Study. *Korean J Prev Med* 2002, 35(1), 24–32.

11. VoPham T. Environmental risk factors for liver cancer and nonalcoholic fatty liver disease. *Curr Epidemiol Rep* 2019, 6(1), 50–66.

12. Weichenthal S, Moase C, Chan P. A review of pesticide exposure and cancer incidence in the Agricultural Health Study cohort. *Environ Health Perspect* 2010, 118(8), 1117–1125.

13. World Health Organization. Health Topics: Pesticides. 2019.

09 방사선

1. 이재기. 《방사선방호원론》. 한국방사선진흥협회. 2016.

2. 한국원자력안전기술원. 〈한국의 방사선 환경〉. 2009.

3. Berrington de Gonzalez A, Pasqual E, Veiga L. Epidemiological studies of CT scans and cancer risk: the state of the science. *Br J Radiol*, 2021, 94(1126), 20210471.

4. Boice JD. The linear nonthreshold (LNT) model as used in radiation protection: an NCRP update. *Int J Radiat Biol*, 2017, 93(10), 1079–1092.

5. Gaskin J, Coyle D, Whyte J, Krewksi D. Global Estimate of Lung Cancer Mortality Attributable to Residential Radon. *Environ Health Perspect*, 2018, 126(5), 057009.

6. International Agency for Research on Cancer. Radiation. IARC Monographs on the Evaluation of the Carcinogenic Risks to Humans Volume 100D. Lyon. 2012.

7. Jeong M, Jin YW, Yang KH, Ahn YO, Cha CY. Radiation exposure and cancer incidence in a cohort of nuclear power industry workers in the Republic of Korea, 1992–2005.

Radiat Environ Biophys, 2010, 49(1), 47–55.

8. Jin YW, Jeong M, Sung SH, Jang YK, Kim SH, Lee YS, Lim YK, Kim ES, Kim SG, Kim CS, Lee MC, Yoo KY, Ahn YO. Epidemiological investigation of deaths among radiation workers in nuclear power plants of Korea. *J Korea Asso Radiol Prot* 2002, 27(4), 233–237.

9. Lee WJ, Ko S, Bang YJ, Choe SA, Choi Y, Preston DL. Occupational radiation exposure and cancer incidence in a cohort of diagnostic medical radiation workers in South Korea. *Occup Environ Med*, 2021 Dec, 78(12), 876–883.

10. Lim H, Choi J, Kim JH, Cheong HK, Ha M. Estimation of Cancer Incidence and Mortality Risks Attributed to Diagnostic Medical Radiation Exposure in Korea, 2013. *J Korean Med Sci*, 2018, 33(29), e211.

11. Preston DL, Ron E, Tokuoka S, Funamoto S, Nishi N, Soda M, Mabuchi K, Kodama K. Solid cancer incidence in atomic bomb survivors: 1958–1998. *Radiat Res*, 2007, 168(1), 1–64.

12. Richardson DB, Cardis E, Daniels RD, Gillies M, O'Hagan JA, Hamra GB, Haylock R, Laurier D, Leuraud K, Moissonnier M, Schubauer-Berigan MK, Thierry-Chef I, Kesminiene A. Risk of cancer from occupational exposure to ionising radiation: retrospective cohort study of workers in France, the United Kingdom, and the United States (INWORKS). *BMJ*, 2015, 351, h5359.

13. WHO. *Health risk assessment from the nuclear accident after the 2011 Great East Japan earthquake and tsunami, based on a preliminary dose estimation*. WHO Press, 2013.

14. Zablotska LB, Bazyka D, Lubin JH, Gudzenko N, Little MP, Hatch M, Finch S, Dyagil I, Reiss RF, Chumak VV, Bouville A, Drozdovitch V, Kryuchkov VP, Golovanov I, Bakhanova E, Babkina N, Lubarets T, Bebeshko V, Romanenko A, Mabuchi K. Radiation and the risk of chronic lymphocytic and other leukemias among chornobyl cleanup workers. *Environ Health Perspect*, 2013, 121(1), 59–65.

10 유전 및 분자 요인

1. Economopoulou P et al. Beyond BRCA: new hereditary breast cancer susceptibility genes. *Cancer Treat Rev*, 2015 Jan, 41(1), 1–8. doi: 10.1016/j.ctrv.2014.10.008

2. Gomy I et al. Hereditary cancer risk assessment: essential tools for a better approach. *Hered Cancer Clin Pract*, 2013 Oct 28, 11(1), 16. doi: 10.1186/1897-4287-11-16

3. Kang E et al. The prevalence and spectrum of BRCA1 and BRCA2 mutations in Korean population: recent update of the Korean Hereditary Breast Cancer (KOHBRA) study. *Breast Cancer Res Treat*, 2015 May, 151(1), 157-168. doi: 10.1007/s10549-015-3377-4

4. Lindor NM et al. Recommendations for the care of individuals with an inherited predisposition to Lynch syndrome: a systematic review. *JAMA*, 2006 Sep 27, 296(12), 1507-1517.

5. Syngal S et al. ACG clinical guideline: genetic testing and management of hereditary gastrointestinal cancer syndromes. *Am J Gastroenterol* 2015, 110, 223-262.

6. US Preventive Services Task Force. Risk Assessment, Genetic Counseling, and Genetic Testing for BRCA-Related Cancer in Women: U.S. Preventive Services Task Force Recommendation Statement. *JAMA*, 2019 Aug 20, 322(7), 652-665. doi: 10.1001/jama.2019.10987

11 고위험 양성질환

1. 보건복지부 암등록통계(국가승인통계 117044호).

2. 정문관. "대장용종의 형태 분류 및 병변 발견 방법". 대한소화기내시경학회. 2000.

3. Berry SJ, Coffey DS, Walsh PC, Ewing LL. The development of human benign prostatic hyperplasia with age. *J Urol* 1984, 132, 474e9.

4. Buis C C, van Leeuwen F E, Mooij T M. et al. Increased risk for ovarian cancer and borderline ovarian tumours in subfertile women with endometriosis. *Hum Reprod*, 2013, 28, 3358-3369.

5. Cameron AJ, Ott BJ, Payne WS. The incidence of adenocarcinoma in columnar-lined (Barrett's) esophagus. *New England Journal of Medicine*, 1985, 313(14), 857-859.

6. Corley, Douglas A., et al. "Adenoma detection rate and risk of colorectal cancer and death." *New England Journal of Medicine*, 2014, 370, 14, 1298-1306.

7. El-Wakeel, H., and H. C. Umpleby. "Systematic review of fibroadenoma as a risk factor for breast cancer." *The Breast* 12.5 (2003): 302-307.

8. Jiang X, Morland SJ, and Hitchcock A, et al. Allelotyping of endometriosis with adjacent ovarian carcinoma reveals evidence of a common lineage. *Cancer Res*, 58(8), 1707-1712.

9. Jung SJ, Song M, Choi JY, Song N, Park SK, Yoo KY, Kang D. Association of selected

medical conditions with breast cancer risk in Korea. *J Prev Med Public Health*, 2013, 46(6), 346–352.

10. Kok V C, Tsai H J, Su C F. et al.The risks for ovarian, endometrial, breast, colorectal, and other cancers in women with newly diagnosed endometriosis or adenomyosis: a population-based study. *Int J Gynecol Cancer*, 2015, 25, 968–976.

11. Korean Society of Obstetrics and Gynecology. Annual Report of Gynecologic Cancer Registry Program in Korea for 2004 (Jan. 1st, 2004–Dec. 31st, 2004). *Korean J Obstet Gynecol*, 2006, 49, 762–812.

12. Lim KB. Epidemiology of clinical benign prostatic hyperplasia. *Asian J Urol*, 2017 Jul, 4(3), 148–151.

13. Sikkema M, et al. Predictors for neoplastic progression in patients with Barrett's Esophagus: a prospective cohort study. *The American journal of gastroenterology*. 2011, 106(7), 1231–1238.

14. Ulrich U, Buchweitz O, Greb R. et al.Interdisciplinary S2k guidelines for the diagnosis and treatment of endometriosis: short version – AWMF Registry No. 015–045, August 2013. *Geburtsh Frauenheilk*, 2013, 73, 890–898.

15. Vercellini P, Parazzini F, Bolis G. et al. Endometriosis and ovarian cancer. *Am J Obstet Gynecol*, 1993, 169, 181–182.

4장 특정 기관별 암 역학

01 위암

1. Cavaleiro-Pinto M, Peleteiro B, Lunet N, Barros H. Helicobacter pylori infection and gastric cardia cancer: systematic review and meta-analysis. *Cancer Causes Control*, 2011, 22, 375–387.

2. Chang Y, Cho B, Son KY, Shin DW, Shin H, Yang HK, Shin A, Yoo KY. Determinants of gastric cancer screening attendance in Korea: a multi-level analysis. *BMC Cancer*, 2015 May 1, 15, 336. doi: 10.1186/s12885-015-1328-4. PMID: 25927821; PMCID: PMC4424570.

3. D'Elia L, Rossi G, Ippolito R, Cappuccio FP, Strazzullo P. Habitual salt intake and risk of gastric cancer: a meta-analysis of prospective studies. *Clin Nutr*, 2012, 31, 489-498.

4. Ferro A, Morais S, Rota M, et al.Tobacco smoking and gastric cancer: meta-analyses of published data versus pooled analyses of individual participant data (StoP Project). *Eur J Cancer Prev*, 2018, 27, 197-204.

5. Fortunato L, Rushton L. Stomach cancer and occupational exposure to asbestos: a meta-analysis of occupational cohort studies. *Br J Cancer*, 2015, 112, 1805-1815.

6. Jun JK, Choi KS, Lee HY, et al. Effectiveness of the Korean National Cancer Screening Program in Reducing Gastric Cancer Mortality. *Gastroenterology*, 2017, 152, 1319-1328 e7.

7. Ko KP, Park SK, Yang JJ, Ma SH, Gwack J, Shin A, Kim Y, Kang D, Chang SH, Shin HR, Yoo KY. Intake of soy products and other foods and gastric cancer risk: a prospective study. *J Epidemiol*, 2013 Sep 5, 23(5), 337-43. doi: 10.2188/jea.je20120232. Epub 2013 Jun 29. PMID: 23812102; PMCID: PMC3775527.

8. Ko KP, Park SK, Park B, Yang JJ, Cho LY, Kang C, Kim CS, Gwack J, Shin A, Kim Y, Kim J, Yang HK, Kang D, Chang SH, Shin HR, Yoo KY. Isoflavones from phytoestrogens and gastric cancer risk: a nested case-control study within the Korean Multicenter Cancer Cohort. *Cancer Epidemiol Biomarkers Prev*, 2010 May, 19(5), 1292-300. doi: 10.1158/1055-9965.EPI-09-1004. PMID: 20447921.

9. Lee W, Ahn YS, Lee S, et al. Occupational exposure to crystalline silica and gastric cancer: a systematic review and meta-analysis. *Occup Environ Med*, 2016, 73, 794-801.

10. Lee YC, Chiang TH, Chou CK, et al.Association Between Helicobacter pylori Eradication and Gastric Cancer Incidence: A Systematic Review and Meta-analysis. *Gastroenterology*, 2016, 150, 1113-24 e5.

11. Lin XJ, Wang CP, Liu XD, et al.Body mass index and risk of gastric cancer: a meta-analysis. *Jpn J Clin Oncol*, 2014; 44, 783-791.

12. Park S, Jee SH, Shin HR, et al.Attributable fraction of tobacco smoking on cancer using population-based nationwide cancer incidence and mortality data in Korea. *BMC Cancer*, 2014, 14, 406.

13. Tavakoli A, Monavari SH, Solaymani Mohammadi F, Kiani SJ, Armat S, Farahmand M. Association between Epstein-Barr virus infection and gastric cancer: a systematic review and meta-analysis. *BMC Cancer*, 2020 Jun 1, 20(1), 493. doi: 10.1186/s12885-020-07013-x.

14. Wang PL, Xiao FT, Gong BC, Liu FN. Alcohol drinking and gastric cancer risk: a meta-analysis of observational studies. *Oncotarget*, 2017, 8, 99013-99023.

15. Woo HD, Park S, Oh K, et al.Diet and cancer risk in the Korean population: a meta-analysis. *Asian Pac J Cancer Prev*, 2014, 15, 8509-8519.

16. World Cancer Research Fund/American Institute for Cancer Research (WCRF/AICR). Continuous Update Project Report: Diet, Nutrition, Physical Activity and Stomach Cancer 2016. Revised 2018. London: World Cancer Research Fund International; 2018.

02 폐암

1. 국립암센터. https://www.ncc.re.kr/main.ncc?uri=manage01_4

2. Herbst, R. S., et al., AACR celebrates 50 years of tobacco research and policy. *Clin Cancer Res*, 2014. 20(7), 1709-1718.

3. Hong, S., et al., Cancer Statistics in Korea: Incidence, Mortality, Survival, and Prevalence in 2018. *Cancer Res Treat*, 2021, 53(2), 301-315.

4. IARC. Global Cancer Observatory. https://gco.iarc.fr/

5. International Agency for Research on Cancer; https://monographs.iarc.who.int/wp-content/uploads/2019/07/Classifications_by_cancer_site.pdf

6. Jang, S. H., et al., The Korean guideline for lung cancer screening. *Journal of the Korean Medical Association*, 2015, 58(4), 291-301.

7. Park, E.J., et al., Secular trends in adult male smoking from 1992 to 2006 in South Korea: age-specific changes with evolving tobacco-control policies. *Public Health*, 2009. 123(10), 657-664.

8. Park, S., et al., Attributable fraction of tobacco smoking on cancer using population-based nationwide cancer incidence and mortality data in Korea. *BMC Cancer*, 2014, 14, 406.

9. Pesch, B., et al., Cigarette smoking and lung cancer--relative risk estimates for the major histological types from a pooled analysis of case-control studies. *Int J Cancer*, 2012, 131(5), 1210-1219.

10. Shin, A., et al., Lung Cancer Epidemiology in Korea. *Cancer Res Treat*, 2017, 49(3), 616-626.

11. World Cancer Research Fund International. Diet, Nutrition, Physical Activity and Cancer: a Global Perspective – The Third Expert Report. [cited 2019 Feb 8]; https://www.wcrf.org/dietandcancer.

03 간암

1. 국립암센터. Attributable Cause of Cancer in Korea in the year 2009. 2009.
2. Armstrong GL, Wasley A, Simard EP, McQuillan GM, Kuhnert WL, Alter MJ. The prevalence of hepatitis C virus infection in the United States, 1999 through 2002, *Ann Intern Med*, 2006, vol. 144, 705–714.
3. Baatarkhuu O, Gerelchimeg T, Munkh–Orshikh D, Batsukh B, Sarangua G, Amarsanaa J. Epidemiology, Genotype Distribution, Prognosis, Control, and Management of Viral Hepatitis B, C, D, and Hepatocellular Carcinoma in Mongolia. *Euroasian J Hepatogastroenterol*, 2018, 8(1), 57–62.
4. Bosch FX1, Ribes J, Díaz M, Cléries R. Primary liver cancer: Worldwide incidence and trends, *Gastroenterology*, 2004 Nov, 127(5 Suppl 1), S5–S16.
5. Fan JH, Wang JB, Jiang Y, Xiang W et al., Attributable Causes of Liver Cancer Mortality and Incidence in China, *Asian Pacific Journal of Cancer Prevention*, 2013, 14(2), 7251–7256.
6. Freddie B, Jacques F, Isabelle S, Rebecca LS, Lindsey AT, Ahmedin J, Global cancer statistics 2018: GLOBOCAN estimates of incidence and mortality worldwide for 36 cancers in 185 countries, *Cancer Journal for Clinicians*, 2018, 68, 394–424.
7. Grebely J, Page K, Sacks–Davis R, et al. The effects of female sex, viral genotype, and IL28B genotype on spontaneous clearance of acute hepatitis C virus infection, *Hepatology*, 2014, vol. 59, 109–120.
8. Ko KP, Shin A, Cho S, Park SK, Yoo KY. Environmental contributions to gastrointestinal and liver cancer in the Asia–Pacific region. *J Gastroenterol Hepatol*, 2018 Jan, 33(1), 111–120. doi: 10.1111/jgh.14005. PMID: 28960448.
9. Makarova–Rusher OV, Altekruse SF, McNeel TS, et al. Population attributable fractions of risk factors for hepatocellular carcinoma in the United States. *Cancer*, 2016, 122(11), 1757–1765.

10. Liu Y, Chang CC, Marsh GM, et al. 2012, Population attributable risk of aflatoxin-related liver cancer: systematic review and meta-analysis. *Eur J Cancer*, 2012, 48, 2125-2136.

11. Schweitzer A, Horn J, Mikolajczyk RT, Krause G, Ott JJ. Estimations of worldwide prevalence of chronic hepatitis B virus infection: a systematic review of data published between 1965 and 2013, *Lancet*, 2015 Oct 7, 386(10003), 1546-1555.

12. Norat T, Aune D, Navarro D, Abar L. The associations between food, nutrition and physical activity and the risk of liver cancer, 2015, Continuous Update Project, World cancer research fund international systematic review.

04 대장암

1. 국립암센터. 암예방사업. http://ncc.re.kr/main.ncc?uri=manage01_3.

2. 손대경 외. "대장암 검진 권고안". *J Korean Med Assoc*, 2015, 58(5), 420-432.

3. 신애선 외. "대장암의 역학". *J Korean Med Assoc*, 2019, 62(8), 407-415.

4. Bray, F., et al., Global cancer statistics 2018: GLOBOCAN estimates of incidence and mortality worldwide for 36 cancers in 185 countries. *CA Cancer J Clin*, 2018. 68(6), 394-424.

5. Brenner, D.R., et al., Increasing colorectal cancer incidence trends among younger adults in Canada. *Prev Med*, 2017, 105, 345-349.

6. International Agency for Research on Cancer. https://monographs.iarc.fr/wp-content/uploads/2019/07/Classifications_by_cancer_site.pdf

7. Jee, Y., C.M. Oh, and A. Shin. Recent Decrease in Colorectal Cancer Mortality Rate is Affected by Birth Cohort in Korea. *Asian Pac J Cancer Prev*, 2015, 16(9), 3951-3955.

8. Jung, K.W., et al., Cancer Statistics in Korea: Incidence, Mortality, Survival, and Prevalence in 2016. *Cancer Res Treat*, 2019, 51(2), 417-430.

9. Shin, A., et al., Increasing trend of colorectal cancer incidence in Korea, 1999-2009. *Cancer Res Treat*, 2012, 44(4), 219-226.

10. Shin, A., et al., Site-specific risk factors for colorectal cancer in a Korean population. *PLoS One*, 2011, 6(8), e23196.

11. Shin, A., K.W. Jung, and Y.J. Won, Colorectal cancer mortality in Hong Kong of China,

Japan, South Korea, and Singapore. *World J Gastroenterol*, 2013, 19(7), 979–983.

12. Sung, J.J.Y., et al., Increasing Trend in Young-Onset Colorectal Cancer in Asia: More Cancers in Men and More Rectal Cancers. *Am J Gastroenterol*, 2019, 114(2), 322–329.
13. World Cancer Research Fudn International. Diet, Nutrition, Physical Activity and Cancer: a Global Perspective – The Third Expert Report. [cited 2019 Feb 8]; https://www.wcrf.org/dietandcancer
14. Yoo KY, Tajima K, Inoue M, Takezaki T, Hirose K, Hamajima N, Park SK, Kang D, KatoT, Hirai T. Reproductive factors related to the risk of colorectal cancer by subsite: a case-control analysis. *Br J Cancer*, 1999, 79, 1901–1906.

05 유방암

1. 중앙암등록본부. 〈국가암등록사업 연례 보고서(2016년 암등록통계)〉. 보건복지부. 2018.
2. 한국유방암학회. 〈2018 유방암 백서〉. 2018.
3. Bray F, Ferlay J, Soerjomataram I, Siegel RL, Torre LA, Jemal A. Global cancer statistics 2018: GLOBOCAN estimates of incidence and mortality worldwide for 36 cancers in 185 countries. CA: *a cancer journal for clinicians*, 2018, 8(6), 394–424.
4. Breast cancer and breastfeeding: collaborative reanalysis of individual data from 47 epidemiological studies in 30 countries, including 50302 women with breast cancer and 96973 women without the disease. *Lancet*, 2002, 360(9328), 187–195.
5. Breast cancer and hormonal contraceptives: collaborative reanalysis of individual data on 53,297 women with breast cancer and 100,239 women without breast cancer from 54 epidemiological studies. *Lancet*, 1996, 347(9017), 1713–1727
6. Breast cancer and hormone replacement therapy: collaborative reanalysis of data from 51 epidemiological studies of 52,705 women with breast cancer and 108,411 women without breast cancer. Collaborative Group on Hormonal Factors in Breast Cancer. *Lancet*, 1997, 350(9084), 1047–1059.
7. Chen S, Parmigiani G. Meta-analysis of BRCA1 and BRCA2 penetrance. *Journal of clinical oncology*, 2007, 25(11), 1329–1333.
8. Cordina-Duverger E, Menegaux F, Popa A, Rabstein S, Harth V, Pesch B, et al. Night shift work and breast cancer: a pooled analysis of population-based case-control studies

with complete work history. *European journal of epidemiology*. 2018, 33(4), 369–379.

9. Ewertz M, Duffy SW, Adami HO, Kvale G, Lund E, Meirik O, et al. Age at first birth, parity and risk of breast cancer: a meta-analysis of 8 studies from the Nordic countries. *International journal of cancer*, 1990, 46(4), 597–603.

10. Familial breast cancer: collaborative reanalysis of individual data from 52 epidemiological studies including 58,209 women with breast cancer and 101,986 women without the disease. *Lancet*, 2001, 358(9291), 1389–1399.

11. Gaudet MM, Carter BD, Brinton LA, Falk RT, Gram IT, Luo J, et al. Pooled analysis of active cigarette smoking and invasive breast cancer risk in 14 cohort studies. *International journal of epidemiology*, 2017, 46(3), 881–893.

12. Kang E, Kim SW. The korean hereditary breast cancer study: review and future perspectives. *Journal of breast cancer*, 2013, 16(3), 245–253.

13. Ma H, Bernstein L, Pike MC, Ursin G. Reproductive factors and breast cancer risk according to joint estrogen and progesterone receptor status: a meta-analysis of epidemiological studies. *Breast cancer research: BCR*, 2006, 8(4), R43.

14. Menarche, menopause, and breast cancer risk: individual participant meta-analysis, including 118,964 women with breast cancer from 117 epidemiological studies. *The Lancet Oncology*. 2012, 13(11), 1141–1151.

15. Nelson HD, Zakher B, Cantor A, Fu R, Griffin J, O'Meara ES, et al. Risk factors for breast cancer for women aged 40 to 49 years: a systematic review and meta-analysis. *Annals of internal medicine*, 2012, 156(9), 635–648.

16. Nichols HB, Schoemaker MJ, Cai J, Xu J, Wright LB, Brook MN, et al. Breast Cancer Risk After Recent Childbirth: A Pooled Analysis of 15 Prospective Studies. *Annals of internal medicine*, 2018.

17. Park SK, Yoo KY, Lee SJ, Kim SU, Ahn SH, Noh DY, Choe KJ, Strickland PT, Hirvonen A, Kang D. Alcohol consumption, glutathione S-transferase M1 and T1 genetic polymorphisms and breast cancer risk. *Pharmacogenetics*, 2000, 10, 301–309.

18. Pizot C, Boniol M, Mullie P, Koechlin A, Boniol M, Boyle P, et al. Physical activity, hormone replacement therapy and breast cancer risk: A meta-analysis of prospective studies. *European journal of cancer*, 1990, 2016, 52, 138–154.

19. Smith-Warner SA, Spiegelman D, Yaun SS, van den Brandt PA, Folsom AR,

Goldbohm RA, et al. Alcohol and breast cancer in women: a pooled analysis of cohort studies. *Jama*, 1998, 279(7), 535-540.

20. van den Brandt PA, Spiegelman D, Yaun SS, Adami HO, Beeson L, Folsom AR, et al. Pooled analysis of prospective cohort studies on height, weight, and breast cancer risk. *American journal of epidemiology*, 2000, 152(6), 514-527.

21. World Cancer Research Fund/American Institute for Cancer Research. Continuous Update Project Report: Diet, Nutrition, Physical Activity and Breast Cancer. 2017. https://www.wcrf.org/wp-content/uploads/2021/02/Breast-cancer-report.pdf

22. Yoo KY, Tajima K, Kuroishi T, Hirose K, Yoshida M, Miura S, Murai H. Independent protective effect of lactation against breast cancer: a case-control study in Japan. *Am J Epidemiol*, 1992, 135, 726-733.

06 자궁경부암

1. 박상윤. "자궁경부암의 검진 권고안". 〈대한의사협회지〉, 2002, 45, 1005-1014.

2. de Sanjose, S., W. G. Quint, L. Alemany, D. T. Geraets, J. E. Klaustermeier, B. Lloveras, S. Tous, A. Felix, L. E. Bravo, H. R. Shin, C. S. Vallejos, P. A. de Ruiz, M. A. Lima, N. Guimera, O. Clavero, M. Alejo, A. Llombart-Bosch, C. Cheng-Yang, S. A. Tatti, E. Kasamatsu, E. Iljazovic, M. Odida, R. Prado, M. Seoud, M. Grce, A. Usubutun, A. Jain, G. A. Suarez, L. E. Lombardi, A. Banjo, C. Menendez, E. J. Domingo, J. Velasco, A. Nessa, S. C. Chichareon, Y. L. Qiao, E. Lerma, S. M. Garland, T. Sasagawa, A. Ferrera, D. Hammouda, L. Mariani, A. Pelayo, I. Steiner, E. Oliva, C. J. Meijer, W. F. Al-Jassar, E. Cruz, T. C. Wright, A. Puras, C. L. Llave, M. Tzardi, T. Agorastos, V. Garcia-Barriola, C. Clavel, J. Ordi, M. Andujar, X. Castellsague, G. I. Sanchez, A. M. Nowakowski, J. Bornstein, N. Munoz and F. X. Bosch. Human papillomavirus genotype attribution in invasive cervical cancer: a retrospective cross-sectional worldwide study. *Lancet Oncol*, 2010,11(11), 1048-1056.

3. Jun JK, Choi KS, Jung KW, Lee HY, Gapstur SM, Park EC, Yoo KY. Effectiveness of an organized cervical cancer screening program in Korea: results from a cohort study. *Int J Cancer*, 2009 Jan 1, 124(1), 188-193. doi: 10.1002/ijc.23841. PMID: 18785204.

4. Jung, K.-W., Y.-J. Won, H.-J. Kong and E. S. Lee. Prediction of Cancer Incidence and Mortality in Korea, 2019. *Cancer Res Treat*, 2019, 51(2), 431-437.

5. Korean_cancer_registry. Annual report of Korean cancer registry (2002. 1~2002. 12). 2003.

6. Kweon, S.-S. Updates on Cancer Epidemiology in Korea, 2018. *Chonnam medical journal*, 2018, 54(2), 90-100.

7. Shin, J.-Y., K. S. Choi, M. Suh, B. Park and J. K. Jun. "Comparison of cervical cancer screening among women with and without hysterectomies: a nationwide population-based study in Korea". *BMC Cancer*, 18(1). 810.

8. Statistics_Korea. Causes of death in Korea. 2018. http://www.kostat.go.kr/portal/korea/kor_nw/5/3/index.action.

9. Yoo KY, Kang D, Koo HW, Park SK, Kim DH, Park NH, Song YS, Kang SB, Lee HP. Risk factors associated with uterine cervical cancer in Korea: a case-control study with special reference to sexual behavior. *J Epidemiol*, 1997 Sep, 7(3), 117-123. doi: 10.2188/jea.7.117. PMID: 9337509.

07 갑상선암

1. Ahn, H. S., H. J. Kim and H. G. Welch. Korea's thyroid-cancer epidemic--screening and overdiagnosis. 2014, *NEnglJMed*, 371, 19, 1765-1767.

2. Bray, F., J. Ferlay, I. Soerjomataram, R. L. Siegel, L. A. Torre and A. Jemal. Global cancer statistics 2018: GLOBOCAN estimates of incidence and mortality worldwide for 36 cancers in 185 countries. *CACancerJClin*, 2018, 68(6), 394-424.

3. Choi, W. J. and J. Kim. Dietary factors and the risk of thyroid cancer: a review. *ClinNutrRes*, 2014, 3(2), 75-88.

4. Cordina-Duverger, E., C. Leux, M. Neri, C. Tcheandjieu, A. V. Guizard, C. Schvartz, T. Truong and P. Guenel. Hormonal and reproductive risk factors of papillary thyroid cancer: A population-based case-control study in France. *CancerEpidemio*, 2017, l48, 78-84.

5. Han, M. A. and J. H. Kim. Diagnostic X-Ray Exposure and Thyroid Cancer Risk: Systematic Review and Meta-Analysis. *Thyroid*, 2018, 28(2), 220-228.

6. Jung, K. W., Y. J. Won, H. J. Kong and E. S. Lee. Prediction of Cancer Incidence and Mortality in Korea, 2019. *CancerResTreat*, 2019, 51(2), 431-437.

7. Kim, K. N., Y. Hwang, K. Kim, K. E. Lee, Y. J. Park, J. Y. Choi, D. J. Park, B. Cho, D. Kang and S. K. Park. Active and Passive Smoking, BRAFV600E Mutation Status,

and the Risk of Papillary Thyroid Cancer: A Large-Scale Case-Control and Case-Only Study. *CancerResTreat*, 2019.

8. Kwon, H., K. D. Han and C. Y. Park. Weight change is significantly associated with risk of thyroid cancer: A nationwide population-based cohort study. *SciRep*, 2019, 9(1), 1546.

9. Lee, W. J., D. L. Preston, E. S. Cha, S. Ko and H. Lim. Thyroid cancer risks among medical radiation workers in South Korea, 1996-2015. *EnvironHealth*, 2019, 18(1), 19.

10. Shin A, Cho S, Jang D, Abe SK, Saito E, Rahman MS, Islam MR, Sawada N, Shu XO, Koh WP, Sadakane A, Tsuji I, Sugawara Y, Ito H, Nagata C, Park SK, Yuan JM, Kim J, Tsugane S, Cai H, Wen W, Ozasa K, Matsuyama S, Kanemura S, Oze I, Wada K, Wang R, Yoo KY, Potter JD, Ahsan H, Boffetta P, Chia KS, Matsuo K, Qiao YL, Rothman N, Zheng W, Inoue M, Kang D. Body Mass Index and Thyroid Cancer Risk: A Pooled Analysis of Half a Million Men and Women in the Asia Cohort Consortium. *Thyroid*, 2022 Mar, 32(3), 306-314. doi: 10.1089/thy.2021.0445. Epub 2022 Jan 11. PMID: 34915752; PMCID: PMC8971972.

08 전립선암

1. 국가암정보센터. 〈내가 알고 싶은 암: 전립선암〉. 보건복지부. 2019.

2. Fowke JH, McLerran DF, Gupta PC, He J, Shu XO, Ramadas K, Tsugane S, Inoue M, Tamakoshi A, Koh WP, Nishino Y, Tsuji I, Ozasa K, Yuan JM, Tanaka H, Ahn YO, Chen CJ, Sugawara Y, Yoo KY, Ahsan H, Pan WH, Pednekar M, Gu D, Xiang YB, Sauvaget C, Sawada N, Wang R, Kakizaki M, Tomata Y, Ohishi W, Butler LM, Oze I, Kim DH, You SL, Park SK, Parvez F, Chuang SY, Chen Y, Lee JE, Grant E, Rolland B, Thornquist M, Feng Z, Zheng W, Boffetta P, Sinha R, Kang D, Potter JD. Associations of body mass index, smoking, and alcohol consumption with prostate cancer mortality in the Asia Cohort Consortium. *Am J Epidemiol*, 2015 Sep 1, 182(5), 381-389. doi: 10.1093/aje/kwv089. Epub 2015 Aug 4. PMID: 26243736; PMCID: PMC4643758.

3. Giovannucci E, Ascherio A, Rimm EB, Stampfer MJ, Colditz GA, Willett WC. Intake of carotenoids and retinol in relation to risk of prostate cancer. *J Natl Cancer Inst*, 1995, 87, 1767-1776.

4. Giovannucci E, Rimm EB, Stampfer MJ, Colditz GA, Willett WC. Height, body weight, and risk of prostate cancer. *Cancer Epidemiol Biomarkers Prev*, 1997, 6, 557-563.

5. Klein EA, Thompson IM, Lippman SM, et al. SELECT: The selenium and vitamin E cancer prevention trial. *Urol Oncol*, 2003, 21, 59-65.

6. Kupelian PA, Kupelian VA, Witte JS, Macklis R, Klein EA. Family history of prostate cancer in patients with localized prostate cancer: An independent predictor of treatment outcome. *J Clin Oncology*, 1997, 15, 1478-1480.

7. Lichtenstein P, Holm NV, Verkasalo PK, et al. Environmental and heritable factors in the causation of cancer: Analyses of cohorts of twins from Sweden, Denmark, and Finland. *N Engl J Med*, 2000, 343, 78-85.

8. Severson RK, Grove JS, Nomura AMY, Stemmermann GN. Body mass and prostatic cancer: A prospective study. *Br Med J*, 1988, 297, 713-715.

9. Slattery ML, West DW. Smoking, alcohol, coffee, tea, caffeine, and theobromine: Risk of prostate cancer in Utah (United States). *Cancer Causes Control*, 1993, 4, 559-563.

10. Stattin P, Bylund A, Rinaldi S, et al. Plasma insulin-like growth factor-I, insulinlike growth factor-binding proteins, and prostate cancer risk: A prospective study. *J NatlCancer Inst*, 2000, 92, 1910-1917.

11. Thompson IM, Goodman PJ, Tangen CM, et al. The influence of finasteride on the development of prostate cancer. *N Engl J Med*, 2003, 17, 349, 215-224.

09 췌장암

1. 중앙암등록본부, 〈국가암등록사업 연례보고서 2016년 암등록통계〉. 2019.

2. 통계청. 〈2017년 사망원인통계〉. 2018.

3. Aune D, Greenwood D, Chan D, et al. Body mass index, abdominal fatness and pancreatic cancer risk: a systematic review and non-linear dose-response meta-analysis of prospective studies. *Annals of oncology*, 2011, 23(4), 843-852.

4. Ben Q, Xu M, Ning X, et al. Diabetes mellitus and risk of pancreatic cancer: a meta-analysis of cohort studies. *Eur J Cancer*, 2011, 47(13), 1928-1937.

5. Jung KW, Won YJ, Kong HJ, Lee ES. Cancer Statistics in Korea: Incidence, Mortality, Survival, and Prevalence in 2016. *Cancer Res Treat*, 2019, 51(2), 417-430.

6. Larsson S, Wolk A. Red and processed meat consumption and risk of pancreatic cancer: meta-analysis of prospective studies. *Br J Cancer*, 2012, 106(3), 603.

7. Lin Y, Fu R, Grant E, Chen Y, Lee JE, Gupta PC, Ramadas K, Inoue M, Tsugane S, Gao YT, Tamakoshi A, Shu XO, Ozasa K, Tsuji I, Kakizaki M, Tanaka H, Chen CJ, Yoo KY, Ahn YO, Ahsan H, Pednekar MS, Sauvaget C, Sasazuki S, Yang G, Xiang YB, Ohishi W, Watanabe T, Nishino Y, Matsuo K, You SL, Park SK, Kim DH, Parvez F, Rolland B, McLerran D, Sinha R, Boffetta P, Zheng W, Thornquist M, Feng Z, Kang D, Potter JD. Association of body mass index and risk of death from pancreas cancer in Asians: findings from the Asia Cohort Consortium. *Eur J Cancer Prev*, 2013 May, 22(3), 244-250. doi: 10.1097/CEJ.0b013e3283592cef. PMID: 23044748; PMCID: PMC3838869.

8. O'Rorke MA, Cantwell MM, Cardwell CR, Mulholland HG, Murray LJ. Can physical activity modulate pancreatic cancer risk? A systematic review and meta-analysis. *International journal of cancer*, 2010, 126(12), 2957-2968.

9. Rawla P, Sunkara T, Gaduputi V. Epidemiology of Pancreatic Cancer: Global Trends, Etiology and Risk Factors. *World journal of oncology*, 2019, 10(1), 10.

10. US Preventive Services Task Force. Screening for Pancreatic Cancer: US Preventive Services Task Force Recommendation Statement. Rockville, MD: Agency for Healthcare Research and Quality. 2004.

11. Wang Y, Gou Y, Jin W, Xiao M, Fang H. Association between alcohol intake and the risk of pancreatic cancer: a dose-response meta-analysis of cohort studies. *BMC Cancer*, 2016, 16(1), 212.

10 소아청소년암

1. 보건복지부, 중앙암등록본부, 국립암센터. 〈국가암등록사업 연례 보고서(2015년 암등록통계)〉. 2017.

2. 통계청. 〈2017년 사망원인통계〉. 2018.

3. Bhakta N, Force LM, Allemani C, Atun R, Bray F, Coleman MP, Steliarova-Foucher E, Frazier AL, Robison LL, Rodriguez-Galindo C, Fitzmaurice C. Childhood cancer burden: a review of global estimates. *Lancet Oncol*, 2019, 20(1), e42-53.

4. Bray F, Ferlay J, Soerjomataram I, Siegel RL, Torre LA, Jemal A. Global cancer statistics 2018: GLOBOCAN estimates of incidence and mortality worldwide for 36 cancers in 185 countries. *CA Cancer J Clin*, 2018, 68(6), 394–424.

5. GBD 2017 Childhood Cancer Collaborators. The global burden of childhood and adolescent cancer in 2017: an analysis of the Global Burden of Disease Study 2017. *Lancet Oncol*, 2019, 20(9), 1211–1225.

6. Paltiel O, Tikellis G, Linet M, Golding J, Lemeshow S, Phillips G, Lamb K, Stoltenberg C, Håberg SE, Strøm M, Granstrøm C, Northstone K, Klebanoff M, Ponsonby AL, Milne E, Pedersen M, Kogevinas M, Ha E, Dwyer T; International Childhood Cancer Cohort Consortium. Birthweight and Childhood Cancer: Preliminary Findings from the International Childhood Cancer Cohort Consortium (I4C). *Paediatr Perinat Epidemiol*, 2015, Jul, 29(4), 335–345; doi: 10.1111/ppe.12193. Epub 2015 May 19. Erratum in: *Paediatr Perinat Epidemiol*, 2015, Nov, 29(6), 589.

7. Park HJ, Moon EK, Yoon JY, Oh CM, Jung KW, Park BK, Shin HY, Won YJ. Incidence and Survival of Childhood Cancer in Korea. *Cancer Res Treat*, 2016, Jul, 48(3), 869–882. doi: 10.4143/crt.2015.290. Epub 2016 Jan 21.

8. Roman E. Lgihtfoot T, Picton S, Kinsey S. Childhood Cancers. In: Thun M, Linet MS, Cerhan JR, Haiman CA, Schottenfeld D, eds. *Cancer Epidemiology and Prevention*. 4th ed. New York, NY: Oxford University Press; 2018, 1119–1153.

9. Tikellis G, Dwyer T, Paltiel O, Phillips GS, Lemeshow S, Golding J, Northstone K, Boyd A, Olsen S, Ghantous A, Herceg Z, Ward MH, Håberg SE, Magnus P, Olsen J, Ström M, Mahabir S, Jones RR, Ponsonby AL, Clavel J, Charles MA, Trevathan E, Qian ZM, Maule MM, Qiu X, Hong YC, Brandalise S, Roman E, Wake M, He JR, Linet MS; International Childhood Cancer Cohort Consortium. The International Childhood Cancer Cohort Consortium (I4C): A research platform of prospective cohorts for studying the aetiology of childhood cancers. *Paediatr Perinat Epidemiol*, 2018, 32(6), 568–583.

10. Whelan K, Alva E. Epidemiology of Childhood Cancer. In: Robin NH, Farmer MB, eds. Pediatric Cancer Genetics. St. Louis, MO: *Elsevier*, 2017, 1–20.

5장 암 예방과 관리

01 암 예방의 원칙과 적용

1. 대한예방의학회 편집위원회. 《예방의학과 공중보건》. 제4판, 계축문화사, 2021.

2. Declines in tobacco brand recognition and ever-smoking rates among young children following restrictions on tobacco advertisements in Hong Kong. Fielding R, Chee YY, Choi KM, Chu TK, Kato K, Lam SK, Sin KL, Tang KT, Wong HM, Wong KM. *J Public Health*, 2004 Mar, 26(1), 24-30. doi: 10.1093/pubmed/fdh118.

3. Kisling LA, Das JM. *Prevention Strategies*. StatPearls Publishing. https://www.ncbi.nlm.nih.gov/books/NBK537222/ (Last Update: May 9, 2021)

4. Martins C, Godycki-Cwirko M, Heleno B, Brodersen J. Quaternary prevention: reviewing the concept. *Eur J Gen Pract*, 2018 Dec, 24(1), 106-111. doi: 10.1080/13814788.2017.1422177.

02 한국의 암 관리 및 예방과 정책

1. 박은철 엮음. 《국가암관리사업: 이론과 실제》. 국립암센터. 2010.

2. 보건복지부. 〈4차 암관리종합계획〉. 2021년 12월 31일. http://www.mohw.go.kr/react/al/sal0301vw.jsp?PAR_MENU_ID=04&MENU_ID=0403&CONT_SEQ=364800

3. 보건복지부. 〈5차 국민건강종합계획〉. 2021년 1월 27일. http://www.khealth.or.kr/hp2020

4. Union for International Cancer Control. South Korea's National Cancer Control: Case study from the National Cancer Center of Korea. https://www.uicc.org/sites/main/files/atoms/files/Case%20Study%20South%20Korea%27s%20National%20Cancer%20Control_UICC_04.11.2020%20final.pdf

5. Yoo KY. Cancer control activities in the Republic of Korea. *Jpn J Clin Oncol*, 2008, 38, 327-333.

03 세계보건기구의 암 극복 전략

1. Bray F, Ferlay J, Soerjomataram I, Siegel RL, Torre LA, Jemal A. Global cancer statistics 2018: GLOBOCAN estimates of incidence and mortality worldwide for 36 cancers in 185 countries. *CA Cancer J Clin*, 2018, 68(6), 394–424.
2. Cancer Control: Knowledge into Action: WHO Guide for Effective Programmes. Module 1: Planning. World Health Organization, 2006.
3. Cancer Control: Knowledge into Action: WHO Guide for Effective Programmes. Module 2: Prevention. World Health Organization, 2007.
4. Cancer Control: Knowledge into Action: WHO Guide for Effective Programmes. Module 3: Early Detection. World Health Organization, 2007.
5. Cancer Control: Knowledge into Action: WHO Guide for Effective Programmes. Module 4: Diagnosis and Treatment. World Health Organization, 2008.
6. Cancer Control: Knowledge into Action: WHO Guide for Effective Programmes. Module 5: Palliative Care. World Health Organization, 2007.
7. Cancer Control: Knowledge into Action: WHO Guide for Effective Programmes. Module 6: Policy and Advocacy. World Health Organization, 2008.
8. Global strategy to accelerate the elimination of cervical cancer as a public health problem. Geneva: World Health Organization; 2020.
9. https://www.who.int/teams/noncommunicable-diseases/surveillance/data/cancer-profiles
10. Lam CG, Howard SC, Bouffet E, Pritchard-Jones K. Science and health for all children with cancer. *Science*, 2019 Mar 15, 363(6432), 1182–1186.
11. Steliarova-Foucher E, Colombet M, Ries LAG, et al. International incidence of childhood cancer, 2001–10: a population-based registry study. *Lancet Oncol*, 2017, 18(6), 719–731.
12. Stelzle D, Tanaka LF, Lee KK, et al. Estimates of the global burden of cervical cancer associated with HIV. *Lancet Glob Health*, 2020, published online Nov 16. DOI:S2214-109X(20)30459-9.
13. World Health Organization. *National cancer control programmes: policies and managerial guidelines*, 2nd ed. World Health Organization. 2002.

14. World Health Organization. Assessing national capacity for the prevention and control of noncommunicable diseases: report of the 2019 global survey. World Health Organization. 2020.

15. World Health Organization. Cure All framework: WHO global initiative for childhood cancer: increasing access, advancing quality, saving lives. World Health Organization. 2021.

16. World Health Organization. WHO report on cancer: setting priorities, investing wisely and providing care for all. 2020.

17. World Health Organization. Global Health ObservatoryGeneva. 2018. https://www.who.int/gho/database/en/

04 국가암검진

1. Choi KS, Jun JK, Suh M, et al. Effect of gastric cancer screening on stage at diagnosis: results of the National Cancer Screening Program in Korea. *Br J Cancer*, 2015, 112, 608–612.

2. Hong S, Lee YY, Lee J, et al. Trends in cancer screening rates among Korean men and women: results of the Korean National Cancer Screening Survey, 2004–2018. *Cancer Res Treat*, 2021, 53, 330–338.

3. Jang SH, Sheen S, Kim HY, et al. The Korean guideline for lung cancer screening. *J Korean Med Assoc*, 2015, 5, 291–301.

4. Jun JK, Choi KS, Lee HY, et al. Effectiveness of the Korean National Cancer Screening Program in reducing gastric cancer mortality. *Gastroenterol*, 2017, 152, 1319–1328.

5. Jun JK, Choi KS, Jung KW, et al. Effectiveness of an organized cervical cancer screening program in Korea: results from a cohort study. *Int J Cancer*, 2009, 124, 188–193.

6. Jun JK, Hwang SY, Hong S, et al. Association of screening by thyroid ultrasonography with mortality in thyroid cancer: a case–control study using data from two national surveys. *Thyroid*, 2020, 30, 396–400.

7. Kim DY, Kim HJ, Jeong SE, et al. The Korean guideline for hepatocellular carcinoma surveillance. *J Korean Med Assoc*, 2015, 58, 385–397.

8. Lee EH, Park B, Kim NS, et al. The Korean guideline for breast cancer screening. *J Korean Med Assoc*, 2015, 58, 408–419.

9. Min KJ, Lee YJ, Suh M, et al. The Korean guideline for cervical cancer screening. *J Korean Med Assoc*, 2015, 58, 302–312.

10. Park HA, Nam SY, Lee SK, et al. The Korean guideline for gastric cancer screening. *J Korean Med Assoc*, 2015, 58, 373–384.

11. Sohn DK, Kim MJ, Park Y, et al. The Korean guideline for colorectal cancer screening. *J Korean Med Assoc*, 2015, 58, 420–432.

12. Suh M, Song S, Cho HN, et al. Trends in participation rates for the National Cancer Screening Program in Korea, 2002–2012. *Cancer Res Treat*, 2017, 49, 798–806.

13. Yi KH, Kim SY, Kim DH, et al. The Korean guideline for thyroid cancer screening. *J Korean Med Assoc*, 2015, 58, 302–312.

05 비만 및 대사증후군 관리를 통한 암 예방

1. 김희선, 유빛나, 이은환. "우리나라 만성질환관리사업의 발전과정과 향후 과제". 〈대한공공의학회지〉, 2018, 2(1), 105–120.

2. 임준, 고영, 서화정. "건강무관심계층의 건강생활을 위한 건강마일리지 모델 개발 연구". 가천대학교 산학협력단. 2017.

3. 임준, 장숙랑, 주영수 등. "건강인센티브제 운영방안 및 중장기 발전 방안 마련 연구". 건강보험공단. 2020.

4. Giles EL, Robalino S, Sniehotta FF, Adams J, McColl E. Acceptability of financial incentives for encouraging uptake of healthy behaviours: A critical review using systematic methods. *Preventive medicine*, 2015, 73, 145–158.

5. Jennie Naidoo & Jane Wills. 《건강증진 이론과 실제》. 제4판. 지역보건연구회 역. 계축문화사. 2019.

6. Tsukuba Wellness Research. 〈6지자체 연계 건강포인트 프로젝트 성과보고서〉, 동경: 내각부, 2018.

06 완화의료

1. 보건복지부. 〈2018년 호스피스완화의료사업안내〉. 2018.
2. Europe World Cancer Organization. Palliative Care.
   http://www.euro.who.int/__data/assets/pdf_file/0003/98418/E82931.pdf
3. Joanne Lynn, David M. Adamson. Living well at the end of life: Adapting health care to serious chronic illness in old age.
   http://www.rand.org/content/dam/rand/pubs/white_papers/2005/WP137.pdf
4. MedinePlus. Definition of hospice. http://www.nlm.nih.gov/medlineplus/hospicecare.html
5. National Hospice and Palliative Care Organization. History of Hospice Care.
   http://www.nhpco.org/historyhospice-care
6. World Health Organization. Strengthening of palliative care as a component of integrated treatment throughout the life course.
   http://www.euro.who.int/__data/assets/pdf_file/0003/98418/E82931.pdf

07 암 생존자 건강증진

1. 박상민. "의료-사회적 취약대상자를 위한 일차의료". 〈가정의학회지〉, 2009, 30, 91-97.
2. 윤영호. 《암 치료 후 진료 및 건강관리 매뉴얼》. 군자출판사. 2013.
3. Barone BB, Yeh HC, Snyder CF, Peairs KS, Stein KB, Derr RL, Wolff AC, Brancati FL. Long-term all-cause mortality in cancer patients with preexisting diabetes mellitus: a systematic review and meta-analysis. *JAMA*, 2008, 300, 2754-2764.
4. Burstein HJ, Winer EP. Primary care for survivors of breast cancer. *N Engl J Med*, 2000, 343, 1086-1094.
5. Dawson SI. Long-term risk of malignant neoplasm associated with gestational glucose intolerance. *Cancer*, 2004, 100, 149-155.
6. Holmes MD, Chen WY, Feskanich D, Kroenke CH, Colditz GA. Physical activity and survival after breast cancer diagnosis. *JAMA*, 2005, May 25, 293(20), 2479-2486.
7. Hsing AW, Gao YT, Chua S Jr, et al. Insulin resistance and prostate cancer risk. *J Natl Cancer Inst*, 2003, 95, 67-71.

8. Jee SH, Ohrr H, Sull JW, et al. Fasting serum glucose level and cancer risk in Korean men and women. *JAMA*, 2005, 293, 194-202.

9. Kim KH, Cho YY, Shin DW, Lee JH, Ko YJ, Park SM. Comparison of physical and mental health status between cancer survivors and the general population: a Korean population-based survey (KNHANES II-IV). *Support Care Cancer*, 2013 Aug 18.

10. Kwan ML, Kushi LH, Weltzien E, Tam EK, Castillo A, Sweeney C, Caan BJ. Alcohol consumption and breast cancer recurrence and survival among women with early-stage breast cancer: the life after cancer epidemiology study. *J Clin Oncol*, 2010, 28, 4410-4416.

11. Li CI, Daling JR, Tang MT, Malone KE. Relationship between diabetes and risk of second primary contralateral breast cancer. *Breast Cancer Res Treat*, 2011 Jan, 125(2), 545-551. Epub 2010 Jul 13.

12. Living beyond cancer: finding a new balance: President's Cancer Panel 2003-2004 annual report. Bethesda, Md.: President's Cancer Panel, National Cancer Institute, National Institutes of Health, U.S. Dept. of Health and Human Services, 2004.

13. Park SM, Kim SY, Earle CC, Jeong SY, Yun YH. What is the most cost-effective strategy to screen for second primary colorectal cancers in male cancer survivors in Korea? *World J Gastroenterol*, 2009, 15, 3153-3160.

14. Park SM, Lim MK, Jung KW, Shin SA, Yoo KY, Yun YH, Huh BY. Prediagnosis smoking, obesity, insulin resistance, and second primary cancer risk in male cancer survivors: National Health Insurance Corporation Study. *J Clin Oncol*, 2007, 25, 4835-4843.

15. Park SM, Lim MK, Shin SA, Yun YH. Impact of prediagnosis smoking, alcohol, obesity, and insulin resistance on survival in male cancer patients: National Health Insurance Corporation Study. *J Clin Oncol*, 2006, 24, 5017-5024.

16. Park SM, Park CT, Park SY, Bae DS, Nam JH, Cho CH, Lee JM, Earle CC, Yun YH. Factors related to second cancer screening practice in disease-free cervical cancer survivors. *Cancer Causes Control*, 2009, 20, 1697-1703.

17. Park SM, Yun YH, Kim YA, Jo M, Won YJ, Back JH, Lee ES. Prediagnosis body mass index and risk of secondary primary cancer in male cancer survivors: a large cohort study. *Journal of Clinical Oncology*, 2016 Dec 1, 34(34), 4116.

18. Piercy KL, Troiano RP, Ballard RM, Carlson SA, Fulton JE, Galuska DA, George SM, Olson RD. The physical activity guidelines for Americans. *Jama*, 2018 Nov 20, 320(19), 2020–2028.

19. Sánchez L, Lana A, Hidalgo A, et al. Risk factors for second primary tumours in breast cancer survivors. *Eur J Cancer Prev*, 2008, 17, 406–413.

20. Shapiro CL. Cancer Survivorship. *N Engl J Med*, 2018, 379(25), 2438–2450.

21. Snyder CF, Frick KD, Herbert RJ, Blackford AL, Neville BA, Wolff AC, Carducci MA, Earle CC. Quality of care for comorbid conditions during the transition to survivorship: differences between cancer survivors and noncancer controls. *J Clin Oncol*, 2013 Mar 20, 31(9), 1140–1148.

찾아보기

A

B

C

ㄱ

ㄴ

ㄷ

ㄹ

ㅁ

ㅂ

ㅅ

ㅇ

ㅈ

ㅊ

ㅋ

ㅌ

ㅍ

ㅎ